全国普通高等医学院校护理学专业规划教材

老年护理学

供护理学（专科起点升本科）、养老护理与管理及相关专业使用

主　编　朱宏梅　任恒杰

中国协和医科大学出版社

内容提要

本教材是"全国普通高等医学院校护理学专业规划教材"之一，系根据本套教材的编写指导思想和原则要求，结合专业培养目标和本课程要求的教学目标编写而成。内容涵盖了老龄化与老年护理学概论、老化改变和老年护理的相关理论、老年人健康评估、老年人日常生活护理、老年保健与养老模式等。此外，本教材还增加了教学课件、思维导图、视频、能力测试等数字资源，丰富了教材内容，增强了线上和线下教学的联动性，以提升学生学习的主动性和积极性。

本教材主要供护理学（专科起点升本科）、养老护理与管理及相关专业使用，也可作为供护理学专业的教师、临床护理人员及对老年护理感兴趣的自学者使用的参考书。

图书在版编目（CIP）数据

老年护理学 / 朱宏梅，任恒杰主编. — 北京：中国协和医科大学出版社，2025.1
全国普通高等医学院校护理学专业规划教材
ISBN 978 – 7 – 5679 – 2400 – 0

I. ①老… II. ①朱… ②任… III. ①老年医学 – 护理学 – 医学院校 – 教材 IV. ①R473

中国国家版本馆 CIP 数据核字（2024）第 092218 号

主　编	朱宏梅　任恒杰
策划编辑	沈紫薇
责任编辑	涂　敏
封面设计	邱晓俐
责任校对	张　麓
责任印制	黄艳霞
出版发行	中国协和医科大学出版社
	（北京市东城区东单三条 9 号　邮编 100730　电话 010 – 65260431）
网　　址	www. pumcp. com
印　　刷	三河市龙大印装有限公司
开　　本	889mm×1194mm　1/16
印　　张	18.75
字　　数	460 千字
版　　次	2025 年 1 月第 1 版
印　　次	2025 年 1 月第 1 次印刷
定　　价	67.00 元

全国普通高等医学院校护理学专业规划教材
建设指导委员会

周谊霞（贵州中医药大学）

郑琳琳（辽东学院）

孟红英（江苏大学）

赵　冰（沈阳医学院）

赵丽萍（中南大学）

姜兆权（锦州医科大学）

韩　琳（兰州大学）

裘秀月（浙江中医药大学）

臧　爽（中国医科大学）

全国普通高等医学院校护理学专业规划教材

评审委员会

编 者 名 单

主　编　朱宏梅　任恒杰

副主编　纪敬敏　曲治权　刘　超　吴　琼

编　者　（按姓氏笔画排序）

石亚男（辽宁中医药大学）

史亚楠（浙江中医药大学）

包　建（江汉大学）

曲治权（牡丹江医科大学）

朱宏梅（江汉大学）

任恒杰（锦州医科大学附属第一医院）

庄淑涵（浙江中医药大学）

刘　超（青岛滨海学院）

纪敬敏（河北中医药大学）

李　曲（新疆科技学院）

吴　琼（遵义医科大学）

何　英（中南大学湘雅二医院）

何荣荣（浙江柏康养老服务有限公司蒋村颐养院分公司）

孟　曼（锦州医科大学附属第一医院）

徐庆怡（沈阳医学院）

韩永红（武汉市中心医院）

程　艳（江汉大学）

颜　浩（沈阳市安宁医院）

秘　书　程　艳（江汉大学）

党的二十大报告提出，"推进健康中国建设""把保障人民健康放在优先发展的战略位置"。在这一发展战略下，护理工作的范畴从个体向群体，从医院向家庭、社区、健康服务机构扩展，促进健康、预防疾病、协助康复、康养照护已成为护理专业实践的目标。专业实践领域的扩展和社会需求的源动力，驱动了人才培养的提速。20多年来，高等护理教育的规模迅速扩大，为了不断满足基层医疗卫生机构对高水平、高素质应用型人才的需求，我国大幅提升了护理学专业专升本招生规模。人才培养规模的快速提升，使得依托高质量、有权威的教材对教学活动进行规范，成为现阶段护理学专业专升本教育最为现实的需求。

教材是体现教学内容和方法的载体，在人才培养中起着至关重要的作用。加快推进护理学专业专升本教材体系建设，全面提升教材建设水平，是推动护理学专业建设、护理教育高质量发展的重要基础，是进一步深化护理教育教学改革、提高人才培养质量的重要环节。

为打造适应时代要求的精品教材，中国协和医科大学出版社联合全国40多所医学院校和医疗单位，开创性地组织了本套全国普通高等医学院校护理学专业规划教材（专科起点升本科）的编写工作。来自全国医学院校和医疗单位的300余名从事护理教育教学的教师、学者和临床一线护理工作者、管理者，秉承着护理学专业教材应体现终身教育的理念，在教材建设中对标一流，结合相关国家政策、行业标准，同时，立足当前国内护理学发展实际，紧密结合并充分体现当今护理事业及相关产业发展水平，融合思政内容，进行探索研究，悉心编撰。

本套教材涵盖护理学专业专升本课程共计24门，定位清晰、特色鲜明，具有如下特点。

一、全国首套成体系的护理学专业专升本教材

本套教材作为全国首套针对普通高等医学院校护理学专业（专科起点升本科）的规划教材，坚持"系统思维，明理致用"的编写理念，结合护理学专业专升本人才培养目标定位，找准教材重点、亮点和突破点，特色鲜明。

二、与时俱进，紧紧围绕需求导向

经过长期发展，高等护理学专业教材建设形成了鲜明的专业特色和质量品牌，在教材编写过程中，我们努力做到既遵循教学规律，又适应行业对人才的要求，主动对标健康中国战略需求，突出时代性与先进性，充分满足社会发展对护理学专业人才素质与能力的要求。

三、坚持立德树人，融入课程思政

把立德树人贯穿于教材编写的全过程、全方面，发挥中医药文化育人的优势，指导学生树立正确的世界观、人生观、价值观。

四、突出"三基五性"，注重内容严谨准确

遵循教材编写的"三基五性"原则。三基，即基本知识、基本理论、基本技能；五性，即思想性、科学性、先进性、启发性和实用性。教材编写充分考虑学科间的交叉与融合，注重理论与实践的结合，突出护理学专业专升本特点。

五、加强数字化建设，丰富拓展教材内容

发挥信息化技术的优势，数字赋能教材，以适应现代教育的需求。在纸质教材的基础上，强化数字化教材开发建设，融入更多实用的数字化教学素材，如教学课件、简述题、案例题及自测题等，丰富拓展教材内容。

在编写过程中，我们得到了教材建设指导委员会和教材评审委员会的大力支持和指导帮助，各位编者充分地展现了认真负责的精神，不辞辛劳，在宏大的护理学专业体系中梳理关键知识点，以帮助学生更快、更好地掌握护理学专业核心知识，在此，出版社深表谢忱！教材编写力求概念准确、内容新颖完整、理论联系实际，尽管力臻完善，但难免有不足与疏漏之处，请广大读者批评指正，使教材日臻完善。

前 言

随着全球人口老龄化的加剧，老年护理学作为一门重要的学科，正逐渐受到社会各界的广泛关注。为了满足日益增长的老年护理专业人才需求，我们编写了这本《老年护理学》教材。

本教材旨在为护理学（专科起点升本科）、养老护理与管理及相关专业的学生群体提供一个综合性的学习资源，以促进老年护理学科的发展和护理人才的培养。本教材以深入浅出的方式，将老年护理的专科特色转化为易于理解的语言，通过学习本教材，学生能够获得扎实的基础知识和实用的技能。

本教材以整体护理理念为指导，以老年健康为目标，以老年人群为对象，以健康演变进程为框架，以最佳证据为原则，针对学生群体特点，加强老年护理基础理论和基础知识的教学，融入中医护理理念，使之更适宜我国老年护理实践的发展。本书共分11章，涵盖了老龄化与老年护理学概论、老化改变和老年护理的相关理论、老年人健康评估、老年人日常生活护理、老年保健与养老模式、老年人的心理卫生与精神障碍护理、老年人的安全风险与应对、老年综合征与护理、老年慢性疾病护理及管理、老年人安宁疗护、老年人的权益保障和照顾者负担与支持等内容。

本教材编者团队由具备多年教学、临床工作经验的资深护理教师、养老机构护理工作者、老年护理研究人员组成，他们凭借丰富的教学和实践经验，共同完成了本书的编写工作。

本教材主要面向护理学（专科起点升本科）、养老护理与管理及相关专业的学生，同时也适用于护理学专业的教师、临床护理人员及对老年护理感兴趣的自学者。

在本教材的编写过程中，我们得到了许多同行和专家的宝贵意见与建议，在此表示衷心的感谢。尽管力臻完善，教材中难免存在疏漏和不足，敬请读者提出宝贵的意见和建议，以便不断改进。

编 者
2024 年 11 月

目 录

第一章　老龄化与老年护理学概论

教学课件

学习目标

1. 素质目标

（1）弘扬尊老、敬老、孝老的中国传统文化，树立知老、爱老的专业情怀。

（2）领悟全生命周期中最后阶段的价值与意义。

2. 知识目标

（1）掌握：老年人年龄划分、老龄化社会的划分标准、老年护理学的定义、老年护理的目标与基本原则，以及老年护理的职业道德准则。

（2）熟悉：健康老龄化的内涵。

（3）了解：人口老龄化所带来的影响。

3. 能力目标

（1）能模拟老年人的日常生活状态，体验老年人的健康需求。

（2）能运用平均预期寿命、健康预期寿命、健康老龄化等概念，分析人口老龄化给我国社会带来的挑战和机遇。

案例

【案例导入】

　　自 1999 年我国开始进入老龄化社会，人口老龄化程度正在持续加深。截至 2022 年末，我国 60 岁及以上老年人达 2.8 亿，占总人口的 19.8%，其中 65 岁及以上人口达 2 亿，占总人口的 14.9%。在 80 岁以上的老年人群中，失能、半失能者约占 40%，严重影响其生存质量，并需要不同程度的医疗护理和长期照护。

【请思考】

　　1. 我国人口老龄化的主要原因有哪些？

　　2. 人口老龄化将给社会带来哪些挑战和机遇？

【案例分析】

　　人口老龄化是当今时代鲜明的全球趋势之一，也是国际社会共同面临的重大公共卫生问题和社会问题。目前我国人口老龄化程度正在持续加深，党的十九届五中全会明确提出，要实施积极应对人口老龄化的国家战略。

　　对于每个人而言，从出生到死亡是自然规律，也是人生的必经阶段。在这个过程中，老年期作为全生命周期的最后阶段，具有独特的价值和意义。老年期是人生的最后验收阶段，一方面，老年人获得了丰富的人生经历并得以享受辛勤耕耘的丰硕成果；另一方面，老年人又面临因生理和心理衰老带来的老化改变，需要全社会的呵护与关爱。

第一节　老年人与人口老龄化

一、人的寿命和老年人的年龄划分

（一）人的寿命

　　一般而言，最高寿命（maximum life-span of human）、平均预期寿命（average life expectancy）和健康预期寿命（active life expectancy）是衡量人类寿命的 3 个主要指标。

　　1. 最高寿命　是在没有外因干扰的条件下，从遗传学角度而言人类可能生存的最高年龄。目前人类寿命与最高寿命的差距仍然很大。现代科学家们用各种方法来推测人的最高寿命可达 110～175 岁。

　　2. 平均预期寿命　又称平均寿命或预期寿命，是通过回顾性死因统计和其他统计学方法，计算出特定人群能生存的平均年数。平均寿命代表生命的长度，以死亡作为终点。它代表一个国家或地区人口的平均存活年龄，概括地反映该国家或地区人群寿命的长短，是衡量人口老龄程度的重要指标。2022 年，我国人口平均寿命已经达到 77.93 岁，高于世界平均水平，这既反映了我国社会经济的发展，又反映了我国疾病预防、控制、治疗及护理水平的提高。

　　3. 健康预期寿命　是去除残疾和残障后所得到的人类生存曲线，即个人在良好状态下的平均生存年数，表示老年人能够维持良好的日常生活活动功能的年限。健康预期寿命体现生命的质量，其终点是日常生活活动能力（activity of daily living，ADL）的丧失，即寿终前依赖期。因此，平均预期寿命是健康预期寿命和寿终前依赖期的总和。健康预期寿命是衡量人口健康状况的一个综合指标，属于可持续发展的目标之一。

（二）老年人的年龄划分

　　何谓老年人？由于生活经历、身体状况和心理社会状况不同，不同人对年龄的感知可能也不同。人体衰老是循序渐进的过程，受到很多因素的影响，且个体差异大，不同的人或者同一人不同器官的衰老也各有不同，因此，目前对于老年人的年龄尚无标准的定义。

　　当前，世界卫生组织（World Health Organization，WHO）对老年人年龄的划分有两个标准。在发达国家将 65 岁及以上人群定义为老年人，而在发展中国家则将 60 岁及以上人群定义为老年人。在我国，中华医学会老年医学学会于 1982 年将 60 岁及以上的人群定义为老年人。

　　WHO 根据现代人生理心理结构上的变化，将人的年龄做了新的划分：44 岁以下为青年人（the young），45～59 岁为中年人（the adult），60～74 岁为年轻老年人（the young old），

75～89 岁为老老年人（the old old），90 岁以上为非常老的老年人（the very old）或长寿老年人（the longevous）。

二、人口老龄化与老龄化社会

（一）人口老龄化

人口老龄化（aging of population）简称人口老化，指老年人口占总人口的比例不断上升的过程。作为一种社会现象，人口老龄化指人类群体的老化，即老年人口数量在社会总人口中达到一定比例，并持续增长的过程。出生率和死亡率下降、平均寿命的延长是世界人口老龄化的直接原因。

（二）老龄化社会

因为社会中老年人口比例不断上升，从而形成了"老年型国家"或"老龄化社会"。按照 WHO 对老龄化社会的划分制定了标准（表 1-1），当 65 岁及以上老年人口占总人口的 7% 以上，或 60 岁及以上人口占总人口的 10% 以上称为老年型人口，达到此标准的社会称为老龄化社会。

表 1-1　WHO 老龄化社会的划分

类型	发达国家	发展中国家
青年型社会	65 岁及以上人口 <4%	60 岁及以上人口 <8%
成年型社会	65 岁及以上人口 4%～7%	60 岁及以上人口 8%～10%
老年型社会	65 岁及以上人口 >7%	60 岁及以上人口 >10%

注：老年人年龄界限，发达国家为 65 岁及以上，发展中国家为 60 岁及以上。

三、人口老龄化的现状与发展趋势

（一）世界人口老龄化的特点与发展趋势

1. 人口老龄化率的快速增长　世界人口以每年 1.09% 的速度增长，2010—2017 年老年人口增长率增至 3%。根据联合国《世界人口展望2022》报告，未来几十年内，老龄化将持续加速。预计到 2050 年，全球老年人口将由 9 亿增加到 21 亿，较 2017 年增加了 2 倍左右，人口老龄化率从 2017 年的 13% 上升到 25%，全球老龄化速度叹为观止。

2. 发展中国家老年人口增长较快　自 20 世纪 60 年代开始持续至现在，发展中国家老年人口的增长率是发达国家的 2 倍。人口老龄化始于高收入水平国家，但近 80% 的老年人却生活在中低收入水平国家，这些国家的老龄化更为迅速。

3. 人口平均寿命不断增加　近半个世纪以来，基于医疗技术、生活水平等不断发展提高，世界各国的平均寿命都在不同程度地增加。19 世纪许多国家的平均寿命只有 40 岁左右，20 世纪末则达到 60～70 岁。WHO 在 2022 年发布的报告显示，与 2000 年相比，2019 年全球人口平均寿命增加了 6.5 岁，达到 73.3 岁，健康预期寿命增加了 5.4 岁，达到 63.7 岁。

4. 高龄老年人增长速度快　高龄老年人是老年人口中增长最快的群体。1950—2050 年，80 岁以上高龄老年人平均每年将以 3.8% 的速度持续增长。预计到 2050 年将达 3.8 亿，占世界总人口的 4.3%。

5. 老年女性多于男性 多数国家老年人口中女性人数超过男性。由 WHO 发布的《2022 年世界卫生统计报告》(*World Health Statistics 2022*)显示，2019 年全球预期寿命从 2000 年的 66.8 岁提高到 73.3 岁，健康预期寿命从 58.3 岁提高到 63.7 岁。女性的预期寿命和健康预期寿命分别比男性高 5.1 年和 2.4 年。

(二)中国人口老龄化的特点与发展趋势

我国自 1999 年进入老龄化社会，2001—2020 年是快速老龄化阶段，预计 2021—2050 年是加速老龄化阶段，老年人口将超过 4 亿。我国的人口老龄化具有以下特点。

1. 老年人口规模巨大 我国长期保持拥有世界上最大规模的老年人口，第七次全国人口普查结果显示，我国 60 岁及以上人口达 2.6 亿，占总人口的 18.7%，65 岁及以上人口为 1.91 亿，占总人口的 13.5%。除西藏自治区外，我国大陆地区的 65 岁及以上老年人口占总人口均超过 7%，其中 12 个地区 65 岁及以上老年人口比重超过 14%，老年人口规模呈现增量提速的发展趋势。

2. 老龄化速度极快 自 1999 年步入老龄化社会以来，我国人口老龄化的步伐显著加快。根据国家统计局发布的数据，截至 2021 年，中国 65 岁及以上的老年人口比例已超过 14%，标志着中国进入了深度老龄化社会。从老龄化速度来看，日本从老龄化社会到深度老龄化社会用了 24 年，德国用了 40 年，法国用了 126 年，而中国只用了 21 年。据《中国老龄化报告 2024》预测，中国在 2030 年左右将进入老年人口占比超过 20% 的超级老龄化社会，之后老年人口占比将持续快速上升，预计 2060 年老年人口占比约为 37.4%，2080 年之后将达到 46% 左右，届时中国总人口中近一半是老年人。这一趋势表明，中国的人口老龄化速度非常快，这对社会经济和社会保障体系是个严峻的挑战。

3. 老龄化地区发展不平衡 中国老龄化区域间发展不平衡主要表现为"东部比西部先老""农村比城市先老"。上海在 1979 年最早进入人口老年型行列，而宁夏在 2012 年才进入。另外，我国农村的老龄化水平高于城镇，这种城乡倒置的状况预计将持续到 2040 年。2021 年中国社会科学院报告显示，中国农村人口老龄化严峻，60 岁及以上人口占比超 20%，65 岁及以上人口的比重达到了 16.57%，农村地区的老龄化远超全国平均水平。

4. 高龄化、空巢化、少子化等问题叠加并存 高龄老年人(80 岁及以上老年人)正以 2 倍于老年人口的速度增加。根据民政部数据，目前我国城乡空巢家庭 50%～70%，空巢老年人超过 1.2 亿。近年来，超低生育水平成为影响我国人口长期均衡发展的主要制约因素。根据国家统计局公布的数据，2017—2022 年全国人口出生数量从 1786 万跌至 956 万，2022 年全国常住人口减少了 85 万，人口负增长趋势几乎已成定局。

5. 老龄化超前于现代化 中国老龄化先于现代化，呈现"未富先老"的特点。发达国家是在基本实现现代化的条件下进入老龄化社会，而我国是在经济不发达的情况下提前进入老龄化社会。

(三)人口老龄化带来的主要影响

人口老龄化带来的问题，既是老年人自身的问题，也是社会问题，社会如何对待老年人反映的是这个社会的价值和准则。人口老龄化对经济运行全领域、社会建设各环节、社会文化多方面，以及国家综合实力和国际竞争力都具有深远影响。

1. 社会负担加重 社会负担系数，即抚养比、抚养系数(dependency coefficient)，指总人口中非劳动力人口与劳动年龄人口的百分比，总抚养系数等于老年人抚养系数与少儿抚养系数相加。随着老龄化的加速，劳动年龄人口的比重下降，老年抚养系数不断上扬，加重了劳动人口的经济负担。全国第七次人口普查数据显示，2020年我国人口抚养比为45.9%，与2010年相比，增长了11.7个百分点。这表明随着我国人口老龄化进程的推进，人口抚养比的下降趋势在过去十年发生了逆转，养老负担随之不断加重。这一增长反映了劳动年龄人口与老年人口比例的变化，其中老年人口比重的上升对抚养比的增长起到关键作用。

2. 社会保障费用增高 人口老龄化使国家用于老年社会保障的费用大量增加，医疗费用和养老金是社会对老年人主要的支出项目，加上各种涉老救助和福利，庞大的财政开支给各国政府带来沉重的经济负担。

3. 医疗保健的需求加剧 老年人口增加和寿命延长的同时，因疾病、伤残、衰老而失能的老年人显著增加。而老年期是心脑血管病、糖尿病、肿瘤等慢性疾病的高发期，因此老年人对医疗保健的需求加剧，医疗支出大，极大地占用卫生资源。

4. 社会养老服务供需矛盾突出 由于人口老龄化、高龄化、空巢化、少子化等问题并发，传统的家庭养老功能日趋减弱，养老负担越来越多地依赖社会。目前，我国养老服务资源供给不足，专业的老年护理人员短缺，供需矛盾尤为突出。按照国际上失能老年人与护理员3∶1的配置标准推算，我国老年护理员缺口在1000万人以上。社会养老服务体系需要扩大和改善，以满足日益增长的养老服务需求，包括养老床位、社区养老服务等。

5. 银发经济的发展 人口老龄化可能促进银发经济的发展，如养老、医疗、陪护等服务和产品的市场需求增加。产业结构可能因应对老龄化而调整，推动企业寻求资本和技术对劳动力的替代，提高劳动生产率。

四、人口老龄化的对策

面对日益增大的老龄化挑战，全球各国政府根据国情构建养老保障体系。当前，我国已进入老龄化快速发展阶段，对经济、社会的影响日益加剧。针对新时代我国人口老龄化的新特点，党中央高度重视老龄工作，精心谋划、统筹推进老龄事业发展，将积极应对人口老龄化确定为国家战略。2021年11月发布了《中共中央 国务院关于加强新时代老龄工作的意见》，旨在有效应对中国人口老龄化的挑战，提升老年人的获得感、幸福感、安全感，并将其作为全面建设社会主义现代化国家的重要组成部分，该文件堪称应对人口老龄化的范例，现将主要精神做简要介绍。

（一）总体要求

1. 指导思想 以习近平新时代中国特色社会主义思想为指导，深入贯彻党的十九大和十九届二中、三中、四中、五中、六中全会精神，加强党对老龄工作的全面领导，坚持以人民为中心，将老龄事业发展纳入统筹推进"五位一体"总体布局和协调推进"四个全面"战略布局，实施积极应对人口老龄化国家战略，把积极老龄观、健康老龄化理念融入经济社会发展全过程，加快建立健全相关政策体系和制度框架，大力弘扬中华民族孝亲敬老传统美德，促进老年人养老服务、健康服务、社会保障、社会参与、权益保障等统筹发展，推动老龄事业高质量发展，走出一条中国特色积极应对人口老龄化的道路。

2. 工作原则 坚持党委领导、各方参与，坚持系统谋划、综合施策，坚持整合资源、协调发展，坚持突出重点、夯实基层。

（二）健全养老服务体系

1. 创新居家社区养老服务模式　强调以居家养老为基础，通过新建、改造、租赁等方式，提升社区养老服务能力，着力发展街道（乡镇）、城乡社区两级养老服务网络，依托社区发展以居家为基础的多样化养老服务。

2. 进一步规范发展机构养老　通过直接建设、委托运营、购买服务和鼓励社会投资等多种方式发展机构养老。同时，强调公办养老机构应优先服务特定群体，如经济困难的失能老年人、孤寡老年人、残疾及高龄老年人，以及计划生育特殊家庭的老年人和对社会有重要贡献的老年人，并确保提供的服务符合质量和安全标准。

3. 建立基本养老服务清单制度　要求各地根据财政承受能力，制定基本养老服务清单，对不同老年人群体提供分类服务，包括养老保障、生活照料、康复照护和社会救助等。

4. 完善多层次养老保障体系　扩大养老保险覆盖面，逐步实现基本养老保险法定人员全覆盖。尽快实现企业职工基本养老保险全国统筹。健全基本养老保险待遇调整机制，保障领取待遇人员基本生活。大力发展企业（职业）年金，促进和规范发展第三支柱养老保险。探索通过资产收益扶持制度等增加农村老年人收入。

（三）完善老年人健康支撑体系

1. 提高老年人健康服务和管理水平　强调在城乡社区层面加强老年健康知识宣传和教育，提升老年人的健康素养。积极发挥基层医疗卫生机构为老年人提供优质中医药服务的作用。加强国家老年医学中心、老年医院、康复医院、护理院（中心、站）及优抚医院等国家与社会机构建设，建立医疗、康复、护理双向转诊机制。加快建设老年友善医疗机构，方便老年人就医看病。

2. 加强失能老年人长期照护服务和保障　完善从专业机构到社区、家庭的长期照护服务模式。依托护理院（中心、站）、社区卫生服务中心、乡镇卫生院等医疗卫生机构及具备服务能力的养老服务机构，为失能老年人提供长期照护服务。发展"互联网＋照护服务"，稳步扩大安宁疗护试点。积极探索建立适合我国国情的长期护理保险制度，稳妥推进长期护理保险制度试点。

3. 深入推进医养结合　卫生健康部门与民政部门要建立医养结合工作沟通协调机制。进一步整合优化基层医疗卫生和养老资源，提供医疗救治、康复护理、生活照料等服务。

（四）促进老年人社会参与

1. 扩大老年教育资源供给　将老年教育纳入终身教育体系，采取促进有条件的学校开展老年教育、支持社会力量举办老年大学（学校）等办法，推动扩大老年教育资源供给。

2. 提升老年文化体育服务质量　各地要通过盘活空置房、公园、商场等资源，支持街道社区积极为老年人提供文化体育活动场所，组织开展文化体育活动，实现老年人娱乐、健身、文化、学习、消费、交流等方面的结合。

3. 鼓励老年人继续发挥作用　把老有所为同老有所养结合起来，完善就业、志愿服务、社区治理等政策措施，充分发挥低龄老年人作用。深入开展"银龄行动"；全面清理阻碍老年人继续发挥作用的不合理规定。

（五）着力构建老年友好型社会

1. 加强老年人权益保障　加强老年人权益保障普法宣传，完善老年人监护制度。建立适老型诉讼服务机制，为老年人便利参与诉讼活动提供保障。

2. 打造老年宜居环境　落实无障碍环境建设法规、标准和规范，让老年人参与社会活动更加安全方便。各地结合实际出台家庭适老化改造标准，鼓励更多家庭开展适老化改造。在鼓励推广新技术、新方式的同时，保留老年人熟悉的传统服务方式，加快推进老年人常用的互联网应用和移动终端、App 应用适老化改造；实施"智慧助老"行动，提升老年人数字素养。

3. 强化社会敬老　实施中华孝亲敬老文化传承和创新工程。持续推进"敬老月"系列活动和"敬老文明号"创建活动；加强老年优待工作，加强宣传引导，营造良好敬老社会氛围。

（六）积极培育银发经济

银发经济是向老年人提供产品或服务，以及为老龄阶段做准备等一系列经济活动的总和，涉及面广、产业链长、业态多元、潜力巨大。未来，国家将加强规划引导、发展适老产业，让老年人共享发展成果，安享幸福晚年。

（七）强化老龄工作保障

通过加强人才队伍建设、加强老年设施供给、完善相关支持政策和强化科学研究和国际合作，强化老龄工作保障。

（八）加强组织实施

通过加强党对老龄工作的领导、落实工作责任和广泛动员社会参与，加强组织实施。

第二节　老龄化理念与实践

老年人不只是被关怀照顾的对象，也是社会发展的参与者和创造者。健康老龄化不只是我们的终极目标，让老龄人群继续发挥积极的影响力，成为社会发展的建设性力量，也是解决老龄化问题的重要途径。为应对老龄化问题，针对健康老年人群，各国学者先后提出了成功老龄化、生产性老龄化、健康老龄化和积极老龄化等相关概念，在帮助认识理解老年期的同时也为促进健康老龄化提供新观念。

一、成功老龄化

（一）概念

1. 成功老龄化　成功老龄化（successful aging）这一概念最初由哈维赫斯特（Havighurst）于 1961 年提出，指"个体所能达成的最为满意和幸福的状态"。随后，罗（Rowe）和卡恩（Kahn）进一步发展了这一理论，将老龄化研究从疾病与衰减范式转变为健康与成长范式，后来又进一步从个体层面上升至社会层面。该理念认为在老龄化过程中，外在因素只起中性作用甚至起抵消内在老龄化进程的作用，从而使老年人的各方面功能没有下降或只有很少下降。受到功能局限最少的老年人被看作实现了成功老龄化的老年人。

2. 老年发展　指老年人积极的社会发展，老年期的继续社会化，老年生活的学习化和工作化倾向，具体包括老年期的健康发展、知识发展、角色发展、心理发展、婚姻发展和价值发展等。

（二）文化养老

文化养老指以保障老年人的基本物质生活需要为前提，以满足老年人多层次、多样化的精神需求和交流思想感情为基本内容，以陶冶个人情操、享受晚年生活为目的的积极健康养老方式。因此，文化养老是增进老年人自我实现的一种基本途径。中国当代著名作家、学者，也是"人民艺术家"国家荣誉称号获得者王蒙先生提到"好的文学和艺术作品，是对死亡的抵抗"。他认为文学是对死亡的抗争、对衰老的抗争，是对生活的依恋、对生命的挽留。他将自己的作品比作给这个世界的情书，展现了文学在激发生命活力方面的重要作用。

 知识拓展

文化养老的主要形式

文化养老的形式主要包括文化教育、文化娱乐、文化交流、文化服务等。文化教育如老年大学、社区文化课堂等，提供各种文化教育课程，帮助老年人学习新知识，开拓视野；文化娱乐如老年合唱团、舞蹈队、书画社等，组织各种文化娱乐活动，让老年人在参与过程中享受乐趣、陶冶情操；文化交流如老年人文化交流活动、老年人文化节等，为老年人提供展示自己才艺、交流思想的平台；文化服务场所如图书馆、博物馆、文化馆等，为老年人提供丰富的文化资源和服务；文化创新则鼓励老年人要发挥自己的特长和爱好，进行文化创作和创新，如写作、绘画、手工艺等。

（三）实践活动

随着社会的发展和人们生活水平的不断提高，老年群体对文化养老的需求不断增长。针对这些需求，河北省定兴县某社区，为老年人提供了一个乐享晚年、"退而不休"的文化养老空间。该社区设有书法室、舞蹈室、乒乓球室、阅读室等，配备了钢琴、古筝、古琴、象棋、乒乓球等设备。此外，还定期邀请专业教师为老年人教授书法、插花、剪纸等丰富多彩的文化课程，使老年人尽享精神文化生活乐趣。杭州市某街道通过积极开展"文化养老"项目，建立"颐乐养老"服务工程，形成了"品质养老""文化养老""科学养老"三位一体的养老服务新模式。当地社区积极组织文化学习课程，如唱歌、跳舞、摄影、书法、健体等娱乐活动，以促进老年人保持积极的心态，乐观面对晚年生活，将追求幸福感作为晚年生活目标，实现成功的人生。这些养老项目既丰富了当地老年人的生活，又回应了成功老龄化的理念。

二、生产性老龄化

（一）概念

生产性老龄化（productive aging）由美国学者罗伯特·巴特勒（Robert Butler）在1983年首次提出。该理念强调老龄群体是一种社会资源而非负担，可以在生产和生活中发挥重要作用，并鼓励老年人积极参与经济和社会生活。老年群体的生产性参与既能够缓解劳动力市场的压力，也有助于保持老年人自身健康。这些生产性活动可以发生在社会经济领域中，也可以体现在社会服务和社会产出（志愿服务、家庭照料和教养孙辈）等方面。从根本上说，生产性老龄化将老年群体视为家庭的支持者和社会经济的参与者，而不仅仅是服务的对象、依赖者、消费者等。

（二）互助养老

互助养老是一种创新的养老模式，它结合了家庭养老和社会养老的优点，通过老年人之间的相互帮助和支持来实现养老服务的提供。随着老龄化社会的到来，服务市场的劳动力缺口日益增大，低龄老年人照顾高龄老年人已经成为应对老龄化压力的一个基本出路，这为老年人发挥其生产性功能提供了广泛的空间。

（三）实践活动

"时间银行"作为一种创新的社区互助服务模式，旨在激励老年人参与服务市场、提供劳动，并通过储存服务时间的方式确保他们的劳动得到相应的回报。通过时间银行，老年人可以将自己提供的服务时间存储起来，待将来需要帮助时，可以从中支取相应的服务时间。这种模式不仅能够调动老年人的积极性，让他们在享受养老服务的同时，也能够通过提供服务来实现自我价值和社会参与，而且通过时间的储存和兑换，老年人的劳动得到了实际的回报和社会的认可。在 2013 年底，浙江省金华市的一家社会工作服务中心启动"时间银行"计划，吸引了超过 1300 名老年人的参与。在这个项目中，老年人提供的服务时间被该机构记录下来或存储起来，目的是让这些老年人在将来需要帮助时，能够利用之前存储的时间来获取相应的服务。通过这种方式，老年人得以成为社区内养老服务的关键人力资源，有效地体现了积极老龄化的实践理念。同时，当地的社会工作机构为该服务中心安排了有丰富经验的援助人员来进行项目管理。专业的社会工作者通过定期的周访或月访，对老年人进行回访，以确认服务时间的"存储"和"支取"的实际情况，确保这个项目的顺利和有效运行。

三、健康老龄化

（一）概念

20 世纪 90 年代，由 WHO 提出了健康老龄化（healthy aging）的全球性发展战略目标。WHO 在《关于老龄化与健康的全球报告》中将"健康老龄化"定义为"发展和维护老年健康生活所需的功能发挥的过程"。这一定义强调了老年人不仅要活得长，而且要活得健康，能够按照自身观念和偏好来生活和行动。这一概念不仅关注老年人的身体健康，也涵盖了心理健康、社会适应等多个方面，旨在提高老年人的生活质量和生命质量。健康老龄化的核心目标是提高老年人的生命质量，缩短带病生存期，延长健康预期寿命。

（二）医养结合

健康老龄化理念倡导发展和改善老年人生活保障及医疗服务，与我国老龄事业发展纲要提出的"老有所养、老有所医"理念不谋而合。因此，医养结合养老模式在健康老龄化的全球发展战略下具有中国特色和实践意义。健康老龄化理念的核心内容包含两个方面：一是为需求老年人群体，提供医养结合的服务；二是通过完善养老服务体系和相关政策来满足普通老年人的福利需求。

医养结合是一种创新的养老服务模式，它将医疗服务与养老服务紧密结合，旨在为老年人提供更加全面、便捷、高效的健康和养老服务。这种模式不仅关注老年人的基本生活照料，更加重视其健康需求和医疗保障，从而提高老年人的生活质量和幸福感。目前我国医养结合大致分为6种模式：养嵌入医、医嵌入养、医养协作（通道）、医养联体、医养融合（一体）和虚拟医养（平台）。

（三）实践活动

健康老龄化的理念要求构建老年人日常生活照料服务和医疗服务体系，旨在提升老年群体的生活质量。2015年，浙江省某市依托96 345社会公共服务中心，创建了一个名为"网络养老院"的新型养老模式。这个模式既是养老服务的中心，也是一个信息交流的平台，被形象地称为"没有围墙的养老院"。该平台通过将老年人的个人信息、健康状况、服务需求，以及家庭主要联系人的信息录入数据库，并与医疗机构建立联系，实现了信息的整合与共享。当老年人提出服务需求时，平台能够迅速指派附近的加盟商提供上门服务。提供的服务内容广泛，涵盖14个大类和137个小项，包括为需要特殊护理的老年人提供全球定位系统（global positioning system，GPS）定位服务，以防止失智或半失智老年人走失。通过利用现代通信和网络技术，该虚拟养老院构建了一个智能化的养老服务模式。这一模式整合了当地的社会资源，将线上服务与线下服务相结合，将日常照料与医疗服务相融合，确保老年人能够通过这个平台获得所需的各项服务。

四、积极老龄化

（一）概念

积极老龄化（active aging）指老年人在身体层面、心理层面和社会福利保障方面处于完美，并能够参与社会、经济、文化、精神和相关公民事务的良好状态。2002年，积极老龄化的概念及主要观点被写入联合国第二届世界老龄大会的《政治宣言》。积极老龄化是成功老龄化、生产性老龄化、健康老龄化等概念的综合和升华。该理念将健康、保障和参与看作一体，强调老年人社会参与的重要性和必要性。在中国，积极老龄化理念已经被纳入国家战略，成为"十四五"规划的一部分。

（二）社会参与

社会参与是积极老龄化的核心。社会参与指老年人在社会各个领域中的积极参与，其不仅包括经济活动，还涵盖了社会事务、志愿服务、家庭照料、网络参与等多个方面。社会参与对于老年人来说，不仅能够提高他们的生活质量和社会福祉，还能够增强社会资本，促进老年人的身心健康，同时对社会经济发展和和谐社会的构建也具有重要意义。

（三）实践活动

银龄行动是我国政府积极应对人口老龄化挑战的重要措施之一。该行动旨在鼓励和引导老年人参与各类社会活动，特别是在教育、科技、文化、卫生等领域，通过志愿服务、公益慈善、社区治理等方式，让老年人能够凭借他们的知识和经验，实现老有所为、老有所学、老有所乐。自2003年起，全国老龄工作委员会便开始组织来自东部城市的退休知识分子，向西部地区或经济相对落后的地区提供智力支持。此外，杭州市的志愿者协会还成立了一个名为"银龄互助"的分支机构，该机构专门组织年纪相对较轻的老年人，在街道、社区或社会组织开展互助活动。这些举措不仅为众多老年人提供了帮助他人的机会，让他们得以继续发挥余热，为社会作出贡献，而且让老年人在参与的过程中，产生积极的社会影响，并保持自身的活力。同时，这些活动还对改善当地的生活环境和推动经济发展产生了积极作用。

第三节 老年护理学概论

老年护理学源于护理学和老年学，是一门跨学科、多领域并具有其独特性的综合性学科。

一、老年护理学及其相关概念

（一）老年学

老年学（gerontology）是研究人类老化及其所引起一系列经济和社会等与老年有关问题的综合性学科。它是一门多学科的交叉学科，涉及内容广泛，主要涉及老年生物学、老年医学、老年社会学、老年心理学、老年护理学等范畴。

（二）老年医学

老年医学（geriatrics）是一个非常重要的医学领域。老年医学是研究人类衰老的机制、人体老年性变化规律、老年人卫生保健和老年疾病防治特点的科学，是医学的一个分支，也是老年学的主要组成部分。它包括老年基础医学、老年临床医学、老年康复医学、老年流行病学、老年预防保健医学、老年社会医学等内容。

（三）老年护理学

老年护理学（gerontological nursing）是以老年人为研究对象，研究衰老过程中老年人身心健康和疾病护理特点与预防保健的学科，也是研究、诊断和处理老年人对自身现存和潜在健康问题反应的科学。它作为护理学的一个分支，与社会科学和自然科学相互渗透。随着全球人口老龄化趋势的加剧，老年护理学的研究和实践变得越来越重要。

二、老年护理学的发展历程

（一）我国老年护理学的发展历程

在20世纪80年代，随着中华医学会老年医学学会的成立，我国老年学、老年医学和老年护理学领域开始逐步发展。进入90年代，随着老龄化问题的日益凸显，我国政府对此高度重视，并陆续出台了一系列政策文件，旨在积极应对人口老龄化带来的挑战。《中共中央 国务院关于加强新时代老龄工作的意见》《国家积极应对人口老龄化中长期规划》《"十三五"国家老龄事业发展和养老体系建设规划》《关于促进护理服务业改革与发展的指导意见》《关于加强老年护理服务工作的通知》《关于加强老年人居家医疗服务工作的通知》《国家卫生健康委办公厅关于开展老年医疗护理服务试点工作的通知》《中共中央 国务院关于加强新时代老龄工作的意见》等一系列政策的颁布和实施，为我国老年护理学的发展提供了坚实的政策支持和制度保障，推动了相关学科的进步和完善。

在政策的积极引导与激励下，老年护理学领域取得了显著进步，为应对人口老龄化社会提供了坚实的支持。我国在老年学、老年医学及其相关研究机构的建设方面也取得了突破性进展，老年护理学作为其中的重要组成部分，受到了广泛关注并迅速发展。1999 年，中华护理学会成立了老年护理专业委员会，此后，全国各省市自治区纷纷响应，在各自的护理学会中成立了相应的老年护理专业委员会。2006 年，中国老年学和老年医学会进一步成立了老年护理分会。2016 年，中国老年医学学会成立了医疗照护分会。这些学术机构的主要职责是在国家卫生健康委员会的指导和支持下，以人民健康为核心，积极应对人口老龄化挑战，实施健康中国战略。它们汇聚了国内老年护理领域的专业力量，协助政府推动老年护理事业的发展，提升服务质量，培养专业人才，以满足老年人多样化、多层次的健康需求，实现精准服务对接。

老年护理学作为一门新兴学科，于 20 世纪 90 年代后期在我国发展起来。自 1998 年起，高等护理院校开始开设老年护理学课程。2018 年该课程被教育部高等学校护理学专业教学指导委员会列入本科《护理学类教学质量国家标准》，这标志着老年护理学教育在全国范围内得到了普及和规范。2005 年广东省卫生厅委托南方医科大学和香港理工大学联合培养老年护理专科护士的项目，为我国培养了一批高素质的老年护理专业人才。目前，全国各地护理学会等机构在积极开展老年护理专科护士培训项目。此外，为指导各地开展老年护理专业护士培训工作，规范提供老年护理服务，切实提高老年护理服务能力和水平，2019 年国家卫生健康委员会和国家中医药管理局组织制定了《老年护理专业护士培训大纲（试行）》《老年护理实践指南（试行）》。随着老龄健康问题的多样化与复杂化，老年护理学的研究方向得到了进一步拓展，一些高校在研究生教育中设立了老年护理研究方向，开展了硕士、博士层次的人才培养。同时，国内外学术交流的加强，也为我国老年护理学的发展注入了新的活力。

（二）美国老年护理学的发展历程

老年护理学作为一门学科最早出现于美国，美国老年护理的发展对世界各国老年护理的发展起到了积极的推动作用，其历史可追溯到 1900 年，至今大致经历了 4 个时期。理论前期（1900—1955 年）：此期尚无任何理论作为指导护理实践活动的基础，但在 1900 年，老年护理学被确认为独立的护理专业，这为日后老年护理学的发展奠定了基础。理论基础初期（1955—1965 年）：此期护理理论和科学研究快速发展，推动了整个护理学科的进步，有关老年护理的研究随之开展，第一本老年护理教材问世。1961 年美国护理学会设立了第一个老年护理专科小组，标志着老年护理学在专业化的道路上前进了一大步。专业发展期（1966—1984 年）：此期是老年护理走向专业化时期。1966 年美国杜克大学成立了第一个老年护理专家项目。与此同时，美国护理学会成立了老年病护理分会，1970 年出版了第一本《老年护理实践标准》。1975 年开始颁发老年护理专科证书，同年《老年护理杂志》（*Journal of Gerontological Nursing*）诞生，进一步推动了老年护理学的专业化和学术交流。1976 年美国护理学会提出发展老年护理学教育，推动了许多国家的护理学院将老年护理纳入大学护理课程体系，而且许多学校还设立了老年护理学硕士和博士学位。1981 年发表了一份关于老年护理实践范围的重要文件，之后进行了多次修订，该文件反映了护士与老年人一起工作的综合概念和实践维度。全面完善和发展时期（1985 年至今）：这个时期有关老年护理的临床实践、教育和科研都取得了显著的进步和成果，形成了比较完善的老年护理学理论并指导护理实践。各种老年护理专业机构和项目的设立促进了老年护理学在教学、临床实践和研究方面的快速发展。

随着老年护理领域的不断扩展，1987 年美国护理学会提出用"老年护理学（gerontological nursing）"这一新概念替代原有的"老年病护理（geriatric nursing）"。为了满足老年人日益增长的医疗保健需求，各国开始为护理人员提供继续教育的机会，以提升他们在老年护理方面的专科知识和技能。这些教育机会包括基于网络的课程、远程教学，以及专业的老年护理网站等。2008 年，美国护士认证中心将老年临床护理专家的资格认证列入专科证书注册考试之中，这意味着老年临床护理专家得到正式认可。

三、老年护理学的范畴和特点

老年护理学的范畴广泛，包括老年人的健康促进、治疗与康复、协助自理和有效管理慢性疾病，以及为衰弱和自理能力缺失的老年人提供护理服务、姑息治疗和安宁疗护。

老年护理学是一门具有较强的理论性、实践性和多学科性的学科。老年人的个体和群体特点决定了老年护理学的特点。随着年龄的增长，老年人积累了丰富的生活经验，同时也暴露于各种环境危险中，带病生存是老年人群的普遍现象，尤其是在高龄老年人中更为常见。多种慢性疾病共存进而导致患病临床症状不典型、诊疗困难、多重用药、多且严重的并发症，表明了老年护理的复杂性，在老年护理学的理论构建与能力培养中需要注重实践性。老年护理学主张多学科合作，在多种场所服务，强调团队合作关系，需要社会和家庭的共同努力。

老年护理涉及面广，覆盖了疾病、身体功能、心理健康、社会经济结构、医疗体系、养老政策、法律法规及社会文化等多个方面，多学科合作是老年护理学的一个重要特点。这一领域的特点在于需要不同学科的专家进行合作，以形成一个综合性的教育体系，从而更好地满足老年人的多样化需求。在预防疾病、提供医疗护理及社会福利等方面，老年护理学强调与医学、护理学、社会学、心理学、经济学和伦理学等学科的专家共同探讨解决方案，这对于提升老年护理的质量和效果至关重要。

四、老年护理的目标与基本原则

每个人进入老年期都象征着一种成就。但随着年龄的增长，他们的身心功能会逐渐走向衰亡。尽管老年人面临多种老年期变化和慢性疾病的困扰，但老年护理的总目标为实现"健康老龄化"，即提高生活质量、保持最佳功能和舒适生活直至安宁离世。

（一）老年护理的目标

1. 增强自我照顾能力 在护理老年人的过程中，面对老年人的虚弱和需求，通常医护人员会寻求其他资源协助，而忽略了老年人自身的资源。老年人在许多时候以被动的形式生活在依赖、无价值、丧失权力的感受中，自我照顾意识淡漠，久而久之他们可能会逐渐丧失生活自理能力。因此，要善于运用老年人自身资源，以健康教育为干预手段，采取不同的措施，增强老年人主动健康意识，尽量维持老年人的自我护理能力，维持和促进老年人功能健康。

2. 提高生活质量 护理的目标不仅是疾病的转归和寿命的延长，更重要的是促进老年人在生理、心理和社会适应方面达到最佳状态，提高生活质量，体现生命的价值和意义。避免老年人抱病余生，要在健康的基础上长寿，做到年高不老，寿高不衰，提高健康期望寿命，更好为社会服务。

3. 延缓衰退及恶化　通过广泛开展健康教育，增强老年人的自我保护意识，改变不良生活方式和行为，增进健康。通过三级预防策略，对老年人进行健康管理，避免和减少健康危险因素的危害，做到早发现、早诊断、早治疗、积极康复，对疾病进行干预，防止病情进一步恶化，预防并发症的发生，防止伤残。

4. 做好安宁疗护　对待临终老年人，需做好安宁疗护。通过对临终老年人的身体状况、心理状态、家庭和社会支持的全面评估，识别、预测并满足其需求，提供身体、心理、精神等方面的照护和人文关怀，确保老年人有尊严、无痛、安宁地度过生命的最后时光，并给家属以慰藉、帮助和关爱，以提高临终老年人的生存质量和保障家属的心理护理。

（二）老年护理的基本原则

1. 满足需求　人的需求满足程度与健康成正比。护理人员需要加深对老化过程的认识，将正常老化过程、疾病导致的老化及老年人独特的心理社会特性与护理知识相结合，及时发现老年人现存的和潜在的健康问题及各种需求。

2. 关注整体　老年人在生理、心理、社会适应能力各方面有别于其他人群，尤其是多病共存，疾病之间彼此交错和影响。因此，护理人员必须树立整体护理理念，深入研究老年人健康的影响因素，提供多层次、全方位的护理。一方面需要注重身心健康的统一，解决其整体的健康问题；另一方面护理工作的各个环节，包括护理业务、护理管理、护理制度、护理科研和护理教育各个环节整体配合，共同保障护理质量的整体提高。

3. 早期防护　衰老起于何时，尚无定论。一些老年病发病演变时间长，如动脉粥样硬化、高脂血症、糖尿病、高血压、骨质疏松等通常起病于中青年，因此，一级预防应该及早进行，老年护理的实施应从中青年时期开始，进入老年期更加关注。需要了解老年人常见病的病因、危险因素和保护因素，采取有效的预防措施，延缓老年疾病的发生和发展。对于患有慢性疾病、残疾的老年人，实施康复和护理的时间越早越好。

4. 面向社会　老年护理的对象不仅包括老年患者，还应包括健康的老年人及其家庭成员。老年护理服务覆盖医院、社区、家庭和人群，护理工作场所包括医院病房、社区和全社会。

5. 因人施护　衰老和健康受到多种复杂因素的影响，特别在出现病理性改变后，个体的差别很大，加上性别、病情、家庭、经济条件等各方面情况不同，因此，需根据老年人的个体差异，提供有针对性和实效性的个性化护理，做到因人施护。

6. 连续照护　老年疾病通常具有病程长、多病共存、并发症和后遗症多的特点，易导致老年人生活自理能力下降，有的甚至出现严重的生理功能障碍，对护理工作有很大的依赖性，需要护理服务贯穿于老年人的疾病发生、发展全过程，为老年人提供连续性照护服务。连续照护要求医疗服务提供者之间、不同护理阶段之间，以及不同服务模式之间能够实现无缝衔接，以满足患者的全面健康需求。

五、老年护理的职业道德准则和执业标准

护理从本质上说就是尊重人的生命，尊重人的尊严和权利。因此，护理是极其神圣、道德水准要求较高的职业。护理人员必须严格履行职业道德准则和执业标准。

（一）老年护理的职业道德准则

老年人是一个特殊的群体，由于他们在生理、心理、社会的特殊性，使他们处于可能发生不良后果的较大危险之中，因而老年护理是一种更具社会意义和人道主义精神的工作，这对护理人员的职业道德素养提出了更严格的要求。

1. 尊老爱老，扶病解困 中华民族历来奉行尊老、敬老、爱老、孝老的传统美德。1982 年联合国大会批准《维也纳老龄问题国际行动计划》时，秘书长瓦尔德海姆就提出以中国为代表的亚洲方式，是全世界解决老年问题的典范。老年人尤其是高龄老年人有着特殊的需求，特别对于日常生活照料、精神慰藉和医疗保健 3 个方面的服务需求显得尤为迫切。护理工作者应将尊老、敬老、助老的工作落实到日常护理服务中，帮助老年人解决实际问题，提供必要的支持和帮助。同时，医护人员还需要为老年人争取各种伦理和法律上的权利。

2. 热忱服务，一视同仁 热忱服务是护理人员满足患者需要的具体体现。在护理工作中要特别关注老年人的病情和心理的变化，始终贯彻诚心、爱心、细心、耐心的原则，尽量满足其要求，确保他们的安全和舒适；对患者应一视同仁，无论职位高低、病情轻重、贫富如何、远近亲疏、自我护理能力强弱，都应该真诚相待，尊重患者的人格，确保服务的公平性和公正性。此外，护理人员还需为老年人提供个性化护理。

3. 高度负责，技术求精 老年病起病隐匿，症状、体征不明显，且病情变化迅速，而老年人通常不善于主动表达自己的感受，很容易延误病情。这不仅要求护理人员具有娴熟的专科护理知识与技能，更重要的是强烈的责任心，在工作中做到仔细、审慎、周密，随时留心观察，及时发现病情变化，减轻和避免后遗症、并发症的发生。尤其是对待感觉迟钝、反应不灵敏、昏迷、失智的老年人，在独自进行护理时，要认真恪守"慎独精神"，在任何情况下都应维护患者的健康利益，不做有损于其健康的事。同时，精湛的护理技术是护理质量的重要保证。只有刻苦钻研护理业务，不断扩展和完善知识结构，熟练掌握各项护理技术技能，才能及时准确地发现和判断病情变化，恰当处理各项复杂的问题，做到快捷、高效，最大限度地减轻患者的痛苦。

（二）老年护理的执业标准

我国的老年护理执业标准正在研制中，目前主要参照美国的老年护理执业标准，该标准是 1967 年由美国护理协会提出，1987 年修改而成。它是根据护理程序制定的，强调增加老年人的独立性及维持其最高程度的健康状态。

本章小结

思考题
1. 简述如何在老年护理实践中应用老年护理的目标和基本原则。
2. 试述老年护理的职业道德准则。

更多练习

（朱宏梅）

第二章 老化改变与老年护理的相关理论

教学课件

学习目标

1. 素质目标

（1）领悟老年期老化的价值与意义。

（2）认识护理专业在老化过程中的重要作用，树立职业自豪感。

2. 知识目标

（1）掌握：老化理论对老年护理实践的意义，老化的一般规律和常见表现，老化的心理学与社会学代表理论及其主要观点。

（2）熟悉：老化生物学代表理论及其主要观点。

（3）了解：奥瑞姆的自理理论、疾病不确定性理论、慢性疾病轨迹模式、需求驱动的痴呆相关行为模式的主要观点。

3. 能力目标

（1）能解释老化现象，并运用老化相关知识指导护理实践。

（2）能运用老年护理相关理论分析具体个案。

案例

【案例导入】

　　吴爷爷，男，73岁。脑梗死后左侧肢体偏瘫，经住院治疗后可以在协助下行走，返回家中继续康复训练。近日，社区护士上门指导时，发现吴爷爷情绪低落，觉得自己是家人的负担，未来没有什么可期待的，充满失望感。护士通过和家人沟通，鼓励吴爷爷和家人分享、重温过去的喜怒哀乐。一段时间后，护士发现吴爷爷仍然情绪低落，于是调整了干预方法，帮助患者回忆过去的人生困难或挫折，协助患者接纳自己的过去，确认自己一生的价值。

【请思考】

　　1. 护士可应用什么理论解释吴爷爷的这种情绪状况？

　　2. 护士在处理吴爷爷的情绪问题时采用了什么方法？

【案例分析】

第一节　老化改变与护理

伴随年龄增长，老年人在生理、心理、社会等维度均发生了不同程度的改变，了解这些维度的相关理论，可以帮助护理人员理解老年人容易发生的健康问题，以及制定实施针对性护理措施，对于提高老年人护理质量和指导护理实践具有重要作用。

从生理学角度而言，老化（aging）或衰老指生物体生长发育至成熟期后，随年龄增长而在形态结构、生理功能方面出现的一系列退行性变化及机体功能的逐步丧失。

一、生理老化与护理

（一）呼吸系统

1. 呼吸系统老化改变

（1）鼻咽喉：老年人鼻黏膜变薄并伴随嗅觉功能减退，同时腺体萎缩导致分泌功能减退；鼻道变宽，导致鼻黏膜的加温、加湿和防御功能下降；血管脆性增加容易导致血管破裂。因此，老年人容易发生鼻窦炎、呼吸道感染及鼻出血。同时由于鼻尖下垂，鼻前孔开口方向由向前水平开口改为向前下方开口，经鼻气流阻力增大，故老年人会出现经口呼吸的表现。咽黏膜和淋巴组织发生萎缩，尤其是腭扁桃体部，导致老年人容易发生呼吸道感染。老年人因咽喉黏膜及肌肉的退行性变化或神经通路障碍导致防御反射变得迟钝，进而出现吞咽功能障碍，极大增加呛咳、误吸甚至窒息的风险。此外，由于喉部肌肉和弹性组织萎缩，声带弹性下降，因此老年人发音低沉，洪亮度减弱。

（2）气管和支气管：老年人气管软骨钙化与弹性降低的同时，伴随气管和支气管黏膜出现上皮萎缩、鳞状上皮化生、部分纤毛倒伏和功能减退等老化改变。小气道杯状细胞数量增多并且分泌亢进，但黏液纤毛转运功能减退。基于这些老化改变，老年人有效咳嗽反射功能减退，容易黏液潴留，而小气道管腔变窄导致气流阻力增加，容易发生呼吸道感染。

（3）肺：老年人肺泡萎缩伴随弹性回缩能力下降，导致肺不能有效扩张，是肺通气不足的主要原因。肺动脉壁的肥厚及纤维化导致肺动脉压力增高，肺毛细血管表面积减少伴随肺灌注流量减少。因此，老年人肺活量逐渐降低，残气量上升，肺泡与血液的气体交换能力减弱，换气效率明显降低。

（4）胸廓及呼吸肌：骨质疏松是老年人的普遍问题，是脊柱后凸、胸骨前突及胸腔前后径增加的原因，临床表现为桶状胸。肋软骨钙化易发生胸廓顺应性变小，从而导致呼吸费力。肋间肌和膈肌弹性降低影响胸廓运动的发生，从而使肺通气和肺容积下降，因而老年人易见胸闷、气短、咳嗽、排痰动作减弱等表现，进而导致痰液难以排出，造成呼吸道阻塞。同时，呼吸道黏膜分泌性免疫球蛋白 A、非特异性核蛋白合成分泌减少，纤毛受损，故老年人容易发生肺部感染。对于部分有肺部基础疾病的老年人而言肺功能受损加重，甚至诱发呼吸衰竭与呼气性呼吸困难。

（5）呼吸功能：基于老年人呼吸系统组织学与解剖学改变，其呼吸功能会发生不同改变，主要表现如下。

1）肺通气功能：①肺容量。潮气量一般不随年龄的增长而改变，但由于呼吸肌肌力减弱、胸廓和肺的顺应性显著降低，老年人的补吸气量、补呼气量降低，肺活量减少，残气量增加。与20~30岁的年轻人相比，70~76岁的老年人肺活量降低30%左右。②肺通气量。老年人最大通气量显著降低。同时因呼吸道黏膜萎缩、肺毛细血管数量减少、肺泡壁变薄，导致肺泡通气量减小。③呼吸动力学。用力呼气量在青壮年时期约为3.7L，60岁后约为2.3L。老年人气道阻力显著增加，闭合气量较年轻人增加。

2）肺换气功能：老年人肺泡气氧分压和血氧分压的差值随着年龄的增长而增大，因二氧化碳扩散能力较强，所以受年龄影响不显著。同时，老年人呼吸膜有效面积较年轻时减小。肺通气血流比例失调和肺部血流分布不均匀扩大，这些都是导致老年人肺内氧气弥散功能减弱的主要原因。

2. 呼吸系统老化护理

（1）提供清洁舒适的环境：环境安静整洁，勤通风，保持空气新鲜。维持合适的室温和相对湿度，老年人房间温度冬季一般维持18~24℃，夏季24~26℃，相对湿度维持在50%~70%，以充分发挥呼吸道的自然防御功能。避免烟雾等有害气体的理化因素刺激。

（2）适度运动，防寒保暖：帮助老年人适当活动以增强自身抗病能力，做好保暖，避免受凉感冒。

（3）足量的水分供给：无心、肾疾病的老年人每日饮水量保持在2500~3000ml，足够的水分可以保证呼吸道黏膜的湿润和病变黏膜的修复，并利于痰液稀释和排出。应饮用温热水，避免过冷或过热刺激。

（4）加强营养：满足营养需求，多食新鲜蔬菜、水果、瘦肉、鱼肉等，避免摄入油腻、辛辣等刺激性食物。

（5）用药护理：指导老年人遵医嘱正确服用祛痰、镇咳等药物。如服用血管紧张素转换酶抑制药引起咳嗽的患者，应立即停药并及时观察药物作用及不良反应。同时家属应发挥监督作用。

（6）排痰护理：鼓励痰多黏稠且不易排出的老年人自主咳嗽，必要时借助叩击及雾化吸入等方法辅助排痰。对于无自主咳痰能力的老年患者，应评估其是否符合负压吸引排痰标准，排痰时密切关注老年人血氧饱和度及面部反应。

（7）心理护理：常与老年人亲切交流，倾听诉说，帮助其建立战胜疾病的自信心。

（8）健康教育：教育老年人咳嗽时轻捂嘴，将痰咳在专用纸上，避免病菌传播，并观察痰液的颜色、性质和量。

（二）循环系统

1. 循环系统老化改变

（1）心脏

1）心腔：心脏一般随着年龄增长而逐渐增大，但绝大部分老年人心脏萎缩并非正常老化结果，而是由疾病造成的。老年人心脏老化主要体现在心底到心尖长度变短、主动脉根部右移并扩张，以及左心房增大。

2）心脏瓣膜：随年龄增长，心脏瓣膜逐渐增厚，并且心腔内血流对各个瓣膜造成的压力不同。二尖瓣、主动脉瓣内膜改变通常比三尖瓣和肺动脉瓣更严重。心外膜与心肌间间质纤维、结缔组织增多，束缚心脏的收缩与舒张；同时心脏瓣膜因纤维化而增厚，容易导致狭窄或关闭不全，进而改变血流动力学，造成心功能不全。主动脉瓣钙化是75岁以上老年人主动脉狭窄的主要原因，约20%的老年人存在肉眼可见的主动脉瓣钙化，且发病率男性高于女性。二尖瓣虽然很少发生原发性退行性钙化，但二尖瓣环钙化却是常见现象。

3）心肌细胞与心肌纤维：相比于正常心肌细胞，细胞老化的典型表现是脂褐素沉积，一般从45岁开始逐年增多。同时衰老导致心肌细胞肥大、数量减少、细胞外基质增多。与年龄相关的成纤维细胞增殖和胶原蛋白的沉积容易累及窦房结、房室结、希氏束和左束支，可诱发心房颤动；而左室心肌细胞纤维化导致心脏舒张功能减退并可诱发心力衰竭。

4）心脏传导系统：心脏传导系统发生退行性变，起搏细胞的数量在60岁之后减少较为显著。75岁时起搏细胞约为成人的10%，并伴随传导速度和电位幅度的下降。老年人休息时心率减慢，80岁时的平均心率可降至60次/分以下。

（2）心功能

1）由于心肌收缩力减弱，老年人心脏泵血功能降低，同时心肌收缩和舒张效力降低，心肌等长收缩和舒张期延长；静脉壁弹性纤维和平滑肌成分改变，静脉腔变大，血流缓慢，静脉回心血量减少；心室壁顺应性下降，心室舒张终末期压力增高，导致心排血量减少。

2）老年人心脏的神经调节能力进行性下降，心脏节律细胞数目减少，特别是窦房结、房室结及希氏束传导细胞数目的减少，不仅增加了心肌的不稳定性，也降低了对交感神经冲动的反应力，容易出现心律失常。

（3）血管：血管老化是指随年龄增长，动脉管壁出现形态和功能的改变。正常老化一般不影响舒张压，但由于弹性蛋白减少、胶原蛋白增加导致老年人血管失去原有弹性，同时血管内膜钙沉积导致管腔狭窄，造成收缩压增加。冠状动脉血管及脑血管的老化致使冠心病、脑血管意外等疾病发生率增高。末梢血管阻力增加，易导致组织灌流量减少；静脉血管床扩大，血液淤积，活动减少或长期卧床者易发生深静脉血栓，同时静脉回流不佳使静脉曲张发生的概率增加。

2. 循环系统老化护理

（1）安静舒适的休养环境：不适的环境容易促使头晕、头痛的发生。冬季需保暖，避免寒冷的刺激影响血压。

（2）平衡膳食：鼓励摄入营养丰富的饮食，多食用新鲜蔬菜、水果、粗粮、豆类及豆制品、鱼类、脱脂奶及其他富含不饱和脂肪酸的食物。高血压患者应限制食盐摄入，每日盐摄入量应少于6g，但应观察并预防因过度限盐而导致低钠血症发生。

（3）戒烟限酒：烟草可增加心脑血管事件发生率和病死率，应戒烟及避免吸入二手烟。限制饮酒，并注意酒精摄入对药物疗效的影响。

（4）坚持锻炼：可根据个人运动偏好和身体可承受状况选择容易坚持的运动方式，每次运动以不感到心悸和劳累为宜。建议老年人将体重指数（body mass index，BMI）控制在25kg/m²以下，避免超重或肥胖。

（5）保证良好的睡眠：睡眠状况与高血压的发病有着密切的联系，睡眠节律可显著影响血压的节律性。对于失眠患者，应及时查找原因并对因治疗，必要时在医师指导下使用药物处理。

（6）用药护理：密切观察药物的效果及不良反应。钙通道阻滞药主要不良反应包括水肿、面色潮红、头痛、便秘等；血管紧张素转换酶抑制药主要不良反应包括咳嗽、皮疹等；首次使用硝酸甘油时宜平卧，并密切观察有无头痛、心率增快、面色潮红等不良反应的发生；使用利尿药需监测肾功能及电解质，避免发生高尿酸血症和低钾血症。

（7）预防低血压：在改变体位时，如久蹲久坐后突然起立、卧位变为直立位时，应动作缓慢，防止因低血压导致头晕摔倒。

（8）保持心理健康：老年人在日常生活中应避免情绪波动和应激，保持心理平衡、精神愉快和良好生活规律，及时治疗焦虑、抑郁等精神疾病。

（9）健康宣教：教会老年人熟练掌握血压测量方法以进行血压的自我监测，并告知老年人应该达到的目标血压水平，若有不适须及时就医。嘱咐老年人遵医嘱使用药物。

（三）消化系统

1. 消化系统老化改变

（1）唾液腺：老年人唾液腺分泌减少，口腔黏膜萎缩，容易导致口干、说话不畅及吞咽困难；口腔的自净和保护功能下降，易发生感染与损伤。同时由于唾液淀粉酶减少，直接影响对含淀粉食物的消化。

（2）牙齿：老年人牙齿咬合面的釉质和牙本质逐渐磨损，牙龈萎缩，使牙根暴露、牙本质神经末梢外露，因而对冷、热、甜、苦、辣等刺激敏感，引起疼痛，并易发生感染。牙槽骨萎缩：一方面牙列变松容易残留食物残渣，使龋齿、牙龈炎的发病率上升；另一方面牙齿松动、脱落，咀嚼能力下降，影响营养物质的消化与吸收，最终导致营养不良。同时，味觉功能减退，食欲缺乏，进一步影响人体对营养素的摄取。

（3）食管：老年人食管黏膜逐渐萎缩而易发生不同程度的吞咽功能低下。食管扩张、蠕动减少导致食管排空延迟；食管下段括约肌收缩力下降，易致胃反流，不仅增加反流性食管炎、食管癌的发病率，误吸的危险性也更高。由于食管平滑肌萎缩与食管裂孔增宽，容易导致食管裂孔疝的发生。

（4）胃：老年人胃黏膜变薄，平滑肌萎缩，胃腔扩大，易出现胃下垂。胃壁细胞数目减少，胃酸分泌减少，60岁时下降至正常水平的40%～50%，对细菌的杀灭作用减弱；胃蛋白酶、脂肪酶及盐酸等分泌减少，影响蛋白质、维生素、铁、钙等营养物质的吸收，可导致老年人出现营养不良、缺铁性贫血等。胃蠕动减慢，胃排空时间延长，代谢产物、毒素不能及时排出，老年人容易发生消化不良、便秘、慢性胃炎、胃溃疡、胃癌等。

（5）肝、胆：肝实质细胞减少使其储存与合成蛋白质的能力降低，导致白蛋白降低、球蛋白增高等；肝内结缔组织增生容易造成肝纤维化。同时由于肝功能减退，肝对药物的代谢能力与速度下降，易引起药物不良反应的发生。胆囊不易排空及胆汁成分发生改变，使胆固醇含量升高，会增加胆结石形成的可能性。

（6）胰腺：正常成人胰腺重60～100g，50岁后逐渐减轻，80岁时减至40g。胰腺是分泌消化酶和胰岛素的器官。消化酶分泌减少影响脂肪的吸收，易发生脂肪泻。同时胰岛素的生物活性下降，容易导致葡萄糖耐量降低，最终发生老年糖尿病。

（7）肠：随着年龄增加，小肠黏膜和肌层萎缩、肠上皮细胞数目减少，小肠吸收功能减退，易造成老年人营养吸收不良。老年人常发生动脉硬化、栓塞、低血压等疾病使血液灌注减少是胃肠道缺血的重要原因。小肠侧支循环供应不足时，则会出现小肠缺血。同时小肠腺随年龄增加而逐渐萎缩，因而小肠液分泌减少、消化酶分泌和调节功能下降，导致小肠消化功能减退。老年人易出现吸收不良综合征，主要表现为 B 族维生素、胡萝卜素、木糖、半乳糖、叶酸和脂肪等物质吸收减少。结肠黏膜萎缩，结肠壁的肌肉或结缔组织变薄时容易形成结肠憩室；老年人活动减少，使肠内容物通过时间延长，水分重吸收增加，易发生或加重便秘。骨盆底部肌肉萎缩、肛提肌肌力降低，易发生直肠脱垂。

2. 消化系统老化护理

（1）饮食护理：老年人应在均衡饮食的同时补充富含多种蛋白质、维生素及钙磷丰富的食物。遵循少食多餐、规律饮食的原则。给予流质饮食、多饮水，不食用难以消化的食物，以免刺激胃酸过度分泌而加重胃黏膜损伤。对于患有特定消化系统疾病的老年人应尤其注意其饮食状况，如胃食管反流病的老年人应摄入易消化的食物，避免过热、过冷、辛辣刺激性食物，以及咖啡、巧克力等容易诱发反流的食物；白天进食后应慢走或端坐 30 分钟；睡前不进食并将床头抬高 15°～20°，以减少夜间胃液反流的发生。消化性溃疡患者首选易消化且营养丰富的食物，溃疡活动期应以面食为主食，并适量摄入碱性食物（如脱脂牛奶）以中和胃酸。避免食用对胃黏膜有刺激的生、冷、酸、辣、硬的食物，以及粗纤维蔬菜如韭菜、芹菜等。针对腹泻的患者，应遵医嘱进行补液，避免虚脱，以及防止水、电解质紊乱。

（2）用药护理：告知老年人药物的作用、服用方法、注意事项及不良反应。如促进胃肠动力的药物宜在饭前 15～30 分钟服用，胃黏膜保护药应在饭前 1 小时或睡前服用，抑制胃酸分泌的药物须餐后 30 分钟至 2 小时服用。

（3）疼痛护理：观察老年人腹部疼痛的部位、性质、持续时间、程度、与饮食的关系、有无季节性和规律性等。了解之后医护人员及家属应及时帮助老年人认识和去除病因。服用非甾体抗炎药者，若病情允许应立即停药；对嗜烟酒者，制订合理的戒烟酒计划，避免因急性戒断产生焦虑等情绪刺激胃酸分泌；指导老年人缓解疼痛的方法，如采用局部热敷或针灸等方法。针对胃食管反流的老年患者，应观察其是否具有胸骨后灼热、胸痛及吞咽困难等症状及其严重程度，并及时就医。

（4）皮肤护理：对于排便频繁的患者，注意肛周皮肤状况，嘱患者每次便后用温水清洁肛周并保持清洁干燥，以降低感染的风险。

（5）心理护理：及时与老年人沟通，向其介绍疾病发生的原因、预防、治疗及预后，消除其焦虑情绪，引导其配合治疗与护理。同时善于倾听老年人对于疾病的感受。胃食管反流病常有反酸、呃逆等不适表现，易产生紧张、恐惧等不良心理问题；紧张、焦虑可增加胃酸分泌，是诱发和加重消化性溃疡的重要因素，医护人员应指导和帮助老年人调整自身情绪。

（6）健康教育：①提高老年人自我口腔保健能力和意识，指导老年人正确刷牙，饭后漱口，定期清洁牙齿。对有义齿的老年人，应保护桥基牙免受不良因素的刺激，同时教会其清洁保护义齿，避免义齿脱落造成误吸。积极参与口腔健康咨询和检查，老年人应 3～6 个月检查 1 次。②指导老年人建立并保持良好生活节律，保持良好心态，劳逸结合，养成良好的饮食与卫生习惯，选择合适的锻炼方式以提高机体抵抗力。③告知老年人出现呕血、黑便等症状，或者上腹疼痛节律发生变化甚至加剧时应立即就诊。④嘱患者保持大便通畅，及时处理便秘，防止因用力排便诱发心律不齐。

（四）泌尿系统

1. 泌尿系统老化改变

（1）肾：成人的肾重量为250～270g，80岁时可降至180～200g。老年人由于肾皮质与肾小球数量的不断减少，在70～90岁时的肾重量只有原来的1/3～1/2。同时肾小球硬化随年龄增加而加重，故肾功能在老年期迅速下降，肾小球滤过率、内生肌酐和尿酸的清除率、肾的浓缩与稀释功能均下降，并造成水、钠潴留，代谢产物蓄积，药物蓄积中毒，甚至急性肾衰竭等疾病。

（2）输尿管：老年人输尿管平滑肌层变薄并伴随支配肌肉活动的神经细胞减少，输尿管收缩力降低，尿液送入膀胱的速度减慢且易反流，从而极大地增加了肾盂肾炎的发生率。

（3）膀胱：老年人膀胱肌肉萎缩、肌层变薄、纤维组织增生，导致膀胱括约肌收缩无力。膀胱体积缩小，其容量减少至成人的一半左右；肌肉收缩无力，膀胱无法充盈或排空，因此老年人容易出现尿外溢，残余尿增多、尿频、夜尿增多等表现。由于女性膀胱下垂、男性前列腺增生、水分摄入不足、尿液酸性降低等原因，容易造成尿路感染、结石，甚至诱发膀胱癌等疾病。同时老年女性因盆底肌肉松弛易引起压力性尿失禁，严重影响生活质量与心理健康。

（4）尿道：老化使尿道肌肉萎缩、纤维化、括约肌松弛、尿道黏膜出现皱褶或导致尿道狭窄，易发生排尿无力或排尿困难。老年女性尿道腺体分泌黏液减少，抗菌能力减弱，尿路感染的发生率增大；老年男性因前列腺增生，易发生排尿不畅甚至排尿困难。

（5）前列腺：前列腺通常于40～60岁开始出现退行性变化，主要在腺外区，表现为结缔组织增生，平滑肌萎缩，腺泡内的上皮组织逐渐消失。60岁后这种变化将累及整个前列腺，腺体腔内可出现增多的前列腺结石，这些变化与睾丸萎缩、性激素分泌紊乱有关。同时有35%以上的男性出现前列腺良性增生，表现为平滑肌增生、间质纤维组织增多、腺体增大。前列腺的黏膜腺和黏膜下腺因结节状增生压迫尿道，排尿时逼尿肌压力增加，致使膀胱壁代偿性肥大，进而使其产生许多小房并且最终发展为憩室，使膀胱括约肌敏感性降低而致尿潴留。

2. 泌尿系统老化护理

（1）饮食护理：老年人应选择易消化、含粗纤维的食物，以避免便秘引起腹压增高和导致前列腺出血。嘱老年人多饮水，勤排尿，避免饮酒及食用辛辣、刺激性食物。

（2）坚持锻炼：指导老年人每日适当锻炼，增强体质，避免久坐。

（3）安全护理：夜尿次数频繁的老年人，应当在睡前少饮水，白天多饮水。夜间如需如厕，保证光线充足，以防跌倒。

（4）用药护理：α受体阻断药因其头晕、直立性低血压的副作用，应睡前服用。用药后至少卧床休息30分钟，体位变换时应动作缓慢，预防跌倒。5α还原酶抑制药起效缓慢，停药后易复发，故需告知老年人不可随意停药，同时注意性欲低下、勃起功能障碍、男性乳房女性化等不良反应。

（5）排尿护理：指导老年人及时排尿，不憋尿，避免导致尿路感染；对于已患尿路感染者，如无特殊要求或禁忌证，应多饮水、勤排尿，以达到不断冲洗尿道减少细菌存留的目的。对于留置导尿管的患者，插管时动作应轻柔，以防会阴组织损伤。尿袋应保持低于膀胱水平，防止尿液反流导致感染。尿潴留患者，可通过听流水声、热敷膀胱等方法诱导排尿和锻炼膀胱功能。

（6）心理护理：对于患前列腺增生的老年人，护士应理解其因尿频、排尿困难所引起的身心痛苦，帮助并鼓励其树立治疗疾病的信心。对于患前列腺癌的老年人，应做有针对性的心理疏导，以消除其恐惧、焦虑、绝望的心理。部分老年人无法接受睾丸切除术，此时需讲明睾丸切除术的必要性，术后病灶可缩小甚至消失。对患有前列腺癌的患者，应告诉老年人患早期前列腺癌可长期生存，中晚期前列腺癌经有效治疗仍有望生存 5 年以上，以减少其负性情绪。

（7）健康宣教：嘱老年人多饮水，勤排尿，禁止高脂肪饮食，特别是动物脂肪，红色肉类是前列腺癌的危险因素。鼓励进食易消化、富含纤维的食物，保持排便通畅。指导老年人坚持按医嘱服药，不可随意停药或增减药量。指导前列腺癌患者定期复查。

（五）内分泌系统

1. 内分泌系统老化改变

（1）下丘脑：老化使下丘脑的重量减轻、血液供给减少、细胞形态发生改变，生理学方面表现为单胺类神经递质含量减少与代谢紊乱，因此常引起中枢调控失常并导致老年人各方面功能的衰退，故下丘脑又称"老化钟"。

（2）垂体：50 岁以后垂体体积逐渐缩小，重量减轻，部分高龄老年人可较成人减轻20%。垂体功能改变与老年人的代谢、应激和衰老等密切相关。如生长激素分泌减少，易发生肌肉萎缩、脂肪增多、蛋白质合成减少和骨质疏松等；抗利尿激素分泌减少，易造成肾小管的重吸收减少和细胞内外水分的重新分配，继而出现多尿，尤其是夜尿增多。同时老年人垂体腺瘤的发生率较高。

（3）性腺：男性从 50～59 岁开始出现血清总睾酮和游离睾酮水平下降，到 85 岁时比成人下降约 35%，容易出现性功能减退；游离睾酮等雄激素的缺乏，对老年男性的骨密度、肌肉组织、造血功能等也会造成不利影响。老年女性卵巢发生纤维化，雌激素和孕激素分泌减少，易出现性功能和生殖功能减退、更年期综合征、骨质疏松等；子宫和阴道萎缩、乳酸菌减少等易导致老年性阴道炎等疾病的发生。

（4）甲状腺与甲状旁腺：老年人甲状腺的重量可减轻 40%～60%，主要体现在滤泡减少、滤泡间纤维增生，并伴有炎症细胞浸润和结节形成。在功能上，甲状腺素（T_4）的分泌无明显变化，但三碘甲状腺原氨酸（T_3）却随年龄增高而降低，因此老年人基础代谢率下降，耗氧量降低，还可能出现营养吸收和代谢障碍，这是导致老年人容易出现整体性迟缓、怕冷、毛发脱落、思维反应慢、抑郁等现象的原因。此外肾脏对甲状腺素敏感性降低、1,25-二羟基维生素 D_3 生成减少，是老年人骨质疏松的主要原因之一。

（5）肾上腺：肾上腺皮质的退行性变化主要体现在纤维化、皮质与髓质细胞数目减少、皮质细胞内脂褐质沉积、肾上腺皮质储备功能减退等方面。皮质球状带萎缩、肾素活性降低、血管紧张素 II 生成减少，导致老年人醛固酮随年龄增长而降低，因此老年人对水和电解质平衡的调节能力减弱。皮质束状带对促肾上腺皮质激素的反应下降引起机体应激不良，是老年危重症发展与转归有别于年轻人的重要因素。肾上腺素分泌减少，同时老年人下丘脑－垂体－肾上腺系统功能减退而激素的清除能力明显下降，因此老年人对外界环境的适应能力和对应激的反应能力均明显下降。

（6）胰岛：老年人胰岛萎缩，胰岛 B 细胞减少，胰岛素分泌减少且迟缓，糖代谢能力降低；细胞膜上的胰岛素受体减少，机体对胰岛素的敏感性下降，导致老年人葡萄糖耐量降低，这是老年人糖尿病发病率增高的原因之一。胰高血糖素分泌异常增加，使老年人 2 型糖尿病的发病率增高。由于胰岛素敏感性下降及 B 细胞储备能力降低，在危重症或应激状态下，老年人更易发生应激性血糖升高、糖尿病或糖尿病的急性并发症。

2. 内分泌系统老化护理

（1）安静、舒适的环境：保持室内环境与周围环境干净、整洁、安静、安全。

（2）饮食：糖尿病老年人应合理控制总热量，定时定量进餐，戒烟限酒。甲状腺功能亢进症（甲亢）的老年人，应遵循高热量、高蛋白、高维生素、易消化的饮食原则，少食多餐。同时向老年人解释摄取多种营养素的重要性，避免摄入过甜、过咸、过辣等刺激性食物。

（3）运动锻炼：糖尿病老年人应选择合适的有氧运动，如散步、打太极拳、慢跑等，运动量每周不少于 3 次，每次运动时间 30 ~ 60 分钟。提倡餐后 1 小时开始运动，循序渐进，随身携带糖尿病患者身份识别卡与含糖饮料以预防低血糖。甲亢患者根据日常生活习惯及所能接受的活动量，与患者及家属共同制订个体化运动计划。活动应以不感疲劳为度，适当增加休息时间。保证充足睡眠，若病情严重、有心力衰竭者应严格卧床休息。

（4）用药指导：指导老年人正确使用降糖药，告知胰岛素的种类、注射部位、注射方法、作用时间，以及保存、携带方法，同时告知胰岛素治疗的不良反应如低血糖、水肿、视物模糊、体重增加等的处理方法。甲亢患者应坚持遵医嘱按剂量、按疗程用药，不可随意增、减药量或停药，密切观察药物的不良反应并及时处理。服用抗甲状腺药物的初始 3 个月，应每周查血常规 1 次，每 1 ~ 2 个月做甲状腺功能测定。

（5）病情监测：帮助并指导老年人正确监测血糖，共同制订血糖控制目标和血糖监测计划。定期检测甲状腺相关激素水平的动态变化。

（6）心理护理：鼓励老年人保持身心愉快，避免精神刺激或过度劳累，建立良好人际关系与社会支持。

（7）健康宣教：告知老年人糖尿病的危害、治疗措施和控制目标，帮助其控制糖尿病发展，以及观察、预防并发症；同时嘱老年人保持足部清洁，穿鞋应宽松并应预防外伤；嘱老年人观察糖尿病足的表现。宣教指导有关甲亢的知识，教会患者进行简单自我护理。如有甲状腺肿大的症状，衣领宜宽松，避免压迫甲状腺。严禁用手挤压甲状腺以免甲状腺激素分泌过多导致病情加重。对老年人进行相关疾病并发症教育，指导其遵医嘱用药，定期复诊。

（六）运动系统

1. 运动系统老化改变

（1）骨骼：老年人骨骼中的骨胶原、骨黏蛋白等物质含量减少，使骨质萎缩、骨量减少，容易导致骨质疏松。同时骨骼容易变形，如脊柱弯曲变短，身高变矮等，并可导致骨折。骨细胞与其他组织细胞出现老化时，骨的修复与再生能力减退，可导致骨折后愈合时间延长或不愈合的比例增加。

（2）关节：①关节：老化促使关节软骨、关节囊、椎间盘及韧带等发生退行性变化，关节活动范围缩小，尤其是肩关节的后伸、外旋，肘关节的伸展，前臂的后旋，髋关节的旋转，膝关节伸展及脊柱的整体运动等功能明显受限。②滑膜：退化的滑膜萎缩变薄，表面的皱褶和绒毛增多，滑膜细胞的细胞质减少，纤维增多，基质减少，代谢功能减弱。滑膜下层的胶原纤维和弹力纤维随退行性变而增多，毛细血管和滑膜表面的距离扩大，容易引起循环障碍甚至造成软骨损害。③滑液：滑液由膜细胞（多为 B 细胞）所分泌的透明质酸和滑膜下毛细血管内的血浆滤过物进入关节腔共同构成，退变时滑液减少且黏稠，其中有较多的软骨碎片及断裂绒毛悬浮物，但透明质酸减少，细胞数增多。④椎间盘：脱水、软骨纤维化和黏多糖的改变，使椎间隙变窄，椎间盘变扁平，脊柱的高度变短；同时形成骨赘和粗钝的椎间盘的边沿，将椎间盘的韧带和附着在椎体上的骨膜推开。

（3）肌肉：由于肌纤维萎缩、弹性下降，肌肉总量减少，肌肉力量减弱，老年人容易患上肌少症并伴随出现疲劳、腰酸腿痛等症状。肌肉力量及敏捷度下降，加上老年人脑功能的衰退，活动更加减少，最终导致老年人动作迟缓、笨拙、步态不稳等。

2. 运动系统老化护理

（1）休息与活动：老年人应根据自身情况制订合理的运动计划，适度运动。因疼痛导致活动受限的患者应每日进行适当的关节活动训练，并保持关节功能位。为保持肌力，可进行等长或等张收缩训练。为促进血液循环，可指导患者进行踝泵运动。对骨质疏松症好发部位与易骨折部位的相关肌群进行运动训练，可配合翻身、起坐、单腿跪位等有氧运动来增强体质，维持老年人的运动功能。

（2）营养与饮食：鼓励老年人多摄入富含钙和维生素 D 的食物，骨质疏松的老年人每天钙的摄入量应为 800 ~ 1200mg，每天维生素 D 的摄入量为 600 ~ 800U。同时鼓励老年人摄入含镁、钾高的食物，多食用新鲜蔬菜和水果。

（3）疼痛护理：卧床休息可显著减轻疼痛，当卧于加薄垫的木板或棕垫床上时可使腰部软组织和脊柱肌群放松从而达到减轻疼痛的目的。洗热水浴、擦背、按摩等可促进肌肉放松，减缓疼痛，但老年人进行热水浴时应防止烫伤与跌倒。疼痛严重者应遵医嘱使用镇痛药、肌肉松弛药等药物。

（4）预防跌倒及其并发症：老年人为防止跌倒和损伤，应尽量避免弯腰、负重等活动，同时选择安全的生活环境或装束。对骨折卧床的老年人，应定时翻身避免压力性损伤的发生，同时需要观察患者骨折部位皮肤的血流状况与皮肤颜色，避免发生出血坏死。每日进行主动和被动的关节活动，以及肌肉训练，避免因长期卧床导致关节功能退化。

（5）用药护理：具体如下。①钙剂：服用钙剂时（如碳酸钙）应增加饮水量，不可与绿叶蔬菜同服，防止降低钙的吸收。②钙调节药：服用维生素 D 的过程中，需密切关注血清肌酐和钙的变化。降钙素使用过程中要观察是否出现面部潮红、恶心和腹泻等不良反应，出现不适时应停用。老年女性使用雌激素时，应关注家族史有无肿瘤和心血管方面的病史，监测子宫内膜的变化和阴道出血情况，并定期做乳房检查。③双膦酸盐类药物：如依替膦酸二钠、帕米膦酸钠等，应晨起空腹服用，同时饮清水 200 ~ 300ml，半小时内不能进食、不能平卧，以减轻对食管的刺激。

（6）心理护理：告知患者及其家属骨折的愈合是循序渐进的过程，并鼓励患者参与功能训练，树立战胜疾病的信心。护理人员要密切关注老年人情绪变化，鼓励患者表达自身感受，帮助其减少负性情绪。

（7）健康教育：提供相关书籍、影像资料，以通俗易懂的语言向老年人讲解疾病发生的原因、表现及治疗方法。教会家属评估家居环境的安全性，妥善安置可能影响患者活动的障碍物，并教会老年人跌倒自救的方法。患者做行走练习时家属要实时监护。

（七）神经系统

1. 神经系统老化改变

（1）脑与神经元：老年人脑的体积逐渐缩小，重量逐渐减轻。50岁以后，脑细胞每年以约1%的速度减少，脑部某些功能降低，如体温调节能力下降。神经元变性或减少，使运动和感觉神经纤维传导速度减慢，因此老年人容易出现步态不稳或"拖足"现象；同时手的摆动幅度减小，转身不稳，容易跌倒。脑动脉粥样硬化和血脑屏障退化风险增加，易导致脑血管破裂、脑梗死、神经系统感染性疾病。老年人脑内各种成分也发生改变，蛋白质、核酸、脂类物质、神经递质等逐渐减少，可见神经纤维缠结、类淀粉物沉积、马氏小体、脂褐质沉积等改变，这些是脑老化的重要标志，因而老年人容易发生脑萎缩、认知功能障碍、帕金森病等老年性疾病。

（2）脊髓：70岁时脊髓的大部分神经细胞已出现退行性变性，深反射减弱甚至消失，或引起病理反射的出现，如踝反射、膝反射、肱二头肌反射减弱或消失。

（3）周围神经系统：神经内膜出现增生、变性，神经束内结缔组织增生，可致神经传导速度减慢，感觉迟钝，信息处理功能和记忆功能减退等结果，最终出现注意力不集中、性格改变、应激能力下降和运动障碍。

（4）脑血管：随着年龄增长，脑血管发生动脉粥样硬化，导致脑血液循环阻力增大，血流量减少，脑供血不足，进而影响脑代谢，因此老年人常出现记忆力减退、思维判断能力降低、反应迟钝等。脑动脉粥样硬化是脑血栓形成的主要原因。此外血脑屏障功能减弱，神经系统感染性疾病发生率增加。55岁以后脑血管疾病发病率明显增加，并且每增加10岁，其发病率增加1倍。

2. 神经系统老化护理

（1）一般护理：保持老年人清洁卫生相关护理。对长期卧床的老年人，应勤翻身，观察皮肤改变，避免压力性损伤的发生；对活动受限的老年人，应在保持正常功能位的同时加强安全护理；对记忆障碍的老年人，应多与其交流且耐心倾听和解释，并借助卡片、图片等工具训练老年人记忆；对神经系统退化并对日常生活能力造成影响的老年人，尽量保持其原有生活习惯，鼓励自行穿衣、洗漱、如厕等日常生活自理能力的训练，并注意保护老年人安全。

（2）饮食护理：首选易消化、营养丰富的食物。尽量保持进食环境安静，以免患者分心造成呛咳或窒息。饮水时，保持坐位或半坐位以避免呛咳误吸。不能自行进食的老年人，喂饭速度不宜过快，应给予患者足够的时间咀嚼食物。对患有帕金森病的老年人予以高热量、高维生素、高纤维素、低盐、低脂、适量优质蛋白的易消化饮食。若老年人患有咀嚼和吞咽功能障碍，应选用稀粥、蒸蛋等不易反流的食物；流涎过多的患者可使用吸管吸食流质食物；脑梗死的患者饮食以软食为主，忌坚硬、油炸类食物。

（3）预防跌倒：保持环境光线充足，并积极治疗眼部疾病。对于下肢行动不便、起坐困难者，应配备高位坐厕、床铺护栏、走道扶手等必要的辅助设施。传呼器放置于床边或老年人可触及处。提供无鞋带的鞋子，生活日用品存放应便于老年人取用。同时，老年人应避免因突然站立或坐起而导致直立性低血压，预防跌倒。

（4）睡眠护理：养成良好的睡眠习惯，保持充足的睡眠时间，促进神经系统自我恢复。

（5）用药护理：告知老年人及家属药物作用、用法与不良反应。如有焦虑、激越、失眠症状时，应遵医嘱服用短效苯二氮䓬类药物，如阿普唑仑、劳拉西泮等，但应注意小剂量用药，避免长期服用。抗胆碱药物和改善多巴胺递质功能的药物一般只能改善症状，多需终身服药。

（6）心理护理：关心爱护老年人，指导家属用合适的方法与老年人沟通，使老年人摆脱焦虑、抑郁、绝望等不良心理，并树立信心，积极配合治疗。

（7）康复护理：阿尔茨海默病患者可采用线下认知训练配合线上康复平台，结合经颅磁刺激等技术设备，并根据神经心理评估报告进行个性化的认知康复训练。帕金森病老年人应坚持适当运动锻炼，如散步、打太极拳等，注意保持身体和各关节的活动强度与最大活动范围。向脑梗死患者家属讲解功能锻炼与疾病恢复的关系，教会其安置舒适的体位，患肢保持功能位。

（8）健康宣教：嘱老年人及其家属留意头痛、头晕、记忆力减退、肢体无力、口齿不清等神经相关症状，并定期体检。

（八）感觉器官

1. 感觉器官老化改变

（1）皮肤：皮肤的老化是最早且最容易观察到的征象。皮肤脂肪减少和弹力纤维变性，导致皮肤松弛、弹性差及出现皱纹；皮脂腺萎缩导致皮脂分泌减少或成分改变。因此，皮肤表面干燥粗糙、无光泽并伴有糠秕状脱屑，同时皮肤的排泄功能和体温调节功能也降低。皮肤变薄导致抵抗力下降，故老年人易受机械、物理、化学因素等刺激而损伤，长期卧床的老年人易出现压力性损伤。皮肤色素沉着出现色素斑片，即老年性色素斑，80岁的老年人约70%具有此斑。皮肤中感受外界环境的细胞数减少，对冷、热、痛、触觉等反应迟缓；皮肤的毛细血管较稀疏，面部皮肤变得苍白；血管脆性增加，容易发生老年性紫癜等出血现象。

（2）眼和视觉：老年人由于眼部肌肉弹性减弱，眼眶周围脂肪减少，可出现眼部皮肤松弛或上睑下垂；下睑可见松弛、脂肪袋状膨出，即眼袋。眼和视觉改变主要包括：①结膜。老年人血管硬化变脆，易发生结膜出血，即眼球表面大片红色出血。②角膜。60岁以后会在角膜边缘基质层因脂质沉积而形成一圈环状灰白色环，称为"老年环"。③虹膜。虹膜弹性减退、变硬，导致瞳孔变小、对光反应灵敏性减弱。④晶状体。晶状体调节功能和聚焦功能在40岁以后开始逐渐减退，看近物视力下降，出现老视；晶状体中因非水溶性蛋白逐渐增多可见晶状体浑浊，透光度减弱，因而老年性白内障的发病率增加；晶状体由于悬韧带张力降低，使晶状体前移，前房角可能出现关闭并通过影响房水旁流导致眼压升高，容易诱发青光眼。⑤玻璃体。玻璃体液化和后脱离可引起视网膜脱离，同时胶原增厚、色泽改变、包涵体增多导致玻璃体浑浊，引发飞蚊症。⑥视网膜。周边带变薄，出现老年性黄斑变性。同时由于眼括约肌的张力增强、睫状肌硬化，视野明显缩小。色素上皮层细胞及其细胞内的黑色素减少，脂褐素增多，出现视力显著下降的同时，对低色调颜色辨认度降低、对光的反应和调适能力降低。⑦泪器。老年人泪腺萎缩，眼泪分泌减少，出现眼发干现象。同时由于老化促使泪管周围的肌肉、皮肤弹性减弱，收缩力差，泪液注入泪管能力较差，故不少老年人常有流泪现象。

（3）耳及听觉：50 岁后人类听力逐渐下降，50～59 岁被视为中国人听力老化的转折期，主要特点为高频听力下降、言语识别率降低、脑干诱发电位的潜伏期延长等。老化对内耳与耳蜗功能的影响较为严重。皮肤弹性变差和软骨生长会使耳蜗变大；第Ⅷ对脑神经细胞数减少，声音信号从内耳传导至脑部的功能发生退化，最先表现为失去对高频率声音的辨认，随着听力敏感度的普遍下降而发生沟通困难，进而出现老年性聋。除此之外，听觉高级中枢对声音信号的分析减慢，反应迟钝，定位功能减退，因而在噪声环境中听力障碍明显。耳郭表皮皱襞松弛、凹窝变浅，收集声波和辨别声音方向的能力降低。老年人通常因为耳垢干硬并出现堆积阻塞而导致中耳耳垢嵌塞，造成传导性听力障碍。

（4）味觉：50 岁以后，舌表面变得光滑，味蕾数目明显减少。随着年龄的增加，其数量可比成年段减少 2/3，味觉刺激阈值增大伴随味觉功能减退。口腔黏膜细胞和唾液腺发生萎缩，唾液分泌明显减少，口腔干燥，导致老年食欲缺乏，进而影响机体对营养物质的摄取，甚至增加老年性便秘发生的可能性，并形成不良循环。

（5）嗅觉：50 岁以后，嗅觉开始变得迟钝，对气味的分辨力下降，尤以男性嗅觉减退明显。60 岁以后嗅觉细胞更新变慢，并在 70 岁时嗅觉开始急剧衰退。老年人嗅神经数量减少、萎缩、变性，鼻腔内感受味觉的嗅球萎缩，并出现嗅觉敏感性降低，食欲缺乏，影响机体对营养物质的摄取。此外，嗅觉减退对危险环境中的物质分辨能力下降，如有毒气体、烟味等，继而威胁老年人的安全。

（6）触觉：触觉小体数量在 40 岁以后逐渐减少，并在 60 岁以后与表皮连接发生松懈，导致触觉能感性降低，阈值升高。由于神经细胞缺失与神经传导速度减慢，老年人对温度、压力、疼痛等的感觉变弱；无法很好地执行需要手眼协调的精细动作，因此一些日常活动受到影响，如难以进行系鞋带、剪指甲、拨电话号码等；对某些危险环境如过热的水、电热器具的感知度降低，容易导致安全隐患。

2. 感觉器官老化护理

（1）环境：保持环境安静、清洁、舒适，地面防滑、合理使用床栏，防止跌倒、坠床，加强安全护理。

（2）休息与活动：日常生活中避免剧烈运动或过度劳累。坚持适度锻炼身体，保持充足的睡眠。

（3）饮食护理：提供清淡易消化，富含维生素、蛋白质的饮食，避免辛辣、刺激性食物。同时戒烟限酒。

（4）用药护理：遵医嘱应用抗生素、激素或抗组胺等药物，观察疗效与药物不良反应。应避免使用导致听力障碍的药物，如链霉素或庆大霉素等。滴眼药水时老年人应保持平卧，使用正确滴眼药方式，以防药物流入对侧眼，注意切勿压迫眼球。

（5）心理护理：构建良好的社会支持系统，鼓励家属给予老年人更多的关心、帮助与陪伴。多与老年人沟通交流，帮助其认识理解衰老是正常生理现象，帮助其解除心理障碍。

（6）健康教育：①嘱白内障患者注意用眼卫生，避免过长时间看书、看手机等，避免阳光下用眼。有远视、近视或散光等异常现象时，应及时佩戴眼镜。有青光眼家族史及危险因素者，定期复查，至少每半年 1 次。具有发病征象者应积极配合治疗，以防止视觉功能突然丧失。②对于老年性聋患者，应教会老年人按摩耳朵以增加鼓膜活动，促进局部血液循环，防止听力下降。具体方法为用手掌按压耳郭和用手指按压、环揉耳屏，每日 3 ~ 4 次。如需佩戴助听器，应指导老年人及其家属正确使用助听器的方法。

二、心理老化与护理

老年期的心理伴随生理功能的减退而出现老化，体现在某些心理功能或心理功能的某些方面减弱或衰退，而另一些心理功能或心理功能的某些方面仍趋于稳定，甚至产生新的适应代偿机制功能，从而使老年人从整体上能适应良好。影响老年人心理变化的因素是多样化的，因而老年人容易产生一系列心理问题，对于这些心理问题，应采取有效措施以维护老年人心理健康。

（一）心理老化特点

老年人的心理变化是指心理能力和心理特征的改变，包括感知觉、记忆力、智力、思维和人格等方面。

1. 感知觉　老年人的感觉器官逐渐衰退，导致视空间能力减退，视、听、嗅觉能力下降。感知觉的改变对老年人生活有影响。因听力下降，老年人容易误听或误解他人的意思，出现敏感、猜疑，甚至产生偏执性精神障碍。老年人在知觉方面一般能维持稳定，但易发生定向力障碍，因而对时间、地点、人物的辨别能力减弱。

2. 记忆力　一般从 25 岁左右开始出现连续而有规律的衰退，大部分记忆如工作记忆、短期记忆、情境记忆、长期记忆等都如此，情境记忆对老化最为敏感。神经递质乙酰胆碱是人类学习记忆的关键物质，老年人发生记忆力衰退可能是中枢胆碱能系统的功能减退导致的。老年人记忆变化主要有以下特点：有意记忆为主，无意记忆为辅；近事容易遗忘，远事记忆尚好；再认能力尚可，回忆能力相对较差并伴有命名性遗忘；机械记忆比年轻人弱，在规定时间内速度记忆衰退，但在理解性记忆、逻辑性记忆方面相持平。除此之外，记忆与人的生理因素、健康精神状况、记忆的训练、社会环境等也密切相关。

3. 智力　包括流体智力和晶体智力两大类。流体智力是指获得新观念、洞察复杂关系的能力，如知觉速度、机械记忆、识别图形关系等，主要与人的神经系统的生理结构和功能有关。晶体智力指对词汇、常识等的理解能力，与后天的知识、文化和经验的积累有关。随着年龄增长，老年人的流体智力呈逐渐下降的趋势，高龄后下降明显；而晶体智力则保持相对稳定，随着后天的学习和经验积累，甚至得以提高，到高龄后才缓慢下降。大量研究证实，智力与年龄、受教育程度、自理能力等多种因素密切相关。

4. 思维　是人类认知过程的最高形式，是更为复杂的心理过程。老年人由于记忆力的减退、视听能力的减退，以及疲劳和认知过程的延缓，不论在概念形成、解决问题的思维过程中，还是创造性思维和逻辑推理方面都受到影响，而且个体差异较大。尤其是思维的敏捷性、流畅性、灵活性、创造性方面比中年时期差，主要表现为说话不利落、话到嘴边说不出、翻来覆去说同样的话。

5. 人格　即人的特性或个性，包括性格、兴趣、爱好、倾向性、价值观、才能和特长等。即便成年期人格较为稳定的个体，其人格在老年期也可能发生改变。如由于记忆减退，老年人说话重复唠叨，总怕别人和自己一样忘事；学习新事物的能力降低、学习机会减少，因此经常经验性处理事务，保守、固执、刻板，并因为把握不住现状而易产生怀旧和发牢骚等；对健康和经济的过分关注与担心也易产生不安与焦虑。

6. 情感与意志　老年人的情感和意志与社会地位、生活环境、文化素质密切相关，但在老化过程中情感活动相对稳定。情感意志发生变化与年龄无关，多由生活条件、社会地位变化造成。

（二）老年人心理老化的护理

1. 日常护理

（1）提供舒适安全的环境：保持合适的色彩与采光，温湿度适宜，有利于老年人心理健康维持。

（2）休息与活动：协助老年人建立规律的生活作息，鼓励老年人在白天进行娱乐活动与适当的体育锻炼，减少白天睡眠时间。入睡前可喝热饮、热水泡脚或洗热水澡，睡前避免兴奋激动，保持良好睡眠。

（3）饮食护理：根据老年人具体情况制订合理的饮食计划。对于服用抗精神药物产生锥体外系不良反应的老年人，应密切观察，防止噎食。对于食欲缺乏或年老体弱者，应给予高蛋白、富含维生素、柔软、易消化的饮食，既要保证营养成分的供给又要注意食物的色香味以促进食欲。嘱老年人不可暴饮暴食，对于暴饮暴食的老年人应限制其摄食量。

2. 心理护理

（1）建立良好的社会支持系统：医护人员及老年人家属应尊重爱护老年人，态度和蔼，言语亲切，根据老年人发生的心理问题制订个性化心理治疗计划。对于抑郁老年人，应做好心理疏导，鼓励患者抒发自己的想法，帮助其学习新的应对技巧和融入周围同龄人群；对于躁动老年人，应充满爱心、耐心，避免刺激患者。对于认知症老年人，应以多陪伴、多关心、多开导为原则，尽量维持老年人的自尊。

（2）回忆治疗及支持小组：通过引导老年人回顾以往的生活，重新体验过去的生活片段，并给予全新的解释，从而协助老年人获得更强的心理一致感及情感力量。鼓励老年人及其照顾者参加支持小组，通过与处境相似的人交流互动以解决问题。

（3）照护者的心理护理：照护者在照顾老年人过程中可能因沉重的照顾负担而容易变得抑郁、焦虑，甚至产生疾病，护士需帮助照护者减轻其压力。告诉照护者协调分担所有照顾责任，与其他人共同参与和接受帮助。同时教会照护者缓解压力的方式，如通过冥想、听音乐、散步等方式放松。指导并帮助照护者根据事情的重要性建立优先顺序，一次只解决一个问题。指导被照顾者从家人、朋友处寻求爱和支持，必要时可向医护人员或专业人士寻求帮助。协助照护者参与当地的相关支持团体。

3. 对症护理

（1）病情观察：密切观察老年人心理、行为和行动的变化，观察其意识、生命体征、各种异常的症状及言行表现，及时发现心理精神疾病的相关症状，并反馈给医师。

（2）确保感觉输入：缺乏感知觉的输入可能会导致老年患者发生谵妄。一方面避免感觉剥夺，如老年人佩戴度数合适的眼镜或者使用放大镜以方便看适宜的电视节目，达到视觉满足；戴助听器，听喜欢的音乐或广播和新闻节目达到听觉满足。另一方面避免感觉超负荷输入，如控制周围环境噪声，避免室内光线过于明亮等。

（3）记忆训练：帮助老年人学会制作清单，可以采用将需要完成的事情列为总结清单，或在日历上对重要事情进行标记或便签提示。同时帮助老年人训练记忆增强技术，如首次遇到新朋友时，鼓励老年人采用关联法记忆，将新朋友的名字与常见事物或容易记住的事情相联系，以减缓认知减退速度。教会老年人借助用具加强记忆，如通过使用智能药盒以达到正确服药的目的。帮助老年人依靠自己的习惯帮助记忆，如重要电话号码预存，在特定时间服用药物等。告知老年人在出现不能解决的事情或感到不适时，学会寻求他人的支持和帮助。

4. 安全护理

（1）对于抑郁或有自杀倾向的老年人应24小时密切监护，日常生活护理过程中护理人员及其家属应关注老年人情绪变化，保持敏锐的洞察能力，及时识别自杀先兆。护士应严格交班，并予以患者心理支持。同时患者居住环境应固定，控制窗户开关角度，尤其是高楼层的患者。必要时经家属同意进行暂时性约束保护。

（2）对于自知力、定向力不完善的老年患者，要防止走失。故应提供较为固定的生活环境，外出时佩戴写有联系人姓名和联系方式的标志。有毒、有害物品等存放于隐蔽处，同时防止跌倒、烫伤、自伤或伤害他人的意外发生。

（3）对于情绪激动或躁狂的老年患者，护士及其家属应保持冷静，言语轻和，不可刺激老年人，并尝试转移老年人的注意力。必要时予以保护性约束或报告医师给予药物控制。

（4）对于居家照护的老年人，起居室门口应足够宽，光线充足，方便轮椅通过，避免设置门槛。室内地板选用防滑材料，去除松散地毯。楼梯及厕所需装设扶手，避免堆放杂物，阶梯边缘有醒目标志并配备防滑贴条，避免老年人跌倒。移动家具妥善放置且保证牢固固定，便于老年人在室内行走时扶握。家具的转角应尽量采用弧形设计或用海绵包裹，以免老年人发生磕碰伤。

5. 健康指导

（1）加强老年人健康的维护意识，积极预防并及时治疗疾病；鼓励老年人积极锻炼身体，培养晚年兴趣爱好，为自己建立新的社会角色和互动，积极乐观地面对生活中发生的事件。

（2）帮助老年人构建稳定和谐的社会支持系统，鼓励家庭成员与老年人交流，尽量在精神层面满足老年人的心理需求，增强其心理满足感。

（3）营造尊老、爱老的融洽环境。鼓励社区积极开展适合老年人的社区活动和老年志愿服务活动，强化老年人的归属感、社会融入感，充分发挥老年人的潜能。

（4）积极开展老年人心理健康服务，帮助老年人正确认识老化、衰老、死亡等人生自然规律，消除其恐惧感和无助感。

三、社会功能老化与护理

（一）社会功能老化改变

伴随年龄增长，老年人在角色功能、生活环境、家庭、文化这4个方面的社会功能会发生不同程度的改变。

1. 角色功能　社会角色指个人在整个社会系统中所形成的与其社会地位相关联且符合社会要求的一套个人行为模式。老年人的社会角色因其年龄增长及社会地位的改变会随之改变。主要体现在以下两个方面。

（1）个人层面：伴随年龄增长，老年人由于体力衰退或步入退休阶段直到停止劳动，通常其社会角色由忙碌的劳作者向闲暇状态的老年人转变。因而老年人会感到无法适应当前生活，并有感到时间缓慢的错觉。此外，机构养老方式吸引大部分老年人，导致从个人角色转变为养老机构中与其他老年人共同生活的集体角色，性格内向的老年人难以主动与他人进行交往沟通，可能会出现自我封闭状态，形成抑郁心理；性格外向的老年人在集体生活中容易与他人产生冲突，同样可能出现消极的心理状态。

（2）家庭层面：离开工作岗位后的老年人，家庭是老年人主要的生活场所，并且大部分家庭是三代同堂。老年人由父母的地位上升到祖父母的位置，并承担照料孙辈的任务，其家庭角色增加。同时由于年纪渐长，老年人由曾经家庭主导角色转变为依靠子女的次要角色，权威感和满足感也随之削弱，因而老年人可能会感到沮丧和失落，对未来的生活失去信心并感到迷茫。除此之外，老年期作为丧偶的主要阶段，若配偶去世，老年人则要由配偶角色转变为单身角色，这一角色的转变，可能会使其陷入难以走出的悲伤心境，甚至出现轻生的消极想法。

2. 生活环境　老年人的健康与其生存的环境存在联系，当环境因素的变化超过了老年人的调节范围和适应能力时，就会引起疾病。老年人的生活环境分为物理环境和社会环境。

（1）物理环境：指一切存在于机体外环境的物理因素的总和，包括个人居家环境和社区周边环境。人口老龄化的出现、社会经济的发展、居住条件的改善及居住观念的改变，使得"空巢老年人"日益增多，由家庭群居转变为独居生活成为老年人居住环境中的最大变化。同时由于养老机构的兴起及经济发展，越来越多老年人采取机构养老的方式同样导致居住环境的改变。

（2）社会环境：包括经济、文化、教育、法律、制度、生活方式、社会关系、社会支持等诸多方面，并与人的健康保持着密切的联系。在这些因素中，老年人的经济状况、社会关系和社会支持易发生改变。其中，给老年人的健康造成影响最大的是经济状况的改变，老年人会因退休、固定收入减少、给予经济支持的配偶去世等原因导致经济状况变差，家庭、社会地位或者生活独立性可能丧失。此外，退休、居住环境改变等因素对老年人固定的人际关系网络产生影响，离开熟悉的关系网络会给老年人带来拓展新人际关系的需求，这使其社会关系形态及社会支持状况同样变化。

3. 家庭　家庭环境和家庭成员对老年人的身心健康及生活质量形成直接影响。当家庭结构完整、家庭成员关系和睦时，老年人的身心健康水平得以促进和维持。反之，则会给老年人带来精神压力，不利于其自身的健康。稳定的家庭环境依靠家庭成员共同维系，家庭成员关系不和谐、结构发生变化，以及家庭成员出现患病或者死亡等事件均会导致家庭环境的失衡，从而给老年人及其家人的家庭生活带来巨大的改变。

4. 文化　从价值观、信念、宗教信仰及风俗习惯等方面决定着老年人对生老病死的看法，对其健康观念、就医与接受用药治疗的态度等方面产生影响。相比于年轻人，老年人更需要家人的陪伴和与他人的交流。因此，当身处陌生的环境如医院时，老年人通常会产生感知分离焦虑及孤独感。固定生活流程改变也会导致老年人产生不适感，或者担忧疾病而产生的恐惧感也会因脱离原有生活环境而加深。因此，老年人更容易出现"文化休克"这一现象。

（二）社会功能老化护理

1. 帮助老年人适应角色转变　护理人员可以提供个体辅导及小组交流途径，引导老年人发现并正视自身价值，使其意识到"老有所为"并不是一个无法企及的高度，小至自我照顾、大到以己之长服务大众皆是"老有所为"，让老年人意识到他们可以从不同的层面给家庭和社会作出贡献。同时为老年人提供参与社会活动的平台，如社区鼓励老年人积极参与文体活动、参加老年大学学习等，帮助老年人培养新的兴趣爱好和组建新的人际网络，开启老年生活的新阶段；还可以提供参与志愿服务和义工活动的机会，让老年人继续发挥余热服务社会，帮助老年人实现自身价值，充实日常生活。

2. 提供舒适的生活环境　评估老年人居家环境安全因素，及时发现不安全因素并进行改进，预防跌倒、摔伤等意外的发生，提高居家环境的安全系数；改善社区周边环境建设，提供良好的室外活动场所及娱乐设施，完善社区基层医疗服务，提高社区环境的宜居指数；推进养老政策体系的完善与健全，解决养老问题，实现"老有所依"和"老无所忧"，为老年人晚年舒适生活打下坚实基础。

3. 维护健康的人际关系　鼓励家庭成员与老年人之间多沟通交流，进行适宜的情感表达。形成家人之间相互帮助的支持系统，创造和谐亲密的家庭氛围，从而提升老年人的幸福感；提供咨询交流的平台与途径，倾听并帮助老年人解决人际交往中的问题，构建良好的社会关系形态，完善老年人的社会支持系统，从而提高老年人的生活质量。

4. 注重文化信念的影响　提供健康知识宣教，帮助老年人树立正确的价值观及健康信念，摒弃不正确、不科学的观念，促进健康行为的形成及维持；尊重个人遵循的风俗习惯及宗教信仰，在为老年人制订护理措施和健康计划时应充分考虑风俗习惯，以及宗教信仰对其信念及行为所产生的影响，在个体所拥有的习惯与信仰并没有给个体健康带来不良影响的前提下尽量满足老年人的文化需求。

第二节　老化的相关理论

在老年护理实践中，理论可帮助护理人员更好地解释和理解护理实践过程中发生的现象及事实联系，提供护理实践的框架和对护理结果的预测，同时护理实践也可对理论进行验证和补充。本节所介绍的老化相关的生物学、心理学和社会学理论，不仅有助于护士从不同层面深入、全面理解老年人的生理、心理及社会学特征，也能帮助护士提高老年护理的质量。此外，本节还特别介绍了中医对老化过程的独特理论，为护理人员提供一个全面的视角来更好地服务于老年群体。

一、老化的生物学理论

老化的生物学理论又称为生物老化理论（biological aging theories），重点探究老化过程中生物体的生理改变及其特性和原因。随着时代发展，老化的生物学理论不断更新，但并不能完全阐明老化相关机制。目前，生物老化理论可分为随机老化理论（stochastic theories of aging）与非随机老化理论（non-stochastic theories of aging）两类。

（一）随机老化理论

随机老化理论认为老化的发生是随机损伤积累的过程，主要包括体细胞突变理论（the

somatic mutation theory)、分子交联理论（the cross-link theory）和自由基理论（the free radical theory）。

1. 体细胞突变理论　最先由法伊拉（Failla）和西拉德（Sziland）提出，该理论认为人体衰老的重要原因在于体细胞会发生自发性突变，随后突变细胞持续分裂，直至器官功能失调甚至完全丧失，但该理论并未得到有效证据支持。

2. 分子交联理论　该理论认为，随时间推移及年龄增长，由于机体长期暴露于含有化学物质和放射性物质的环境之中，生物体内的脂肪、蛋白质、碳水化合物及核酸会形成交联。而这些交联最终会导致组织的弹性下降，僵硬度增加（如血管硬化）。因此，该理论可用于解释老年人为什么会发生皮肤松弛和动脉粥样硬化。

3. 自由基理论　1956 年由哈曼（Harman）正式提出，从分子水平拉开了随机老化理念的序幕。该理论认为衰老是由于自由基损伤机体所致。生物代谢过程中，细胞就会产生自由基，它是机体代谢的正常中间产物。同时，机体内存在相应的抗氧化防御系统以保证清除过多的自由基。正常情况下，自由基的产生与清除处于平衡状态，但随着年龄增长，机体抗氧化防御系统的能力减弱，这种平衡被打破，导致自由基堆积进而产生氧化应激损伤，引起体内各种生理功能障碍，最终加速机体的老化与死亡。目前，自由基理论已成为最受关注的老化理论之一。

（二）非随机老化理论

非随机老化理论认为老化是程序控制的过程，即年龄相关的分子和细胞水平的变化都是固有的或预设的。非随机老化理论的代表主要有神经内分泌理论（neuroendocrine theory）、免疫理论（immunological theory）、基因程控理论（theory of programmed cell death）及端粒 - 端粒酶假说（telomere-telomerase hypothesis）等。

1. 神经内分泌理论　该理论认为，在中枢神经系统的控制下，通过神经内分泌系统的调节，完成其生长、发育、成熟、衰老乃至死亡的一系列过程。下丘脑是调节全身自主神经功能的中枢，具有重要的神经内分泌换能器作用。随着年龄的增长，下丘脑发生明显的老化改变，细胞受体的数量及其反应能力减退，与神经内分泌调控有关的酶合成功能减退，神经递质含量及代谢改变等，这些改变影响其他内分泌腺的功能及多种代谢，使机体的新陈代谢减慢及生理功能减退，从而引起衰老和死亡。

2. 免疫理论　沃尔福德（Walford）于 1962 年提出免疫理论。该理论认为，发生老化的基础是免疫系统的衰退，老化是由免疫系统介导的主动的自我破坏而非被动耗竭。主要依据如下：①老化过程中免疫功能逐渐降低。如胸腺随年龄增长而逐渐萎缩，使 T 细胞数目减少且功能下降，对微生物、病原体造成感染的抵抗力降低，机体容易患病等。②自身免疫在导致老化过程中起着重要作用。老化过程中 T 细胞功能低下，不能有效抑制 B 细胞，导致自身抗体产生过多，造成机体自我识别功能障碍，诱发一些严重疾病，加剧组织的老化。如老年人常见的类风湿关节炎被认为是免疫系统自身攻击，但是免疫功能降低是否为老化的原发因素有待进一步探讨。

3. 基因程控理论　基因程控理论在很多老化理论中被广泛关注，研究相对充分。该理论最早由海弗利克（Hayflick）于 20 世纪 60 年代提出，认为生物体的老化如同计算机编码的程序控制，是在基因控制下，按照预定的程序进行的。生物的最高寿命呈现种属特异性，存在影响基础衰老速率和长寿的种属特异性基因。该理论常用来解释不同种类的生物有不同寿命的原因。尽管高等动物的衰老与各种病理情况的逐渐积累有关，但是它们至少部分受到遗传的控制，如家族性高胆固醇血症。

4. 端粒－端粒酶假说　1973 年苏联科学家提出了老化的端粒－端粒酶假说。端粒是真核生物染色体末端由许多简单重复序列和相关蛋白组成的复合结构，具有维持染色体结构完整性和解决其末端复制难题的作用。端粒酶是一种逆转录酶，由 RNA 和蛋白质组成，以自身 RNA 为模板，合成端粒重复序列，加到新合成 DNA 链末端。该假说认为，细胞在每次分裂过程中都会由于 DNA 聚合酶障碍而不能完全复制它们的染色体，最后复制的 DNA 序列可能会丢失。因此，每当细胞进行一次有丝分裂，就会丢失一段端粒序列。当端粒缩短至一定的长度时，便不能再维持染色体的稳定，细胞就开始老化甚至死亡。研究表明，老年人的端粒与青年人的端粒相比明显缩短，可见端粒长度与细胞寿命存在一定的相关性。尽管大量实验说明端粒、端粒酶活性与细胞衰老及永生有着一定的联系，但许多问题仍无法使用该理论解释。

综上，老化的生物学理论主要研究和解释老化过程中生物体的生理改变的特性和原因，即便目前无法完全阐明老化的机制，但仍具有以下共识。①生物老化影响所有生命体。②生物老化是随着年龄增长而发生的自然的、不可避免的、不可逆的及渐进的变化。③机体内不同器官和组织的老化速度各不相同。④生物老化受非生物因素的影响。⑤生物老化过程不同于病理过程。⑥生物老化可增加个体对疾病的易感性。

老化的生物学理论可帮助护士正确认识人类的老化机制，在护理实践活动中更好地服务于老年人。如在对老年人进行健康评估时，正确判断体格和实验室检查结果，需要考虑是疾病引起还是因老化所致。再如正常老年人可见碱性磷酸酶轻度升高，但中度升高则应考虑为病理状态。

在护理实践过程当中，护士可借助不同的生物老化理论向老年人解释生理改变或者相关疾病发生的病因，如运用分子交联理论解释动脉粥样硬化，免疫理论解释老年人对某些疾病的易感性等。同时，结合患者自身的理解能力、心理特点及生活经历等特点，帮助老年人认识老化和死亡是自然规律。

二、老化的心理学理论

老化的心理学理论重点研究和解释老化过程对老年人的认知思考、心智行为与学习动机的影响。目前并没有专门研究和解释老年期的特有现象的心理学理论，人格发展理论和自我效能理论被较多运用于老年护理研究与实践。这些理论可以帮助护士理解老年人的心理特点及其对健康的影响，并根据老年人特点制订出更为合理的"以人为中心"而非"以疾病为中心"的护理计划。

（一）人格发展理论

人格指人与人之间在心理与行为上的差异。19 世纪末 20 世纪初，弗洛伊德创立了科学心理学史上的第一个人格心理学体系，即精神分析，又称发展理论。在该理论中，弗洛伊德认为婴幼儿期是人格发展的最重要阶段，并且表明在 6 岁之后人格基本模式已形成。因此他强调婴幼儿期的生活经验对人格发展的重要意义，他认为一个成人的人格适应问题，追根溯源可以从其童年生活中找到原因，主张人格发展经历口唇期、肛门期、性器期、潜伏期和生殖期5个阶段。目前，该理论在老年护理实践中仍有应用，如用回归口唇期来解释阿尔茨海默病患者的"异食癖"行为问题。

但弗洛伊德的发展理论忽略了人格发展的终身性。因此，20世纪30年代，出现了以霍妮（Homey）、弗洛姆（Fromm）和艾里克森（Erikson）等为代表的美国新精神分析。尽管他们的理论侧重点不同，但都有一个共同点，即重视自我在人格结构中的作用，他们强调社会文化因素对人格形成发展的作用。在老化的研究和实践中应用最为普遍的理论是艾里克森提出的以自我为核心的人格发展的心理社会理论（psychosocial theory）。

艾里克森主张人格是终身发展的，其发展必须包括机体成熟、自我成长和社会关系3个不可分割的过程。每一过程必须以其他两个过程为前提，在不断交互作用中向前发展。他将人格发展从出生到死亡分为8个主要的阶段：婴儿期、幼儿期、学龄前期、学龄期、少年期、青年期、成年期和老年期，用于表明一个完整的生命过程。艾里克森创造性地提出了人格发展的后3个阶段，描述了人格的终身发展过程。他认为老年期的任务是发展自我整合，否则会出现绝望。自我整合即接纳生命的意思，这是前7个阶段的成熟期，包含完整的意思，表示能以成熟的心灵和威严，不畏惧死亡的心态来接纳自己，做自我肯定，也意味着对过去所发生的事件，不心存懊悔，且对未来生活充满乐观和进取的心态，学会面对死亡。而绝望是接纳生命的反面，是指个体在老年时期觉得其一生不如意，但时间又太匆促，没有机会重新选择可以接受的生活，以后也不会有什么值得追求的，因而充满失望和无力感。自我整合与绝望体现的是老年人会出现的与过往人生经历有关的对立态度。

在晚年期，老年人会回溯过往人生经历，寻找生命的价值，以便接受渐进死亡的事实。除此之外，老年人会努力获取一种整合感，一种生命的凝聚及完整感，一旦未能完成就将形成绝望。艾里克森认为绝望发生的原因是心智不够成熟，而成熟的心智必须是建立在生命的各个发展阶段心理危机任务的完成解决之上。因此，老年人是否能在老年期完成自我整合是与早期人生经历密切相关的。而老年期间出现的发展危机，常常也是其个人所经历的许多心理社会危机的顶峰。

1963年，巴特勒根据艾里克森的心理社会发展理论提出"怀旧治疗"的设想。怀旧治疗又称回忆疗法（reminiscence therapy），是指运用对过去事件、感受和想法的回忆，以促进人们改善情绪，提高生活质量或适应目前环境。目前已作为一种有效的护理干预措施被美国护理措施分类（nursing intervention classification，NIC）系统收录，成为老年护理专科领域的核心措施之一。怀旧治疗可分为基本层次和深入层次的怀旧治疗。前者注重鼓励老年人回忆旧年经历，重温旧事和经验，并从中感受曾经的喜怒哀乐；同时也鼓励老年人分享自我，以增进了解，促进相互关系。深入层次的怀旧即"人生回顾"（life review），主要通过帮助老年人回忆过去的人生困难或挫折，让其接纳自己的过去，确认自己人生的价值，从而能坦然面对将来的死亡。巴特勒认为怀旧是老年人人生回顾的正常方式，通过不断回溯过去的人生体验，重新回忆过去尚未解决的矛盾，如果老年人成功地将这些矛盾、冲突、恐惧等重新整合起来，对其人生会更具有积极意义。老年人习惯于回忆过去，并使用熟悉的知识、技能和思维方式来培养稳定的行为模式，以应对老化，这种模式最终可以帮助老年人达到自我整合，获得人生的满足感及自我肯定。

知识拓展

回忆疗法的具体应用

1. 确定最有效的回忆方式（如录音自传、开放性讨论和讲故事）。
2. 利用刺激感觉器官的道具帮助回忆（如音乐、照片、怀旧场景）。
3. 鼓励老年人表达对已经历事情的正面或负面想法。
4. 回忆治疗的重点要集中于过程而非结果呈现。
5. 对参与回忆治疗的人员给予足够的支持、关心，具有同理心。
6. 协助患者表达宣泄对痛苦、愤怒和其他负面回忆的情绪。
7. 协助患者建立或添加家谱，或对其口述的内容进行记录整理。
8. 根据患者注意力集中的时间长短确定治疗时间长短。
9. 根据患者对回忆治疗的反应决定开展治疗的频率。
10. 告知家属回忆对患者的益处，以及回忆疗法的作用。

（二）自我效能理论

自我效能（self-efficacy）是由美国心理学家、社会学习理论创始人班杜拉（Bandura）提出的著名理念。自我效能是社会学习理论框架中的一个核心概念，是个体对自己执行特定行为的能力大小的主观判断，即个体对自己执行某一特定行为并达到预期结果的自信。1986年，班杜拉在其著作《思想和行为的社会基础》中对自我效能进行系统阐述，并形成了该理论的初步结构。班杜拉主张人类的行为不仅受行为结果的影响，而且受人对自我行为能力与行为结果的影响。这种观点体现在人即便知道事情的结果如何，但不一定会参与或开展这件事，而是会预估自己行不行，有无时间完成，以及是否具有完成该事情的能力与信心，这就是自我效能的体现。因此，人的行为受自我效能的驱动比结果预期的驱动更加强烈，表明自我效能是人类行为的决定性因素。

自我效能被广泛应用于理解人的健康行为和促进行为改善方面的探究。班杜拉也探究了自我效能对于健康行为的影响，认为自我效能感可以直接通过影响健康目标、结果预期、社会结构性的健康行为促进和妨碍因素而间接影响人的健康行为。自我效能感直接或间接影响健康行为习惯的结构路径见图 2-1。

提高自我效能（self-efficacy enhancement）作为一种有效的护理干预措施，即增强个人对执行健康行为能力的自信心，目前已被 NIC 收录，是老年护理专科领域的核心措施之一。由于年龄增长与生理老化，相对于青年人，老年人自我效能感较低，尤其是在记忆衰退方面。这种自我效能感的下降，会直接或间接影响老年人的健康行为习惯或疾病康复的信心，如老年人由于对自身体能缺乏自信而不愿参加运动锻炼或户外运动，或者因为记忆衰退或反应力减弱而不愿进行社交活动等。护理人员可以借助自我效能理论，分析影响老年人有效活动的因素，并有针对性地设计促进老年人活动的干预项目。

（三）计划行为理论

计划行为理论（theory of planned behavior）是社会心理学中最著名的态度行为关系理

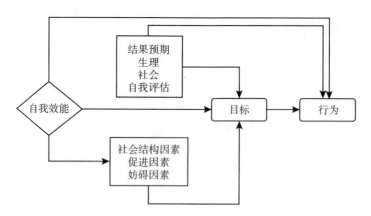

图 2-1　自我效能感直接或间接影响健康行为习惯的结构路径

论。由美国学者阿杰恩（Ajzen）在理性行为理论（theory of reasoned action）的基础上提出。1991 年阿杰恩发表《计划行为理论》是计划行为理论成熟的标志。该理论主张人的行为是经过深思熟虑计划的结果，能够帮助我们理解人是如何改变自己的行为模式的。

　　理性行为理论和计划行为理论关注的是与个人动机因素相关的理论结构，这些因素是导致人们实施特定行为可能性的决定因素。理性行为理论和计划行为理论均基于一个潜在的假设，即行为最重要的决定因素是行为意向，而行为意向是由对行为的态度和主观规范决定的。行为态度是指个人对某项特定行为所持有的正面或负面的感觉，即对该特定行为结果的预判是正向的还是负向的。主观规范是指个人对于是否采取某项特定行为所感受到的社会压力，它反映的是他人如重要的亲朋好友或团体对个体行为决策的影响。因为理性行为理论假定个体行为完全受意志控制，该观点具有局限性，故而限制了其广泛应用。阿杰恩将个人对行为的意志控制力视为一个连续体，一端是完全在意志控制之下的行为，另一端则是完全不在意志控制之下的行为，有效地弥补了理性行为理论的缺陷。但人类大部分的行为落于此两个极端之间的某一点，因此计划行为理论增加了影响行为意向的第三个变量即对特定行为的知觉控制，用于预测不完全在意志控制之下的行为。知觉行为控制是指个体感知到执行某特定行为容易或困难的程度，反映个人对促成或阻碍执行行为因素的知觉。当个体认为自己所掌握的资源与机会越多、所预期的阻碍越少，则知觉行为控制就越强。理性行为理论和计划行为理论的主要结构见图 2-2。

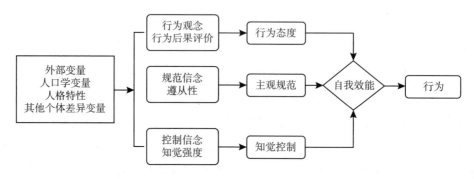

图 2-2　理性行为理论和计划行为理论的主要结构

　　计划行为理论的主要观点如下。①影响行为的因素很多，包括行为意向、执行行为的个人能力、机会及资源等实际控制条件的制约。当实际控制条件充分时，行为意向直接决定行为。②知觉行为控制并反映实际控制条件的情况，可作为实际控制条件的替代指标，直接预测行为发生的可能性。③决定行为意向的主要变量是行为态度、主观规范和知觉行为控制，当态度越积极、重要的其他人群支持越大、知觉行为控制越强时，行为意向就越大，反之就越小。④在特定的时间和环境下，个体所拥有的大量行为信念只有相当小的部分被获取，这些可获取的信念即突显信念，是行为态度、主观规范和知觉行为所控制的认知与情绪的基础。⑤人口学和社会文化等因素通过影响行为信念间接影响行为态度、主观规范和知觉行为控制，最终影响行为意向和行为发生。⑥行为态度、主观规范和知觉行为控制有时可能拥有共同的信念基础，既彼此独立，又两两相关。

制约人类健康的60%的因素与个人的生活方式与行为相关，而计划行为理论目前被证实具有良好的解释力和预测力。大量研究显示行为态度、主观规范和知觉行为控制对行为的预测率保持在40%～50%，这也是计划行为理论在国内外被广泛应用于行为领域研究的原因。该理论也被证实是诸多行为研究的良好理论基础，涉及饮食行为、药物成瘾行为、临床医疗与筛检行为等多个领域。因此，在老年护理过程中，利用行为医学理论能在疾病预防或者疾病管理中更好地解释、预测和干预服务对象的个体行为。

综上，老化的心理学理论作为临床实践的指南之一，可以帮助护士为老年人提供评估心理健康的方向，指导健康问题的分析与诊断，帮助制订科学合理的护理计划，指导护理效果的评价。因此护士在为老年人提供服务时，不仅需要关注老年人各脏器、系统的结构及其生理功能的退行性变化，还应关注老年人的心理健康问题。

1. 人格发展理论在老年护理实践中的应用　人格发展理论已被广泛应用于老年护理研究及实践中。不仅可以用弗洛伊德的精神分析（人格发展）理论解释阿尔茨海默病患者产生的"返老还童"问题，还可以利用艾里克森的发展理论理解普通老年人的思想及行为，协助老年人完成生命总结回顾，促进老年人的自我整合，帮助其以坦然的心态面对老化及死亡。

2. 自我效能理论在老年护理实践中的应用　护理实践中，护理对象的主动参与是干预成败的关键。自我效能理论提示在老年护理评估计划时，必须审视所制定的策略和措施是否适合老年人的个体需求，如何增强老年人执行健康行为的能力，以及帮助老年人增强接受治疗或护理干预的信心。通过评估老年人的自我效能水平，分析影响自我效能的主要因素，才能有针对性地提出提高老年人自我效能水平的干预措施，以此来提高护理服务的质量。

3. 计划行为理论在老年护理实践中的应用　计划行为理论是重要的健康行为改变理论，该理论提示我们在护理中需要关注意向对行为的决定作用，学习思考如何观察和利用影响老年人行为意向的态度、主观规范和知觉控制这3个关键要素。老年护理过程中的难点主要是帮助老年人改变常年形成的不良生活方式和行为习惯，因此采用计划行为理论去评估老年人的相关因素是促进老年人的健康生活方式和行为习惯的重要方法。

三、老化的社会学理论

社会学理论对于理解老化的过程和影响具有重要意义，不同的理论为我们提供了不同的视角和思路。通过深入研究和应用这些理论，我们可以更好地满足老年人的需求，促进老年人的社会参与和发展。

老化的社会学理论主要研究及解释社会互动、社会期待、社会制度与社会价值对老化过程的影响。标志性的理论有隐退理论、活跃理论、次文化理论、交换理论、现代化理论、社会环境理论和持续理论等。其中与护理活动关系较为密切的理论包括隐退理论、活跃理论、持续理论和老年次文化理论。

（一）隐退理论

隐退理论（disengagement theory）于 1961 年由卡明（Cumming）和亨利（Henry）提出。该理论认为社会平衡状态的维持，决定于社会与老年人退出相互作用所形成的彼此有益的过程。该过程是社会自身发展的需要，也是老年人本身衰老的必然要求。隐退理论的前提：①隐退应该是循序渐进的过程。②隐退是不可避免的。③隐退是双方皆感满意的过程。④所有社会系统都存在隐退的现象。⑤隐退是一种常态。

隐退理论主张老年期不是中年期的延续。老年期有其自身的特殊性，同时老年人在生理、心理及社会等方面的功能也逐步丧失，逐步走向以自我为中心的生活，与社会需求之间的距离正在逐渐拉大。因此，对老年人最好的关爱应该是让老年人在适当的时候以适当的方式从社会中逐渐疏离，不再像中年期或青年期那样拼命奋斗。除此之外，一个社会要保持持续的发展，就必须不断地进行新陈代谢。老年人的生理和心理功能逐渐下降，他们需要更多的休息和照顾。步入老年期，人们会从社会角色中隐退，就像接力赛选手将接力棒交给下一个选手一样，这是成功老化所必须经历的过程，也是一种有制度、有秩序、平稳的权利与义务的转交。该过程是促进社会进步、安定、祥和的完善途径，也是人类世代相传、生生不息的道理。此理论可用于指导老年人适应退休带来的各种生活改变。但该理论的缺点则在于容易使人将老年人等同为无权、无能、无力的人，甚至会导致社会对老年人的漠视合情化、排斥合法化、歧视合理化。

（二）活跃理论

活跃理论（activity theory）又称活动理论，1961 年由哈维赫斯特（Havighurt）提出。该理论与隐退理论相反，认为老年是中年期的延伸，并表明老年人应与中年时期一样从事社会上的工作及参与社会活动。社会活动是社会生活的基础，对各个年龄阶段的人来说都同样重要。对于逐渐老化的人而言，活动尤为重要。在老年期，活动是老年人认识自我、获得社会角色、寻找生活意义的主要途径。老年人生理、心理和社会等各方面的健康均有赖于继续参加活动。

哈维赫斯特等在 1963 年、1968 年发表的关于美国堪萨斯州成人生活研究中指出，参加志愿者组织、教堂礼拜等各项活动的老年人，表现出多元且丰富的创造性角色（productive roles）和自我定位。该研究的结果证明了活动理论的可行性与有效性，即高龄者若能积极参与社会活动，对于满足其心理及社会层面的需求，增进对生活的适应与生活满意度都是必要且有益的。现实社会中，仍然有老年人愿意发挥余热参与社会活动以丰富其老年生活。因此，从活跃理论的观念来看，老年人在心理和生理上仍有继续活动的需求与必要，只有持续参与社会活动，才能保持身体健康，获得人际关系，以提升生活品质。这一理论可以帮助护士在照护老年人的过程中更好地理解老年人的需求。

活跃理论的缺点：①活跃理论未能注意到老年人的个体差异，即不同的老年人对社会活动的参与需求是不同的。②活跃理论忽视了年轻老年人与高龄老年人的差别，即两个年龄组的老年人在活动能力和活动愿望上都有很大的差别。

（三）持续理论

持续理论（continuity theory）1971 年由阿奇利（Atchley）正式提出，是从哈维赫斯特（Havighurst）等关于美国堪萨斯州成人生活研究中发展出来的理论。该理论主张随着年龄增长，个人面对老化会倾向维持与过去一致的生活形态，并积极寻找可以取代过去角色的相似生活形态与角色，这是老年人于环境中维持老化适应的典型方式。相比于活跃理论，持续理论更注重老年人的个体差异性，主要探讨老年人在社会文化约束其晚年生活的行为时，身体、心理及人际关系等方面。

一个人在成熟阶段有稳定坚定的价值观、态度、规范和习惯时，就会将这些融入其人格与社会适应中。因此，老年时期只要延续中年时期的爱好、习惯或者寻找一些替代性的活动以代替失去或已经改变的角色，即能获得成功的老化。老年人退休后，空闲时间增多，根据持续理论的观念，老年人仍然具有参与活动的需求，如果能以社会参与来填补失去的角色，将能持续拥有活跃的生活方式，享受安心愉快的老年生活。

（四）老年次文化理论

老年次文化理论（subculture of aging theory）于 1965 年由美国学者罗斯（Rose）提出。该理论讨论的重点更加关注已经离开工作岗位的老年人。与持续理论不同的是，老年次文化理论认为老年人群体会发展出独特的老年次文化，而不是延续中年时期的理想或者行为。老年次文化的形成与老年人在客观存在及主观心理上都感受到衰退是密切相关的。与年轻人相比，老年群体在生理与心理适应新环境的能力上不如年轻人，同时与其他年龄人群的行为规范和想法也不同。因而会形成独特的老年人际圈，并在该人际圈中具有共同的习惯、信念、态度和行为，由此而发展出老年次文化。

由于诸多方面的相似性，老年人之间容易彼此吸引、产生互动，在互动的模式中也能更容易地发展出相互依赖关系，对于原有角色的丧失（如退休）与被隔离于主流文化外的老年人而言，这种同一文化的团体是最能让他们获得认同及支持的地方。目前我国建立起的老年大学、老年人活动中心、老年人俱乐部等老年组织，其目的就是给老年人提供彼此互动的机会。基于共同的特质和兴趣形成的次文化体系，依赖同一文化团体的群体力量以维护老年人的自我概念和社会认同，并在相互认同和支持的互动模式中，增进自我肯定与精神生活的满足。

强调老年次文化在一定程度上可能会唤起社会对老年人这个特殊群体的关注，但过分强调老年次文化又将促使老年人更加脱离社会。

综上，老化的社会学理论促使护士从"生活在社会环境中的人"这个角度看待老年人，并了解老年人生存的社会对其发展的影响。在老化的社会学理论中，影响老化的因素是多方面的，如人格特征、家庭、教育程度、社区规范、角色适应、家庭设施、文化与政治经济状况等。在护理实践活动中，护士可借助社会学理论帮助老年人去认识理解其生活的社会环境，并促进其安享晚年。

1. 隐退理论在老年护理实践中的应用 随年龄增长，老年人与社会、职业和家庭相关角色发生转变，逐渐退出社会的主流，对社会的依赖与参与减少。因此根据隐退理论，护士应着重评估逐渐减少社会活动的老年人，提供一定的社会支持，帮助其重新参与到社会活动当中，如培养新的兴趣爱好等，避免老年人产生孤独感。

2. 活跃理论在老年护理实践中的应用 根据活跃理论，要求护士辨别那些想要维持社会活动角色功能的老年人，在评估其身心能力是否能够从事某项活动后，帮助老年人选择力所能及且感兴趣的活动。

3. 持续理论在老年护理实践中的应用　持续理论可以帮助护士更好地理解老年人的人格行为，并通过评估老年人的发展及其人格行为来制订针对性的护理计划，进而帮助其适应这些变化。

4. 老年次文化理论在老年护理实践中的应用　老年次文化理论可以帮助护士认识到老年人的文化特征，包括特有的生活信念、习俗、价值观及道德规范文化特征。护理中应该充分利用次文化团体和组织的群体支持与认同，促进老年人对社会和生活的适应，最终实现成功老化。如鼓励老年人参加老年团体组织或参与志愿服务，以增强他们的社会归属感。

四、中医老化学说

（一）肾虚致衰论

《素问·上古天真论》云："女子七岁，肾气盛，齿更发长。二七，而天癸至，任脉通，太冲脉盛，月事以时下，故有子。三七，肾气平均，故真牙生而长极。四七，筋骨坚，发长极，身体盛壮。五七，阳明脉衰，面始焦，发始堕。六七，三阳脉衰于上，面皆焦，发始白。七七，任脉虚，太冲脉衰少，天癸竭，地道不通，故形坏而无子也。丈夫八岁，肾气实，发长齿更。二八，肾气盛，天癸至，精气溢泻，阴阳和，故能有子。三八，肾气平均，筋骨劲强，故真牙生而长极。四八，筋骨隆盛，肌肉满壮。五八，肾气衰，发堕齿槁。六八，阳气衰竭于上，面焦，发鬓斑白。七八，肝气衰，筋不能动，天癸竭，精少，肾脏衰，形体皆极。八八，则齿发去。"

中医认为，肾为先天之本，是生命活动和生殖能力的源泉。在青少年时期，肾气旺盛，生长发育迅速；进入成年后，肾气达到平稳状态，维持生殖功能正常；随着年龄的增长，肾气逐渐衰弱，生长发育停滞，生殖功能下降。肾藏精，精能生髓，填充骨髓，所以肾气的强弱直接关系到骨骼和牙齿的健康状态。随着年龄的增长和肾气的衰退，可出现骨质疏松、牙齿脱落等问题。

（二）气血虚衰论

《灵枢·天年》云："人年十岁，五脏始定，血气已通，其气在下，故好走。二十岁，血气始盛，肌肉方长，故好趋。三十岁，五脏大定，肌肉坚固，血脉盛满，故好步。四十岁，五脏六腑十二经脉，皆大盛以平定，腠理始疏，荣华颓落，发颇斑白，平盛不摇，故好坐。五十岁，肝气始衰，肝叶始薄，胆汁始灭，目始不明。六十岁，心气始衰，苦忧悲，血气懈惰，故好卧。七十岁，脾气虚，皮肤枯。八十岁，肺气衰，魄离，故言善误。九十岁，肾气焦，四脏经脉空虚。百岁，五脏皆虚，神气皆去，形骸独居而终矣。"

气血是人体生命活动的基础，并能够濡养各个脏腑。儿童和青少年时期，气血旺盛，五脏功能逐步增强，生长发育迅速，个体活力充沛，恢复能力强。进入青壮年，气血充盈，人体生理功能达到顶峰。然而，随着年龄增长，气血逐渐衰弱，脏腑失于濡养，开始出现衰老迹象，如发白、皮肤松弛、好坐等。气血的持续衰弱会严重影响五脏功能和恢复能力，最终导致身体功能衰竭。

（三）阴阳失衡论

阴阳两气的平衡是健康和长寿的关键，其中阳气是生命的象征。《千金翼方》有云："人年五十以上，阳气日衰，损与日至。"随着年龄的增长，阳气逐渐衰弱，导致生命活动减弱，衰老现象出现。阳衰则阴盛，阴气偏盛会导致痰湿、瘀血等产生，阻滞气血运行，影响脏腑功能，也加速衰老。

（四）先天禀赋论

人的寿命及衰老过程很大程度上取决于先天禀赋，也就是遗传因素。这在《灵枢·天年》中已有阐述，"以母为基，以父为楯"。我们从父母遗传的先天禀赋对先天体质产生直接影响，而先天体质与衰老过程密切相关。先天禀赋优秀者，体质强健，活力充沛，衰老过程相对较慢。反之，先天禀赋不足者，体质较弱，精神不振，衰老过程可能提前或加速。

第三节 老化相关护理理论与模式

在老年护理实践中，护理人员利用护理理论和模式可以了解老年人所面临的生理、心理、精神和社会层面的变化，并能观察、评估和处理老年人的健康问题。虽然这些理论与模式不是老年护理领域所特有的，但是应用到老年护理实践中，能有效地改善老年人健康状况，促进老年人恢复健康。

一、奥瑞姆的自理理论

自理理论（Orem self-care theory）是美国著名护理理论家多萝西亚·伊丽莎白·奥瑞姆（Dorothea Elizabeth Orem）于 1971 年出版的《护理：实践的概念》一书中提出的。自理理论强调患者及其家人参与护理活动，并成为恢复和维持健康的主体。随着我国老龄化现象日趋严重，慢性疾病患者逐渐增多，提高老年人自我护理能力，减少疾病的并发症，改善老年人的生活质量至关重要。自理理论由自理结构、自理缺陷结构和护理系统结构 3 个部分组成。

（一）自理结构

主要说明什么是自理、自理能力和自理需求的问题。

1. 自理 又称自我护理，指个体为维护生命、健康与功能完好而采取的一系列有目的的活动。一般健康成年人都能进行自理活动，但是婴幼儿、残疾人等自理能力受限的人可能需要别人帮助。

2. 自理能力 指人进行自理活动或自我照顾的能力。每个人都有自理能力，但是自理能力存在个体差异，尤其是老年人身患多种疾病的情况下，自理能力会下降，但是自理是人的本能，可以通过不断地学习提高。

3. 自理需求 个体自理活动的总称，包括一般性的、成长发展性的和健康欠佳时候的自理需要。

（二）自理缺陷结构

奥瑞姆认为，在某一特定时间内，个体有特定的自理能力及自理需要，当个体的自理需要超过了自理能力时就出现了自理缺陷，也就是个体不能或者不完全能连续有效地进行自理时，如婴幼儿、老年人、残疾人等，就需要护理人员提供照护和帮助满足其自理需要，尽快恢复自理能力。

（三）护理系统结构

奥瑞姆根据护理对象的自理需要和自理能力不同，提出了3种护理系统，即完全补偿护理系统、部分补偿护理系统和支持－教育护理系统。

1. 完全补偿护理系统　护理对象没有自理能力，需要护理人员进行全面的照顾和帮助，护理人员要完成患者的治疗性护理，弥补患者不能进行的自理，以满足患者在呼吸（吸氧）、营养、排泄、活动或个人卫生等各方面的需要。比如高位截瘫的老年人、脑卒中患者等。

2. 部分补偿护理系统　适用于能完成部分自理活动，但是某些方面缺乏自理能力的患者。比如年高衰老由于某些慢性疾病影响而丧失部分日常生活能力的老年人，需要护理人员提供照护以弥补自理方面的不足，如协助用餐、洗漱、服药、活动、如厕、帮助更换敷料等。

3. 支持－教育护理系统　患者有能力满足自理需要但是必须在护理人员的支持、指导下完成。比如医护人员帮助老年人正确认识衰老是一切生物活动必然过程，为老年人提供运动指导、合理营养膳食、安全用药指导等，鼓励老年人适当参与社会活动，保持积极乐观心态，可适当延缓衰老过程。

自理模式被广泛地应用于临床护理中，在老年人长期照顾中也取得较好的效果。首先评估老年人的自理需要和自理能力，判断老年人自理能力是否满足自理需要。根据老年人的病症及生活自理能力，确定老年人自理缺陷，并结合其自理缺陷为其提供不同的护理系统的照护。老年人缺乏自理能力时候，护理人员应用完全补偿护理系统给予全面帮助，以满足其各方面自理需要；当老年人有能力满足部分自理需要时，护理人员应用部分补偿护理系统给予不同程度的帮助；当老年人能够在护理人员指导下满足自理需要时，应用支持－教育护理系统来帮助老年人提高自理能力。

二、疾病不确定性理论

疾病不确定性理论（theory of uncertainty in illness）是美国护理学者米歇尔（Mishel）于1988年发表了"疾病不确定感"理论后才广泛应用于临床研究中的。该理论用于解释人们如何应对有生命威胁的慢性疾病，现在已经广泛用于老年护理的研究和实践。不确定性指没有能力确定疾病相关事件的意义，是一种认知状态，在个体无法准确预测事件结果时出现，而导致个体不能准确预测结果的原因是相关线索不充分、不熟悉、矛盾、信息过多或缺乏。

Mishel认为当疾病引起相关刺激时，个人会对刺激的构成及其含义进行归纳及认知，当个人无法对相关事件建立认知框架时，不确定感就会产生。认知框架就是对疾病、治疗、护理、住院和预后的主观诠释。不确定感主要有以下4个方面：①不明确的疾病症状。②复杂的治疗和护理。③缺乏与疾病的诊断和严重程度有关的信息。④不可预测疾病的过程和预后。基于此理论，结合老年人老化身心变化特点，当老化产生也就是刺激产生时，个体就会对老化的含义进行归纳和认知，但是当个体无法建立正确的认知框架时，产生不确定感，老年人身体功能衰退和心理沮丧，就会影响个人生活质量，加快老化过程中各种器官功能的衰退，以及增加个体对疾病的易感性。

疾病不确定感本身是中性的，但个体对信息的评估和对其赋予的意义却可以是正面或负面的，关键在于患者如何去评估它。如果患者关注的是负面事件，那么不确定将会是一种危险因素；当患者评估事件可能会有积极结果时，不确定会被认为是一种机会。患者对疾病认知的过程同时也是学习的过程，对于身患多种慢性疾病的老年人来说，医护人员作为帮助者可引导患者将疾病的发展朝积极的方面设想，将不确定感构建为一种机会，鼓励患者积极应对疾病。

三、慢性疾病轨迹模式

慢性疾病轨迹模式（the trajectory model of chronic illness）是由科宾（Corbin）和施特劳斯（Strauss）在 1991 年提出的，并于 1998 年进行了理论的更新。该理论的核心概念是疾病过程或轨迹。慢性疾病轨迹是多维度的可演变的慢性疾病的进程。该模式认为慢性疾病的进程可随实践发生改变，可被塑造和管理。慢性疾病进程最终的方向是螺旋下降的，即患者最终会走向死亡，但是可以通过适当的护理延缓疾病的进程，控制患者症状，维持生活质量。老年人群慢性疾病更为普遍，所以对于医护人员而言，慢性疾病轨迹模式可以帮助他们理解老年人的整个疾病过程，并维持老年人的生命质量。

该模式将患者经历疾病的全过程分为 9 个阶段，不同阶段患者的表现和相应的管理目标见表 2-1。

表 2-1　慢性疾病的轨迹阶段

阶段	表现	管理目标
前轨迹阶段	疾病发生前，预防阶段，无症状和体征	预防疾病的发生
始发阶段	有症状和体征出现，疾病被诊断	形成适当的轨迹推测或计划
稳定阶段	经治疗疾病或症状得到控制，维持每日活动	保持疾病的稳定维持日常活动
急性阶段	疾病活动期伴有严重而不能解除的症状或并发症，需要住院治疗	控制症状和体征，恢复日常生活
逆转阶段	逐步回归至可接受的生活方式	保持轨迹的正常过程，延缓疾病的进展
危机阶段	威胁生命的情况出现，需要急救服务	去除生命威胁
不稳定阶段	疾病或症状不能得到控制，不断寻求稳定的治疗方案，正常生活受到干扰，不需要住院治疗	使疾病恢复稳定
下降阶段	生理或精神状态逐渐恶化，伴随不断增加的各种失能及各种症状出现，每日生活活动不断变化	适应疾病带来的残疾或无能给生活造成的改变
临终阶段	不得不放弃日常生活兴趣和活动，让其平静离开人世	帮助患者平静地离世

老年人身患各种慢性疾病，随着我国老龄化现象日趋严重，护理人员面临越来越多的老年慢性疾病患者的护理问题，慢性疾病轨迹模式为帮助慢性疾病患者适应及应对疾病带来的挑战提供了理论基础，也为慢性疾病患者及其照顾者提供了一个了解和管理自身疾病的框架，在临床护理实践中为护理人员评估患者及制订护理计划提供了方向。

四、需求驱动的痴呆相关行为模式

需求驱动的痴呆相关行为模式（the need-driven dementia-compromised behavioral model，NDB）于 1999 年由美国学者科拉诺夫斯基（Kolanowski）提出。NDB 主要观念是，痴呆患者常表现出的与社会标准不相符的攻击行为、语言性激越行为及躯体性非攻击徘徊等行为，被视为潜在的需求未能得到满足的表现。该模式打破了传统生理病理学对于阿尔茨海默病患者行为症状的解释，认为阿尔茨海默病患者的行为症状是其内在的需求未被满足的表现。由于患者需求没有得到满足，患者才表现出激烈的反应（如尖叫）。影响患者的行为因素包括背景因素（back ground factors）和临近因素（proximal factors）。背景因素相对稳定，主要包括患者的神经认知功能状况，患者的性别、健康情况、职业、教育程度、人格特性、应对压力的行为反应模式等心理社会因素。临近因素容易导致突然发生的激越行为，且容易受到干预，主要包括患者所处的物理环境如光线、噪声和温度，所处的社会环境如病房的氛围，还有个人因素如情感、心理状况和生理需求状况等。

需求驱动的痴呆相关行为模式揭示，痴呆患者的精神行为反应实际上是患者对其状态和需求的反应，只要努力理解患者行为背后表达的需求，就能很好管理患者的行为。由于阿尔茨海默病患者认知功能减退，对于环境变化刺激无法正常地识别并给予恰当的反应，所以要注意其生活环境的统一，避免经常更换日常用物，对沐浴、如厕等活动环境也要进行控制，以减少外界环境刺激导致的激越行为发生。阿尔茨海默病患者生理、心理的需求未被满足也会导致激越行为发生。生理因素包括饥饿、口渴、疼痛、大小便等。心理因素包括家属探视减少、食物种类不符合患者口味等。因此在临床实践中，要做好阿尔茨海默病患者环境和人际关系的控制，观察患者的日常行为习惯和生活规律，及时准确地评估患者的各项生理、心理需求是否得到满足并及时给予有效的干预。

本章小结

思考题

1. 如何帮助老年人适应社会功能变化的改变？

2. 患者，女，90岁。近年来出现听力变差、关节疼痛、肢体无力，很少去医院就诊。此次入院是因夜间起床跌倒受伤就诊。初步诊断未发现重大疾病。

（1）患者发生了哪些老化改变？

（2）当患者询问其近年来身体状况变差的原因，护士可使用哪些理论来解释正常生理老化现象？

（3）若陪同就诊的家属抱怨老年人不服老，经常跌倒但不愿使用床旁便器，夜间起床也不愿麻烦别人，还特别热衷于参加社区活动，护士可使用哪种理论去解释其行为？

（4）如果家属抱怨患者高龄又容易跌倒，应该多在家待着，减少外出以防不测，作为护士，可使用哪种理论对家属进行正确护理行为的引导？

更多练习

（包　建　庄淑涵　纪敬敏）

第三章 老年人健康评估

教学课件

学习目标

1. 素质目标

（1）树立尊老爱老观念，养成耐心、细心对待老年人的行为习惯。

（2）善于倾听、观察，以全面收集老年人健康信息。

2. 知识目标

（1）掌握：老年健康评估的概念、注意事项及评估原则。

（2）熟悉：老年健康评估方法、评估内容。

（3）了解：老年综合评估的起源、发展。

3. 能力目标

（1）能够针对存在不同健康问题的老年人进行全面系统的健康评估。

（2）能举例说明老年人疾病的非典型性表现、常见辅助检查结果的分析。

案例

【案例导入】

　　王爷爷，70岁。退休职工，原某工厂厂长。子女在外地工作，退休后与老伴一起到子女工作的地方帮忙照顾孩子，总想着回单位看看老同事。年前老伴交通意外去世后，王爷爷变得不爱说话，开始饮酒，每日约半斤，家人和朋友劝其戒酒无效。近来出现乏力、食欲缺乏、皮肤黄染、睡眠差。

【请思考】

　　1. 需要为王爷爷进行哪些方面的健康评估？

　　2. 王爷爷目前存在的主要护理问题/诊断有哪些？

【案例分析】

第一节　概　　述

一、老年人健康评估的概念及原则

（一）老年人健康评估的概念

老年人健康评估是一个具有科学性和系统性的过程，需由一个专业的核心团队负责执行，团队成员应包括全科医师、护士、社会工作者、精神科医师等。评估可以在医院、社区、老年照护机构或老年人的家中进行，旨在评估老年人的身体、心理和社会功能状况及需求，以便及时发现问题、制订干预计划，并提供适当的医疗和社会支持。

（二）老年人健康评估的原则

为了确保老年人健康评估的全面性、准确性和针对性，在进行老年人健康评估时，需遵循以下原则。

1. 全面了解老年人身心变化的特点　随着年龄的增长，老年人的生理和心理状态会发生许多生理性和病理性的改变，包括机体老化、生理功能下降、慢性疾病增多、认知能力减退、情绪状态波动等。

（1）生理性和病理性改变。人体随着年龄不断增长，机体器官和系统发生的各种生理性老化和衰退，属于正常的身体变化；而病理性改变则是指由生物、物理、化学等因素所导致的病理性疾病。在大部分老年人身上，这两种变化过程往往同时存在，相互影响，很难严格区分。因此，全面、深入了解老年人身心变化的特点，准确分辨老年人生理性和病理性身心改变至关重要，这是全面、准确、客观收集老年人健康资料的基础。

（2）心理变化。老年人身心变化不同步，心理发展具有潜能和可塑性，且个体差异性大。随着年龄增长，老年人的记忆力、注意力、思维速度和执行力会下降，易导致反应变慢，在限定的时间内学习新知识、接受新事物的能力较年轻人低。老年人记忆能力下降，以有意识记忆为主、无意识记忆为辅。随着社会角色和社交圈子的改变，对压力和挑战的应对能力下降，在特性或个性方面，容易受到情绪波动的影响，出现孤独、任性、把握不住现状而产生怀旧、焦虑、烦躁、抑郁、孤独感等不良情绪，但老年人的情感与意志变化相对稳定。

2. 加强功能状态和社会健康状况评估　老年人的功能状态和社会健康状况是维持其生活质量的重要保障。由于老年人常伴生理老化和多种慢性疾病共存的困扰，其功能状态和社会健康状况也会相应受到影响。

3. 正确解读辅助检查结果　老年人辅助检查结果的异常通常有 3 种可能。①由疾病引起的异常改变：某些疾病或健康问题可能导致辅助检查结果出现异常，这些异常变化可能与疾病的性质和严重程度相关。②正常的老年期变化：随着年龄的增长，老年人的生理功能会发生变化，这些变化可能会导致辅助检查结果出现异常，但并不表示存在疾病或健康问题。③受老年人服用的某些药物的影响而发生改变：老年人可能因为患病或预防性地服用药物，这些药物可能会影响辅助检查结果，导致结果异常。目前，尚无专门针对老年人辅助检查结果的参考区间值标准。在评估时需结合实际情况，充分考虑年龄、性别、地域及其他相关因素，注意每位老年人的个体差异性。为避免延误诊治或处理不当造成严重后果，可通过长期观察和多次检查对比，正确解读老年人的辅助检查数据，并在结合病情变化的基础上，确认辅助检查值的异常是由于生理性老化还是病理性改变所致，并采取适当的处理方式。

4. 重视老年疾病的非典型性临床表现 非典型性临床表现是指由老年人生理老化导致感受性降低，再加上常伴发多种慢性疾病及药物治疗等因素，在发病后往往缺乏典型的症状和体征。例如，部分老年人患肺炎时，可能仅表现为全身乏力、食欲缺乏、脱水或突然意识障碍，而没有典型的呼吸系统症状；阑尾炎导致肠穿孔的老年人，临床可能仅表现为轻微疼痛，没有明显的腹膜炎和发热体征；患糖尿病时，半数以上老年人无口渴、多饮等典型症状，可能只表现为不明原因的体重下降，甚至有一些老年患者没有任何明显症状，在体检时才被意外发现患病。由于这种非典型临床表现的特点，增加了老年疾病诊断的难度，容易出现漏诊、误诊和延误治疗，需要医护人员更加细致全面地评估，重视老年疾病的各种非典型变化。

二、老年人健康评估的内容

WHO 对健康的定义：不仅是没有疾病和身体缺陷，还要有完整的生理、心理状况和良好的社会适应能力。2023 年开始实施的《中国健康老年人标准》指出：健康老年人是指 60 周岁及以上，生活可自理或基本自理的老年人，而且应在躯体、心理、社会三方面都趋于相互协调与和谐的状态。老年人由于机体功能的衰退、离开工作岗位、社会角色改变等因素的影响，他们的健康概念也就有其特定的内涵。因此，对老年人的健康评估应从多维度开展，主要包括以下 5 个方面。

1. 躯体健康 即传统意义的健康。评估老年人是否存在慢性疾病，如高血压、冠心病、糖尿病、骨关节疾病等，以及是否存在风险因素，如肥胖、吸烟等。此外，还需关注老年人是否有运动不足、营养不良等问题。

2. 日常生活能力 即评估老年人生活自理能力，包括自己能照顾自己、自己整理家务等能力。可以通过日常生活能力评估表或者日常观察来进行评估。

3. 精神与心理健康 评估老年人的心理状态，包括是否存在抑郁、焦虑等情绪问题，以及认知功能是否正常。健康老年人要有良好的心理，心态要平和、宽容，切忌焦虑、疑心。可以通过心理评估工具和医师的观察来进行评估。

4. 社会健康 包括人际关系、社区参与程度、与子女的关系等。社会支持系统对老年人的健康非常重要。

5. 经济状况 评估老年人的经济状况，包括老年人的主要收入来源（包括退休金、养老金、社会福利、子女赡养等）、老年人的主要经济支出（包括日常生活开销、医疗费用、住房费用、保险费用等）、是否感受到经济压力、是否需要依赖他人或社会救助来维持基本生活。经济状况的好坏会直接影响老年人的生活质量和健康状况。

三、老年人健康评估的方法

（一）访谈法

访谈法是一种常用的老年人健康评估方法，通过与老年人及其家人、照护者等进行面对面的交流和询问，以了解老年人的健康状况、生活方式、症状等情况。在访谈过程中，护理人员需要运用有效的沟通技巧，与老年人及相关人员建立良好的信任关系，采用温和、耐心的态度，倾听老年人的倾诉，了解其需求和关注点，以获取老年人的相关健康资料和信息。评估有沟通障碍的老年人，如失聪、失语及失智老年人等，评估者应认真与老年人的家人、照护者及相关医护人员进行交谈，以确保收集全面准确的信息。

（二）观察法

观察法是指运用视、触、听、嗅等感官评估的方式获取老年人的健康资料和信息。护理人员可通过多种感官，观察老年人的各种躯体症状、体征、精神状态、心理反应，以及所处的物理环境、社会环境，以发现现存或潜在的身心健康问题、功能状态问题、社会健康状况问题。在观察的过程中，必要时可采用辅助仪器以增强观察效果。

（三）阅读法

阅读法是指通过查阅老年人的既往病历、医疗与护理记录、辅助检查结果及社区健康档案等资料，获取其健康信息。

（四）体格检查

体格检查是一种重要的老年人健康评估方法，通过综合运用视诊、触诊、叩诊、听诊等检查方法，对老年人进行系统的、有序的全面检查。在体格检查中，需要仔细观察老年人的外表特征、肌肉力量、体态和步态等，并进行皮肤、头颅、眼睛、耳鼻喉、心肺、腹部、神经系统等方面的检查。老年人肌力测定则是评估老年人肌肉功能和运动能力的重要方法之一，可以借助步态分析仪器、握力器等检查仪器，以便获取更客观、准确的健康评估数据。

（五）量表/问卷测试法

量表/问卷测试法是指采用标准化的量表或问卷，测量老年人的身心健康状况、功能状态及社会支持环境状况等，帮助全面了解老年人的健康状况和需求。量表或问卷的选择必须根据老年人的个体情况来确定，并且需要充分考虑其信度及效度。

四、老年人健康评估的注意事项

（一）提供适宜的环境

老年人血流缓慢、代谢率下降，皮下脂肪减少，体温调节功能降低，容易受凉感冒。体格检查时应调节室内温度在 22 ～ 24℃ 为宜。环境应宽敞明亮、安静安全、避免干扰和阳光正面照射，注意保护老年人的隐私。

（二）安排充足的时间

由于老年人感官退化，行动迟缓，思维和反应能力下降，因此，评估所需的时间较长。此外，老年人常患有多种慢性疾病，体力和耐力较差，容易感到疲劳和不适。因此，需要根据老年人的具体情况，合理安排时间，分次分阶段进行评估，让老年人有充足的休息时间回忆过往、清晰回答问题并配合体格检查，这样不仅可以避免老年人感到疲劳，还能获取详尽的综合健康评估信息。

（三）选择合适的体位和适当的方法

对老年人进行体格检查评估时，应根据评估的要求，选择合适的体位，在全面评估的基础上，重点检查已发生病变或有潜在病变的部位，确保评估的准确性和舒适度。对有移动障碍的老年人，可以考虑让其保持舒适的姿势或在床上进行评估，防止发生跌倒或其他意外，确保老年人的安全。对于部分老年人来说，由于触觉功能的减退，可能需要较强的刺激才能引起感知觉反应，尤其是痛觉和温度觉检查时，需要特别注意不要过度刺激，以免造成老年人的不适或损伤。

（四）运用有效沟通的技巧

老年人的感觉和认知功能下降，导致他们出现反应迟钝、语言表达不清、理解力下降等情况。因此，在对老年人进行评估时，应充分考虑这些因素，适当运用有效的沟通技巧。①耐心倾听：给予老年人充分的时间表达自己的想法和感受，不要急于打断或做出评价。②评估用语简洁明了：使用简单、清晰的语言和句子，避免使用复杂的术语和长句，以便老年人更容易理解。③动作示范和引导：在需要完成动作或回答问题时，可以适当地进行示范或引导，使用图片、图表等视觉辅助工具，帮助老年人更直观地理解和配合。④注意观察非语言性信息，增进与老年人的情感交流，以便收集到完整而准确的资料。⑤为认知功能障碍的老年人收集资料时，询问要简洁得体，必要时可由其家属或照顾者协助提供资料。

（五）获取客观的资料

老年人健康评估应在全面收集资料的基础上，进行客观、准确的判断和分析，避免因为评估者的主观判断引起偏差。尤其是在进行功能状态评估时，应通过直接观察进行合理判断，避免通过老年人的主观陈述或自我评估进行判断。在评估社会环境状况过程中，涉及人际关系、经济状况等敏感问题时，应单独约谈老年人、主要家庭成员或雇用的照顾者以便获取更客观、准确的信息。

（六）进行全面的评估

老年人健康评估更关注老年人的整体情况，而不仅仅是疾病本身，注重以人为中心，全面系统地评估老年人的整体健康状况，包括躯体健康、精神与心理健康、功能状态和社会环境状况等。评估的重点不在于诊断与治疗，而在于全面评估老年人的功能及生活质量。在评估过程中，除关注老年人目前存在的多种健康问题和潜在的健康问题外，还强调综合考虑所有因素及其之间的相互影响，重在预防问题的发生，提高老年人的整体健康状况，延缓疾病进展。

第二节　老年人躯体健康状况评估

一、健康史

健康史是指个体从出生到当前所经历的健康状况、疾病史、家族病史、生活习惯、疫苗接种等多方面的信息。老年人健康史主要包括老年人过去、现在的健康状况及老年综合征的病史。交谈是健康史采集的主要方法。在询问健康史的过程中，由于老年人的健康史跨越数十年易出现回忆性偏倚，需要综合考虑多方因素，通过多渠道多方式采集相关资料，确保健康史的全面性和准确性。

1. 一般资料　包括老年人的姓名、性别、出生日期、民族、籍贯、婚姻状况、职业、文化程度、爱好、生活习惯、宗教信仰、经济状况、医疗费用支付方式、家庭住址及联系方式、入院次数及时间等方面的资料。

2. 现病史　目前是否存在急性或慢性疾病、疾病发生的时间、主要症状、严重程度、治疗和康复情况，以及对日常生活和社会活动的影响等。

3. 既往史　包括既往疾病史、手术史、外伤史，食物、药物、花粉等过敏史，用药史（如药物名称、型号、用药时间、用法、剂量和效果），参与日常生活活动和社会活动的能力。

4. 家族史　主要了解老年人直系亲属的健康状况及患病情况，有无遗传性、传染性疾病。

二、体格检查

由于老年人的视觉、听觉、触觉、痛觉等感知觉减弱、记忆力下降和认知理解力的减退，在问诊评估时可能无法准确描述自己的症状。有些老年人甚至将某些症状视为衰老的正常表现，或者认为这些症状已经存在很长时间，故而习以为常不予重视。因此，对老年人进行全面细致的体格检查至关重要，可以帮助发现潜在的健康问题。

（一）生命体征

1. 体温　老年人基础体温较成人低，70 岁以上的老年人发生感染时常无发热表现。如果老年人午后体温比清晨高 1℃ 以上，应视为发热。

2. 脉搏/心率　老年人的正常脉搏与年轻人一样，都是 60～100 次/分，正常情况下脉搏与心率相等，但在某些特殊情况下，如患有心肺疾病、服用降压药时会影响心率的变化，脉搏与心率可能不一致。为了准确测量老年人的脉搏，每次测量时间不应少于 30 秒，并且应注意脉搏的不规则性，及时发现可能存在的心律不齐等问题。

3. 呼吸　老年人呼吸功能障碍表现为呼吸幅度小、力度低，但对于可能患有呼吸系统疾病的老年人，查体时并不是总能发现典型体征如干、湿啰音等。正常情况下，老年人的呼吸频率为 16～25 次/分。由于神经系统功能的衰退，老年人对疾病因素所导致的刺激不敏感，大部分老年人在明显的呼吸系统疾病咳嗽、咳痰及胸痛等典型的呼吸系统疾病相关症状出现之前，可能首先出现呼吸频率的异常表现，如呼吸频率＞25 次/分可能是下呼吸道感染、充血性心力衰竭或其他病变的信号。

4. 血压　老年人易发生直立性低血压、餐后低血压、高血压晨峰现象等。血压测量需注意以下问题：①取坐位测量，环境保持安静。②测量前需静坐至少 5 分钟。③首次测量建议测双侧上肢血压，评估时取数值较高的一侧。④由于直立性低血压常见，因此初次测量血压和调整用药后，应注意站立时血压的测量。应让老年人先平卧 10 分钟后再测，并在直立后 1 分钟、3 分钟、5 分钟各测一次，若直立时任何一次收缩压比卧位时降低≥20mmHg 或舒张压降低≥10mmHg 即为直立性低血压。⑤老年人假性高血压较常见，可采用 osler 手法辅助测量。⑥由于老年人血压波动较大，有时需要多次测量不同时间段的血压方可诊断。

5. 疼痛　疼痛被称为第五大生命体征，是老年人最常见且严重影响日常活动能力的主诉之一。随着年龄增长，许多老年人会出现持续性疼痛，这会导致他们的生活质量下降，甚至成为长期失能的主要原因之一。疼痛与其他生命体征不同，没有客观的评估标准。评估时，需仔细、全面了解老年人的情况，以及其家人、朋友和照护者的反馈信息，有利于评估疼痛对老年人生活的真实影响，并制定合理的治疗目标。护理人员应立足整体、选用合适的工具对疼痛老年人进行个体化的评估，对疼痛的来源、程度、性质等方面做出综合的判断。

（二）全身状况检查

1. 身高、体重　老年人的身高和体重通常会随着年龄的增长而发生变化。一般来说，随着年龄的增加，身高会逐渐缩短，这是由于骨骼和关节的退化，以及脊柱的压缩所致。体重的变化在老年人中因个体差异而有所不同，需定期测量身高和体重，并与以往的数据进行比较，如短期内身高下降太快或总体下降太大，要警惕老年骨质疏松症，以防发生椎体骨折等并发症。

2. 营养状态　老年人营养状态最直观的指标是体重变化，可以通过对活动量、饮食状况、体重的评估，判断老年人的营养状态。体重指数（BMI）是国际上常用的衡量人体肥胖程度和是否健康的重要标准，BMI = 体重（kg）/身高（m）的平方，老年人正常 BMI 范围为 20.0 ～ 26.9。根据营养风险筛查表 2002（nutrition risk screening 2002，NRS-2002）中对营养状态受损的评估：3 个月内体重丢失 >5%，食物摄入为正常需要量的 50% ～ 75%，则认为是轻度营养受损；2 个月内体重丢失 >5%，食物摄入为正常需要量的 25% ～ 50%，BMI < 20.5，则认为是中度营养受损；1 个月内体重丢失 5%，前一周食物摄入为正常需要量的 25% 以下，BMI < 18.5，则认为是重度营养受损。

3. 意识状态、智力　意识状态是反映老年人对周围环境以及自身所处状况的认知能力的重要指标。通过评估老年人的记忆力和定向力，有助于判断是否存在颅内病变和代谢性疾病，及早发现并进行评估和诊断对于采取有效的干预措施至关重要。

4. 体位、步态　疾病可以引起老年人体位和步态的改变，这些变化有助于提供诊断线索。如心、肺功能不全的老年患者可能会出现强迫体位，以减轻呼吸困难或心脏负担。步态的异常可以提示某些特定的疾病，如慌张步态常见于帕金森病，醉酒步态常见于小脑病变，常见于酒精中毒或小脑功能障碍的患者。因此，观察和评估老年人的体位和步态变化，有助于医师对潜在疾病进行初步的评估和诊断。

5. 皮肤评估　是评估老年人的皮肤情况，包括肤色、温度、湿度，皮肤完整性和特殊感觉，以及有无癌前病变或癌变等情况。特别是对于卧床不起的老年人，需要进行全面检查，特别需要注意易发生破损的部位，并观察是否有压疮发生。老年人的皮肤通常会出现干燥、皱纹增多、缺乏弹性、失去光泽等情况，常伴有各种皮损。常见的皮损包括老年色素斑、老年性湿疹、老年性白斑等，还可能出现浅表的毛细血管扩张等情况。

（三）头颈五官

1. 头面部

（1）头发：随着年龄增长，老年人头发会出现逐渐变成灰白、发丝变细、稀疏，以及脱发等现象。如果短期内迅速变白要考虑是否为疾病原因，如精神过度紧张、营养不良或头皮受到真菌感染等。

（2）颜面：随着年龄增长，老年人颜面出现进行性衰老是正常的生理现象。然而，若出现颜面部明显的水肿，则可能提示心力衰竭、贫血、低蛋白血症、肾病、甲状腺功能亢进症等健康问题。

（3）眼及视觉：老年人眼部生理性衰老主要包括眼窝内的脂肪组织减少导致眼球凹陷；上睑下垂；瞳孔直径缩小而对光反射变弱；泪腺分泌减少，出现眼干；角膜周围有类脂性浸润，角膜上出现白灰色云翳；晶状体柔韧性变差、睫状肌肌力减弱，导致眼的调节能力逐渐下降，若迅速调节远、近视力的功能下降，会出现老视。如果没有及时佩戴合适的眼镜，还会引起视物模糊、视疲劳，严重者导致眼痛、头痛等症状。老年人眼部的病理性变化可能导致视觉器官的损伤和功能丧失，包括白内障、青光眼、年龄相关性黄斑变性、糖尿病视网膜病变。在老年人中，由脑卒中导致的视野缺损很常见，几乎为正常视野的一半，会对老年人的日常活动产生影响。对于危重症老年人，有时需要检查瞳孔直接对光反射和间接对光反射。这些眼部生理性变化和病理性问题可能会影响老年人的视力和生活质量，因此，定期眼部检查和及时治疗非常重要。

（4）耳及听觉：老年性耳科疾病如老年性聋、耳鸣和眩晕是常见问题。由于内耳及耳蜗功能发生退行性变化、神经脑细胞数量减少导致声波传导障碍，对高频声音出现听力衰退的程度比低频声音更为明显。检查耳部时，对于使用助听器的老年人，需要取下助听器，以便进行有效的检查。在检查老年人眩晕时，需要注意与其他可能引起眩晕的因素进行区分，以便进行适当的干预和治疗。

（5）鼻腔及嗅觉：老年人鼻腔黏膜萎缩变薄，腺体功能减退，鼻腔分泌物减少，更易干燥，其罹患萎缩性鼻炎的概率比年轻人更高。老年人血管硬化、弹性差、毛细血管脆性增大，在检查鼻腔时动作应轻柔，否则容易导致毛细血管破裂，诱发鼻腔出血。嗅觉障碍是帕金森病最常见和最具特征的早期非运动症状。进行嗅觉检查一般采用简易法，用醋、乙醇、香精等含不同气味的液体做检查，并以水作为对照。

（6）口腔及味觉：随着年龄的增长，老年人唾液腺萎缩，唾液分泌减少，易造成口腔干燥，使其自然的清洁与保护功能降低，口腔黏膜易受刺激和感染。牙髓血管内膜变厚，管腔变窄、牙髓供血减少，使牙齿易折裂。另外，老年人食物残渣易残留，发生龋齿和牙龈炎。因此，在评估口腔时应检查有无出血或肿胀的牙龈、松动和断裂的牙齿、经久不愈的黏膜白斑等。

2. 颈部 随着年龄的增长，老年人颈椎可能会发生退行性变化，包括椎间盘退化、骨质增生等，导致颈部僵硬、疼痛、活动受限等症状。若有颈强直的体征，需考虑脑膜刺激征、阿尔茨海默病、脑血管病、颈椎病、颈部肌肉损伤和帕金森病等。

（四）胸部

1. 乳房 随年龄增长，女性乳腺组织会逐渐减少，乳房变得平坦。检查时，若发现乳房肿块、乳房皮肤异常、乳头溢液、乳头和乳晕异常等情况，应高度警惕乳腺癌迹象，建议及时就医进一步检查。

2. 胸、肺部 老年人因胸椎椎体的退行性变、压缩，致脊柱后凸，胸骨前凸，使胸廓的前后径增大，而出现桶状胸。肋软骨钙化及肋骨关节韧带的硬化等，使胸的活动度受限，肺通气和呼吸容量降低，因而老年人易胸闷、气短。另外，老年人肺组织萎缩，弹性回缩力下降，导致肺泡不能有效扩张，肺通气不足，有效咳嗽减少，使其排出呼吸道异物的能力降低，细菌易在呼吸道停留、繁殖，使老年人易发生呼吸道感染。

3. 心前区　老年人由于脊柱后凸或脊柱侧凸等因素会导致心脏下移，使心尖冲动出现在锁骨中线旁。同时，坚硬的胸廓使心尖冲动的幅度减小，心率减慢。此外，主动脉瓣和二尖瓣的钙化、纤维化及脂质堆积可能导致瓣膜僵硬和关闭不全，在听诊时闻及异常的舒张期杂音，并传播到颈动脉。

（五）腹部

老年人肥胖常会掩盖一些腹部体征，而消瘦者可因腹壁变薄松弛，腹膜炎时也不易产生腹肌紧张，当发生肠梗阻时，则很快出现腹部膨胀。由于肺扩张使膈肌下降，在肋缘下可触及肝脏。随年龄的增长，膀胱容量减少，很难触诊到充盈的膀胱。腹部听诊可闻及肠鸣音减少。

（六）泌尿生殖器

老年女性由于雌激素水平降低使外阴部阴毛稀疏、呈灰色，阴唇皱褶增多，阴蒂变小，阴道变窄，阴道壁干燥苍白，皱褶不明显，子宫颈变短，子宫及卵巢缩小。

老年男性的外生殖器改变与激素水平降低有关，表现为阴毛变稀变灰，阴茎及睾丸变小，双侧阴囊变得无皱褶。另外，随着年龄的增长，老年男性前列腺组织逐渐发生退行性变化，导致增生，增生的组织引起排尿阻力增大，导致排尿困难。

进行老年人排尿评估时，应了解排尿的次数、尿量、尿液性状，以及有无尿潴留、尿失禁等异常排尿情况。根据老年人的病情需要，可以采用排尿后留置导尿管来测量膀胱的残余尿量。

（七）脊柱与四肢

老年人由于肌张力下降，腰脊变平，使得颈部脊柱和头部前倾；而椎间盘的退行性变化导致脊柱后凸。由于关节炎等因素，部分关节的活动度受到限制。在进行四肢评估时，需要检查各关节及其活动度，以及动脉搏动情况，同时应注意是否存在疼痛、肿胀、畸形及运动障碍等。如果出现下肢皮肤溃疡、间歇性跛行、静息痛、坏疽及足趾血液循环不良等症状，常常提示下肢动脉供血不足。

（八）神经系统

随着年龄的增长，老年人大脑神经元逐渐减少，导致脑萎缩，神经传导速度减慢，认知功能下降，对刺激反应的时间延长。同时，随着老年人脑血管的退行性变化、脑血流逐渐减少及耗氧量的降低，老年人常出现记忆力减退，注意力不集中、思维能力和判断能力降低、反应迟钝等改变。

三、功能状态的评估

功能状态是指老年人处理日常生活的能力和肢体运动功能的状态。老年人功能状态的良好程度直接影响老年人的生活质量，定期对老年人的功能状态进行客观评估是良好的老年护理的基础，有助于维持和促进老年人的独立生活能力，提高他们的生活质量。老年人的功能状态受年龄、视力、听力、躯体疾病、运动功能、情绪等因素的影响，评估时要结合其生理、心理及社会健康状态进行全面考量。

（一）日常生活活动能力评估

能力（ability）指个体顺利完成某一活动所必需的自身条件。日常生活活动能力（activities of daily living，ADL）评估是老年人功能状态评估的核心，评估内容涵盖 3 个层次的功能状态：基本日常生活能力、工具性日常生活活动能力和高级日常生活能力。

1. 评估内容及工具

（1）基本的/躯体的日常生活（basic or physical activities of daily living，BADL/PADL）能力：也称日常生活能力，是指老年人完成最基本自我护理和生存所需的日常活动的能力，包括每日生活中与穿衣、进食、保持个人卫生等自理活动和坐、站、行走等身体活动有关的基本活动。这一层次的功能受限，将影响老年人基本生活需要的满足，其不仅是评估老年人功能状态的指标也是评估老年人是否需要补偿服务的指标。评估基本的/躯体的日常生活能力的工具很多，常用的评定工具有 Barthel 指数评定量表（Barthel lndex，BI）、Katz 日常生活活动能力指数评价量表（Katz lndex）、修订的 Kenny 自理评定量表等。其中，Barthel 指数评定量表（表3-1）是首选，简单易用，可信度和灵敏度高，适用于慢性疾病患者的 ADL 评估，可以预测药物疗效、康复效果和预后等，临床使用广泛；Katz lndex 量表是一种语义评定量表，可用于评估患有慢性疾病老年人的严重程度及治疗效果，以及用于预测疾病发展。

表 3-1 Barthel 指数评定量表

序号	评定项目	分值	评定标准
1	进食	10	自理（在合理的时间内完成各种进食，可用筷子取食眼前的食物；若需辅具时，能自行穿脱）
		5	需要部分帮助（切面包、抹黄油、夹菜、盛饭等）
		0	完全依赖帮助
2	床椅转移	15	自理
		10	需要少量帮助（身体帮助或语言指导）
		5	需要大量帮助（1~2 人身体帮助），能坐
		0	完全依赖别人，无法坐位平衡
3	修饰	5	自理（可独立完成洗脸、刷牙、剃须及梳头）
		0	完全依赖帮助
4	如厕	10	可自行进出厕所、穿脱裤子、使用厕纸
		5	需要帮忙保持姿势的平衡，整理衣裤或使用厕纸
		0	完全依赖别人
5	洗澡	5	自理（可独立进出浴室并自理洗澡）
		0	完全依赖帮助
6	平地行走	15	使用或不使用辅具皆可独立行走 50m 以上
		10	需要稍微地扶持或口头指导方可行走 50m 以上
		5	虽无法行走，但可独立操纵轮椅（包括转弯、进门及接近桌子、床沿）并可推行轮椅 50m 以上
		0	完全依赖帮助

续 表

序号	评定项目	分值	评定标准
7	上下楼梯	10	可自行上下楼梯
		5	需要稍微帮助（身体、手杖、言语）
		0	无法上下楼梯
8	穿脱衣服	10	自理（可自行穿脱衣服、鞋子及辅具）
		5	在别人帮助下可自行完成一半以上的动作
		0	依赖帮助
9	控制大便	10	能控制
		5	偶尔失禁（每周<1次）
		0	失禁或昏迷
10	控制小便	10	能控制
		5	偶尔失禁（每24小时<1次）或尿急（无法等待便或无法及时赶到厕所）
		0	失禁、昏迷或需要他人导尿

注：自理能力分级标准如下。总分100分无须依赖（完全自理），61~99分轻度依赖（少部分需要他人照护），41~60分中度依赖（大部分需要他人照护），≤40分重度依赖（全部需要他人照护）。

（2）工具性日常生活活动（instrumental activities of daily living，IADL）能力：指老年人在家中或寓所的日常生活中完成与独立生活和社会参与相关的更复杂活动的能力，包括购物、烹饪、家庭清洁和整理、使用电话、付账单、洗衣、旅游、管理药物等。由于完成这类生活活动常需要工具辅助，如手机、家电、交通工具等，尤其是现在的各种智能化工具。这一层次的功能状态代表老年人是否能独立生活并具备良好的日常生活能力。目前，评估老年人功能性日常生活能力的常用工具有功能活动问卷（Functional Activities Questionnaire，FAQ）、Lawton功能性日常生活活动能力评定量表（Lawton Instrumental Activities of Daily Living Scale）和快速残疾评定量表（Rapid Disability Rating Scale，RDRS）。其中，Lawton功能性日常生活能力评定量表（表3-2）能全面地反映老年人如烹饪、购物等较高级别的功能性日常生活自理能力，但由于评估稍复杂，不适合认知能力较差或行动不便的老年人使用；FAQ问卷相对简单，评估一次仅需5分钟，能更好地筛选和评价功能障碍不太严重的老年人，即早期或轻度失智者，故成为社区调查评估和门诊评估工作的首选。

表3-2 Lawton功能性日常生活能力评定量表

序号	评定项目	分值	评定标准
1	你能自己做饭吗？	2	无须帮助
		1	需要一些帮助
		0	完全不能自己做饭
2	你能自己做家务或勤杂工作吗？	2	无须帮助
		1	需要一些帮助
		0	完全不能自己做家务
3	你能自己服药吗？	2	无须帮助
		1	需要一些帮助（别人帮助备药和/或提醒服药）
		0	没有帮助完全不能自己服药

续　表

序号	评定项目	分值	评定标准
4	你能去超过步行距离的地方吗?	2	无须帮助
		1	需要一些帮助
		0	除非作特别安排,否则完全不能旅行
5	你能去购物吗?	2	无须帮助
		1	需要一些帮助
		0	完全不能自己出去购物
6	你能自己理财吗?	2	无须帮助
		1	需要一些帮助
		0	完全不能自己理财
7	你能打电话吗?	2	无须帮助
		1	需要一些帮助
		0	完全不能自己打电话

注:总分 0~14 分,分值越高,提示功能性日常生活能力越高。

(3)高级日常生活(advanced activities of daily living, AADL)能力:指老年人在日常生活中需要较高认知和执行能力的活动。通常涉及社交互动、娱乐参与,以及职业工作等方面。这一层次的功能状态不仅体现了老年人的智能能动性和社会角色功能,而且对维持良好的生活质量和独立性具有重要意义。然而,随着老年期的生理变化及疾病的影响,这种能力可能会逐渐丧失。例如,一位经常参加社交和娱乐活动的老年人因股骨颈骨折而失去参与这些活动的能力,这将对其整体健康产生明显影响。高级日常生活能力的丧失,要比基本日常生活能力和功能性日常生活能力的丧失出现早,一旦出现,将预示着更严重的功能下降。因此,如果发现老年人有高级日常生活能力的下降,就需及时做进一步的功能性评估,包括基本日常生活能力和功能性日常生活能力评估,有助于医护人员更全面地了解老年人的功能状态,并制订更有效的康复和护理计划,提高其生活质量和自理能力。

2. 评估方法和主要事项

(1)老年人功能状态评估主要使用评估量表或问卷进行,常通过与被测老年人和照顾者交谈或让被测老年人自填问卷,确定各项评分,计算总分值,最后评定老年人日常生活活动的自理能力程度。

(2)进行功能状态评估的过程中要注意以下几点:①评估时应该充分尊重老年人的感受和隐私,理解他们可能的身体和心理状况。②在评估之前,了解老年人的基本情况和健康状况,以便针对性地加强评估。③对老年人进行评估时,需要使用简单清晰的语言,耐心倾听他们的讲述,并尊重他们的意见和选择。④评估时,保持耐心和关怀,鼓励老年人展示他们的最佳能力。环境应该舒适、安静,尽可能减少干扰和压力,这有利于老年人放松和展示其真实的能力,提高评估结果的准确性。⑤评估结果应该详细记录,包括能力的具体表现和存在的困难,及时向老年人和家属反馈评估结果,并制订相应的计划。⑥评估是一个持续的过程,定期跟踪老年人的能力变化,及时调整护理和康复计划。⑦在进行功能评估时,要确保老年人的安全,避免过度劳累或造成意外伤害。

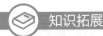 知识拓展

老年人能力评估规范

为了满足老年人养老服务的需求，中华人民共和国民政部在实施 2013 年民政行业标准《老年人能力评估》的基础上，结合国内外老年人能力评估工作的新进展，组织编写并于 2023 年 1 月发布了国家标准《老年人能力评估规范》。该标准的主要评估指标包括 4 个一级指标、26 个二级指标。该评估表采用条目加和计分法，总分范围 0 ～ 90 分，得分越高，说明能力水平越好。标准将老年人能力分为能力完好、能力轻度受损（轻度失能）、能力中度受损（中度失能）、能力重度受损（重度失能）、能力完全丧失（完全失能）5 个等级。将 2013 版行业标准中日常生活活动、精神状态、感知觉与沟通、社会参与 4 个一级指标调整为新标准中的自理能力、基础运动能力、精神状态、感知觉与社会参与 4 个一级指标。

（二）肢体运动功能状态评估

肢体运动功能状态评估包括老年人的肌肉力量、灵活性、协调性和平衡能力等多个方面，良好的肢体运动功能状态是保证老年人独立完成日常生活活动的基础。

1. 肌力　是指肌肉收缩时产生的最大力量。随着年龄增加，老年增龄性骨骼肌丢失是造成老年人骨骼肌质量和力量下降、导致老年人跌倒和骨折的主要原因。确切地评估老年人肌肉功能，对于减少跌倒，降低骨折风险至关重要。肌力评定的方法有徒手肌力六级检查法、简单器械肌力测定及等速肌力测定。国际上普遍应用的肌力分级方法是徒手肌力六级检查法（表 3-3）。

表 3-3　徒手肌力六级检查法评定分级标准

分级	分级标准	结果
5 级	能抗重力及最大阻力，可全关节活动范围运动	正常，肌力为正常肌力的 100%
4 级	能抗重力及轻度阻力，可全关节活动范围的运动	良好，肌力为正常肌力的 75%
3 级	不施加阻力，能抗肢体重力，可全关节活动范围运动	尚可，肌力为正常肌力的 50%
2 级	解除重力的影响，可全关节活动范围运动	差，肌力为正常肌力的 25%
1 级	可触及肌肉的收缩，但不能引起关节活动	微弱，肌力为正常肌力的 10%
0 级	不能触及肌肉的收缩	无肌力

2. 关节活动度　老年人肌力下降的同时，常伴骨质疏松和关节软骨退化，导致不同程度的关节功能下降、障碍甚至功能丧失。因此，早期了解老年人的关节功能，制订针对性的康复训练计划，帮助他们改善关节活动度，减轻疼痛，提高生活质量非常重要。

关节活动度测量即是对关节活动幅度的大小进行测量：①主动活动，指不须借助外力，仅由老年人自身的主动肌肉运动所完成的动作。②被动活动，指当所测关节周围的肌肉无主动收缩能力时，全依靠外力才能活动的关节动作。③关节活动轴，指老年人身体某部位的关节在屈伸、外展、内收或旋转等动作时，所围绕的关节轴线。关节活动度的测量一般采用目测或量角器测量，可用于评估老年人关节退化或受损后丧失活动功能的程度及关节活动功能

恢复程度。在测量时，老年人的身体姿势可取坐位、立位、俯卧位、仰卧位、足侧位等。

3. 平衡与步态　平衡能力是人体保持姿势与体位、完成各项日常活动的基本保证，也是老年人一项重要健康指标。同时，平衡能力障碍和步态异常也是老年人跌倒的主要因素之一，对老年人进行平衡能力和步态评估，并进行针对性的训练，对于预防跌倒十分重要。

平衡能力评估的方法有观察法、量表评估法、平衡仪测试法。其中，量表评估法（表 3-4）应用最广泛，目前常用的量表评估工具有 Berg 平衡量表（Berg Balance Scale，BBS）、计时"起立 - 行走"测试（the timed up-and-go，TUG）、Tinetti 平衡与步态量表（Tinetti Performance Oriented Mobility Assessment，POMA）、Fugl-Meyer 平衡功能量表和简易平衡评定系统测试（Mini-Balance Evaluation Systems Test，Mini-BES Test）量表。

表 3-4　评估平衡与步态常用的量表

量表	功能
Berg 平衡量表	评估坐轮椅、辅助步行和独立行走 3 种状态下的平衡能力
计时"起立 - 行走"测试	评估前、后两个方向上的功能性步行能力
Tinetti 平衡与步态量表	用于老年人、脑卒中等人群的平衡与步态评估，是目前评估活动及平衡能力、预测跌倒风险的重要工具
Fugl-Meyer 平衡功能量表	主要用于偏瘫患者的平衡功能评定
简易平衡评定系统测试量表	评估转移、行走、支撑面变化、跨越障碍物、外力作用或双任务时的动态平衡能力

四、感知觉的评估

随着年龄增长，老年人生理器官功能退化导致感知觉退化。这种变化是渐进的适应过程，护理人员可以通过评估，帮助老年人掌握个人感知觉变化的规律和特点，并采取积极的训练，延缓退化的进程。对病理性原因导致的感知觉变化进行评估，可以及时发现影响老年人日常生活的风险和隐患，将变化带来的影响降到最低。

感觉是感受器及对应神经系统对内外刺激的接受和表征过程，反映的是事物的个别属性；知觉是选择感官信息的组织和解释的过程，反映了事物的总体特征。从理论上说，尽管感觉和知觉有区别但在日常活动中，感觉和知觉是一个统一的过程，不存在没有感觉的知觉，也不存在没有知觉的感觉，所以两者通常合称为感知觉。感知觉分为简单感知觉和复杂感知觉，常见的简单感知觉包括视觉、听觉、嗅觉、味觉、触觉；复杂感知觉包括时间知觉、空间知觉和运动知觉。其中，简单感知觉和复杂感知觉中的运动知觉评估可以分别在体格检查、功能状态评估中开展，也可根据老年人的病情和综合情况单独开展。复杂感知觉中的时间知觉、空间知觉评估属于认知功能的一部分，对于认知功能损害的老年人，建议将时间知觉、空间知觉的评估纳入认知功能评估中开展。

五、辅助检查

老年人机体形态和功能的一系列进行性、退行性变化，可不同程度影响辅助检查的结果。因此，护理人员要对其正确解读和分析、结合病情变化，注意区别异常改变是由生理性老化引起，还是由病理性改变所致。

（一）常规检查

1. 血常规 血常规检查结果异常在老年人中十分常见。随着年龄增加，人体外周血液中红细胞、血红蛋白和血细胞比容会逐渐降低，老年期比成年期约低 10%，但仍在正常范围之内。在临床上，一般以红细胞计数 $<3.5\times10^{12}$/L，血红蛋白 <110g/L，血细胞比容 <0.35 作为老年人贫血的标准，但贫血并不是老年期正常生理变化，因而需进行全面系统的评估和检查。多数学者认为，白细胞、血小板计数没有增龄性变化。

2. 尿常规 老年人的尿蛋白、尿胆原与成人之间无明显差异。随着年龄增长，老年人对尿路感染的防御功能会逐渐降低，容易发生感染，解读结果时，一般认为尿沉渣中的白细胞 $>$ 20 个/高倍视野才有病理意义；而且老年人中段尿培养污染率高，可靠性较低，所以解读中段尿培养菌落计数时，要将老年男性 $\geq10^3$/ml、女性 $\geq10^4$/ml 作为判断真性菌尿的界限。

3. 红细胞沉降率 在健康老年人中，红细胞沉降率（ESR）变化范围很大。一般 ESR 在 $30\sim40$mm/h 无病理意义；如 ESR >65mm/h，应考虑感染、肿瘤及结缔组织病。

（二）生化与功能检查

1. 血脂 《中国血脂管理指南（2023）》和《老年人血脂异常管理中国专家共识》指出动脉粥样硬化性心血管疾病（atherosclerotic cardiovascular disease，ASCVD）是老年人致死、致残的主要疾病，而血脂异常是 ASCVD 及心血管事件的独立危险因素。在血脂检查中低密度脂蛋白胆固醇被认为具有致动脉粥样硬化发生的作用，也是血脂异常治疗的关键。

2. 血糖 对于老年人，特别是已经被诊断为糖尿病的个体，控制血糖水平是至关重要的。尽管老年人的血糖标准和正常成人一致，但在临床中，需要更加灵活地对待血糖范围，因为低血糖的风险比高血糖更大，尤其是在高龄老年人中更为突出。一般情况下，患糖尿病的老年人空腹血糖 $7\sim8$mmol/L、餐后 2 小时血糖控制在 $8\sim9$mmol/L 可视为正常。

3. 肝功能 老年人肝组织结构老化、肝血流量减少、生理功能下降、免疫能力降低，是易感人群，且感染后易发展为重症。所以，对老年患者的肝功能指标变化要高度重视，还要提醒老年人注意定期复查肝功能。

4. 肾功能 随着年龄增长，老年人肾组织结构、全身血流动力学及内分泌会发生生理性的衰退，表现为夜尿增多，严重者可能出水肿、蛋白尿、高钾血症等。肾功能检查时，老年人血清肌酐清除率降低，血清尿酸轻度升高或无变化；80 岁以后尿最大比重降为 1.024。

（三）心电图检查

心电图检查是临床上常见的心脏疾病无创性诊断方法，有利于及时发现老年人无症状的心肌缺血、心肌梗死等病变。老年人的心电图常有非特异性改变，如 P 波轻度低平，PR 间期延长、T 波变平、ST-T 段非特异性改变等。

（四）影像学及内镜检查

影像学检查已广泛应用于老年相关疾病的诊治，如 CT、磁共振成像（MRI）对急性脑血管病、颅内肿瘤的诊断具有很大价值。内镜检查对老年人胃肠道肿瘤、消化性溃疡，以及呼吸、泌尿系统疾病的诊断，也具有重要意义。

（五）肿瘤标志物

老年人是发生恶性肿瘤的主要人群，近些年，随着群众健康意识的增强，肿瘤标志物被广泛应用于恶性肿瘤的早筛早诊。

第三节　老年人精神与心理健康状况评估

进入老年期后，由于身体功能退化、慢性疾病和多发病困扰、社会角色转变、退休、丧亲丧友、留守或搬到子女工作的陌生环境等事件，时常给老年人的心理造成压力，容易引起心理方面的问题。老年人的精神与心理健康状况直接影响其身体健康和社会功能状态，是实现健康老龄化必不可少的重要维度之一。老年人的精神与心理健康状况通常可从情绪和情感、认知功能两个方面进行评估。

一、情绪与情感评估

情绪（emotion）和情感（affect）是指人对客观事物是否符合自己的需要而产生的主观态度体验和相应的行为反应，它反映的是主体需要和客观事物间的关系，是评价精神心理健康与否的重要标志。虽然老年人较中青年人更倾向于掌控自己的情感，但面对衰老、疾病、丧偶、交通意外等各种生活事件，焦虑、抑郁、悲伤等负性情绪往往随之而来，严重影响着老年人的身心健康。焦虑和抑郁是老年人最常见和最需要及时进行护理干预的情绪状态。

（一）焦虑

焦虑（anxiety）是个体感受到威胁时的一种紧张的、不愉快的情绪体验。对于老年人来说，主要是对亲人或自己生命安全、前途命运等的过度担心而产生的一种烦躁情绪，表现为紧张、不安、急躁、失眠等，但无法说出明确的焦虑对象。常用的评估方法如下。

1. 访谈与观察　通过交谈和观察，了解老年人的生活经历和遭遇、性格特点及行为习惯等，评估老年人有无心理问题，找出心理异常表现的性质及产生原因。同时，有效地交谈也是一种心理干预治疗手段。

2. 心理测试　可用于老年人焦虑评估的常用量表有汉密尔顿焦虑量表、状态 - 特质焦虑问卷、Zung 焦虑自评量表和贝克焦虑量表，其中汉密尔顿焦虑量表、状态 - 特质焦虑问卷使用最多。

（1）汉密尔顿焦虑量表（Hamilton anxiety scale）：由汉密尔顿（Hamilton）于 1959 年编制，是广泛用于评定焦虑严重程度的他评量表（表 3-5）。该量表分为精神性和躯体性两大类，共包括 14 个条目，每个大类各由 7 个条目组成。第 1~6 项和第 14 项属于精神性条目，第 7~13 项属于躯体性条目。

表 3-5　汉密尔顿焦虑量表的内容

序号	项目	主要表现
1	焦虑心境	担心、担忧，感到有最坏的事情将要发生，易激惹
2	紧张	紧张感、易疲劳、不能放松，产生情绪反应，易哭、颤抖、感到不安
3	害怕	害怕黑暗、陌生人、一人独处、动物、乘车或旅行、人多的场合
4	失眠	难以入睡、易醒、睡眠浅、多梦、梦魇、夜惊、睡醒后感到疲倦
5	认知功能	注意力不能集中、注意障碍、记忆力差

续 表

序号	项目	主要表现
6	抑郁心境	丧失兴趣、对以往爱好的事务缺乏快感、忧郁、早醒、昼重夜轻
7	躯体性焦虑（肌肉系统）	肌肉酸痛、动作不灵活、肌肉和肢体经常抽动、牙齿打战、声音发抖
8	感觉系统症状	视物模糊、发冷发热、软弱无力感、浑身刺痛
9	心血管系统症状	心动过速、心悸、胸痛、血管跳动感、昏倒感、心搏脱漏
10	呼吸系统症状	时常感到胸闷、窒息感、叹息、呼吸困难
11	胃肠消化道症状	吞咽困难、嗳气、食欲缺乏、消化不良（进食后腹痛、胃部烧灼痛、腹胀、恶心、胃部饱胀感）、肠鸣、腹泻、体重减轻、便秘
12	生殖、泌尿系统症状	尿频、尿急、停经、性冷淡、早泄、勃起功能障碍
13	自主神经系统症状	口干、潮红、苍白、易出汗、易起"鸡皮疙瘩"、紧张性头痛、毛发竖起
14	与人谈话时的行为表现	一般表现：紧张、不能松弛、忐忑不安、咬手指、紧握拳、面肌抽动、手发抖、皱眉、表情僵硬、肌张力高、叹息样呼吸、面色苍白 生理表现：吞咽、频繁打呃、安静时心率快、呼吸加快、腱反射亢进、震颤、瞳孔放大、眼睑跳动、易出汗、眼球突出

评定时，须由两名经过训练的专业人员对被测者进行检查，然后各自独立评分。评分标准采用 0~4 分的 5 级评分法：0 代表无症状；1 代表轻度；2 代表中等，有肯定的症状，但不影响生活与劳动；3 代表重度，症状重，已经影响生活和劳动，需进行干预处理；4 代表极重，症状极重、严重影响生活。除第 14 项需结合观察外，所有项目均根据老年人的口头叙述进行评分。总分 >29 分，提示可能为严重焦虑；>21 分，提示有明显焦虑；>14 分，提示有肯定的焦虑；>7 分，可能有焦虑；<7 分，提示没有焦虑。

（2）状态-特质焦虑问卷（state-trait anxiety inventory）：由斯皮尔伯格（Spieberger）等编制的自我评价问卷，能直观地反映被测者的主观感受。卡塔尔（Cattell）和 Spieberger 将焦虑分成状态焦虑和特质焦虑两种，其中状态焦虑描述了一种短暂的、不愉快的情绪体验，如紧张、恐惧、忧虑和神经质，并伴有自主神经系统的功能亢进；而特质焦虑则描述了一种相对稳定的人格特质和焦虑倾向。该问卷包括 40 个条目，1~20 项评定状态焦虑，21~40 项评定特质焦虑。

评定时，由受试者根据自身的体验选择最合适的分值。每一项按照 1~4 级评分，凡正性情绪项目均为反序计分，分别计算状态焦虑与特质焦虑的累加分，总分最小值 20 分，最大值 80 分。分值大小反映状态焦虑或特质焦虑的程度，分值越高说明焦虑程度越严重。

3. 焦虑可视化标尺技术 请被测老年人在焦虑可视化标尺（图 3-1）相应位点上标明自我感受焦虑程度，然后进行计分评估。

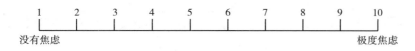

图 3-1 焦虑可视化标尺

（二）抑郁

抑郁（depression）是个体在失去某种其重视或追求的东西时产生的情绪体验，其显著特征是情绪低落，常伴失眠、悲哀、自责、自卑、性欲减退等表现，严重者甚至会产生自杀的念头和行为。WHO预测，到2030年抑郁将成为全世界导致死亡和残疾的第一大致病因素。目前，世界范围内60岁以上老年人中有13.3%出现过抑郁，我国高达25.6%，且有上升趋势。常用的评估方法如下。

1. 访谈与观察　通过交谈和观察，综合评估老年人有无抑郁情绪存在，并找到出现抑郁情绪的可能原因。

2. 心理测试　可用于老年人抑郁评估的量表有汉密尔顿抑郁量表、老年抑郁量表、流调中心用抑郁量表、Zung抑郁自评量表、Beck抑郁量表、患者健康问卷抑郁量表等。其中，汉密尔顿抑郁量表和老年抑郁量表评估方法简便、标准明确、便于掌握，是临床上广泛使用的量表。

（1）汉密尔顿抑郁量表（Hamilton depression scale，HAMD）：由Hamilton于1960年编制，是临床评定患者抑郁状态时应用最普遍的量表。该量表经多次修订，有17项、21项和24项3种版本，本书所述为24项版本。大部分项目采用0～4分的5级评分法，各级评分标准：0代表"无"，1代表"轻度"，2代表"中度"，3代表"重度"，4代表"极重度"。少数项目采用0～2分的3级评分法，其评分标准：0代表"无"，1代表"轻—中度"，2代表"重度"。

评定时，需由两名经过培训的评定者对被测者进行联合检查，检查结束后，两名评定者分别独立评分，所有问题均指被测者近几天或近一周的实际情况。最终总分反映疾病的严重程度，即病情越重，总分越高。根据戴维斯（Davis）的划分：总分>35分，可能为严重抑郁；>20分，可能是轻度或中度的抑郁；如<8分，则代表无抑郁症状。在治疗前后进行评分，可以评价病情的严重程度及治疗效果。

（2）老年抑郁量表（geriatric depression scale，GDS）：由布林克（Brink）等人于1982年创制，是在老年人中进行了标准化的老年人专用抑郁筛查量表。在老年人抑郁的临床评定上，比其他抑郁量表具有更高的符合率。该量表共30个条目，评估时，要求老年人根据评估当天前一周的感觉对每个条目回答"是"或"否"。其中，第1、5、7、9、15、19、21、27、29、30项采用反序计分（回答"否"表示抑郁存在）。每项表示抑郁的回答得1分，最后总分可用于筛查老年期抑郁症，但该表的临界值仍然存在疑问。一些学者建议，用于一般筛查目的时，可采用以下标准：得分在0～10分提示正常；11～20分提示轻度抑郁；21～30分提示中重度抑郁。

3. 抑郁可视化标尺技术　请被测老年人在抑郁可视化标尺（图3-2）相应位点上标明自我感受抑郁程度，然后进行计分评估。

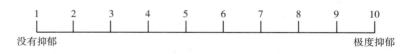

图3-2　抑郁可视化标尺

二、认知功能评估

认知（cognitive）是个体推测和判断客观事物的思维过程，通过个体的行为和语言表达出来，反映了个体的思维能力。认知功能（cognitive ability）指人脑加工、储存和提取信息的能力，即人们对事物的构成、性能、与他物的关系、发展的动力、发展方向及基本规律的把握能力。它是人们成功地完成各项活动最重要的心理条件。研究表明，老年人认知功能水平随着时间推移整体呈现下降趋势。认知功能的评估包括个体的感知觉、记忆力、理解判断、思维能力、语言能力、注意力及定向力等方面。老年人的认知功能障碍程度，从轻度认知功能障碍（mild cognitive impairment，MCI）到痴呆不等。

评定认知功能常用的评估工具有简易智力状态检查量表（mini-mental state examination，MMSE）、画钟试验（clock drawing task，CDT）、简易认知评估工具（Mini-Cog）和简易操作智力状态问卷（short portable mental status questionnaire，SPMSQ）。

（一）简易智力状态检查量表

1975 年由福尔斯坦（Folstein）编制，是最具影响的认知缺损筛查工具之一，主要用于筛查有认知缺损的老年人（包括正常人及各类精神疾病患者），适合于社区老年人群调查。该量表共有 19 个项目，项目 1～5 为时间定向；项目 6～10 为地点定向；项目 11 有三小项，是语言即刻记忆；项目 12 有五小项，检查注意和计算能力；项目 13 分 3 个小项，检查短程记忆；项目 14 分 2 个小项，为物体命名；项目 15，为语言复述；项目 16，为阅读理解；项目 17 分 3 个小项，为语言理解；第 18 项，原版本要求写一个句子，考虑到中国老年人的教育程度，改为说一个句子，用于检测言语表达能力；第 19 项，为图形描画。总计 30 个小项目。

评定时，向被试者直接询问，被试者回答或操作正确记"1"，错误记"5"，拒绝或说不会则记"9"和"7"，全部答对总分为 30 分。MMSE 评定的主要统计量，是所有记"1"的项目（和小项）的总和，即回答或者操作准确的项目和小项数，称为该检查的总分，范围在 0～30 分。分界值与受教育程度相关：未受教育（文盲组）17 分，教育年限≤6 年组 20 分，教育年限 >6 年组 24 分，如果老年人的测量结果低于分界值，则可认为有认知功能缺损。

值得注意的是，MMSE 在鉴定早期认知症，特别是轻度认知损伤敏感性较差。需进一步评估时可以选择蒙特利尔认知评估量表（MoCA 量表），该量表包括了注意与集中、执行功能、记忆、语言、视结构技能、抽象思维、计算和定向力等 8 个认知领域的 11 个检查项目，对于老年人 MCI 的筛查更具敏感性。

（二）画钟试验

CDT 是一种早期筛查认知障碍的神经心理学工具。徒手画钟是一项复杂的活动，除需要空间构造技巧外，还涉及记忆力、注意力、抽象思维、设计、布局安排、数字、计算力、时间和空间定向概念等多种认知功能。因此，该工具既能全面反映老年人的认知功能，又简单易行，不仅适合于临床筛查、早期发现痴呆患者，还可以评价痴呆的严重程度，判断预后，而且不受文化程度高低的影响，若与 MMSE 联用能进一步提高敏感性和特异性。

评定时，要求老年人先画一个表盘，并把表示时间的数字写在正确的位置，待老年人画完表盘并填完数字后，再让老年人画上时针和分针，把时间指到 11 时 10 分。画钟试验的计分方法有很多种，包括四分法、六分法、七分法、十分法、二十分法等，其中常用的最简便的是四分法。其评分规则：画出封闭的圆，得 1 分；将数字安放在正确的位置，得 1 分；表盘上包括全部 12 个正确的数字，得 1 分；将指针安放在正确位置，得 1 分。各得分总和：0～1 分为重度，2 分为中度，3 分为轻度。

（三）简易认知评估工具

Mini-Cog 是一种简单快捷的认知状态评估工具，评估时只需要一个专业医护人员，用时约 3 分钟即可完成。在对普通老年人的评估中，Mini-Cog 的敏感度为 76%～99%，特异度为 89%～96%，不容易受教育程度和语言水平的影响，与 MMSE 相比，Mini-Cog 对非英语和高中以下受教育程度的人群也具有很高的敏感度和特异度。该量表由 CDT 和 3 个回忆条目组合而成，可弥补 CDT 在筛查认知障碍时敏感性和稳定性的不足，多用于区分痴呆和非痴呆人群。

评定时，先让被测老年人听 3 个不相关名词，例如 "我说 3 样东西——苹果、手表、国旗，请重复一遍并记住，一会儿会问您"。1 分钟后让被测老年人回忆复述，答对一个词给 1 分，最高得分为 3 分。然后，开始画钟试验，要求被测老年人画一个带有所有时间刻度的钟面，再用箭头标出一个具体时间。表盘标注正确得 2 分，有一处不正确得 0 分，总分 5 分。测试结果：得分 0～2 分为试验阳性，3～5 分为试验阴性。

（四）简易操作智力状态问卷

SPMSQ 由法伊弗（Pfeiffer）于 1975 年编制，适用于评定老年人认知状态的前后比较。问卷有 10 项，评估内容包括定向力、短期记忆、长期记忆和注意力 4 个方面。例如，"今天星期几？""今天是几号？""你在哪里出生？""你家的电话号码是多少？""你今年多少岁？""你的家庭住址？"。要求被测试老年人进行 20 减 3、再减 3，直至减完的计算。

评定时，向被测试老年人直接询问，回答或操作正确记 "1"。问卷满分 10 分，评估时需要结合被测试老年人的教育背景做出判断。错 2～3 项，表示认知功能完整；错 3～4 项，为轻度认知功能损害；错 5～7 项，为中度认知功能损害；错 8～10 项，为重度认知功能损害。受过初等教育的老年人允许错一项以上，受过高等教育的老年人只能错一项。

第四节　老年人社会健康状况评估

对老年人的健康水平进行全面评估，还应该评估其社会健康状况。进入老年期后，个体不仅面对着生理和心理变化，还会面临各种社会问题。只有适应社会环境，才能保持良好的心态和社会健康状态，从而发挥良好的社会功能。2022 年，国家卫生健康委员会发布的《中国健康老年人标准》中明确了健康标准评估的 3 个维度为躯体健康、精神与心理健康和社会健康。因此，社会健康评估就显得尤为重要，它是对老年人的社会健康状况和社会功能进行评估，具体包括角色评估、家庭功能评估、环境评估、经济评估、文化评估与社会功能评估等方面。

一、角色评估

角色（role）又称社会角色（social role），是与人们特定社会地位或身份相一致的一整套权利、义务的规范和行为模式，它是人们对特定身份的人的行为期望，是构成社会群体或组织的基础。社会角色主要包括 3 个层面的含义：①社会角色是一套社会行为模式。即人们在特定社会地位或身份下展现的一种特定行为模式。②社会角色通常是由个体所处的社会地位和身份决定的，而非自定的。例如，一个人如果是家庭的父母，就需要扮演好父母的角色，而这种角色通常是由其在家庭中的地位和身份所决定的，而非由个体自己决定。③社会角色是符合社会期望的，即个体在扮演特定角色时需要符合社会的规范、责任和义务等。例如，作为一名家庭成员，就需要承担相应的家庭责任和义务，如照顾家人、维护家庭和睦等。

人的一生中，在不同的阶段会承担着不同的社会角色。对于老年人来说，能否从青中年时期的角色成功过渡到老年时期的角色是决定其晚年生活幸福与否的关键。人在年轻时承担的角色是子女、父母、工作人员、社会组织成员、领导、配偶等，而到了老年扮演的角色则要转变为祖父母、退休人员、丧偶者等。换句话说，一些中年时期承担的角色会丧失，同时也会得到一些新的角色，新角色的扮演是否成功关系着一个人的自尊和自信，也维系着一个人的社会身份。

功能角色评估通常指评估个体在特定社会环境中扮演的功能角色的能力和适应性。其目的是明确老年人对角色的感知、对承担的角色是否满意，是否有角色适应不良，以便及时采取干预措施，避免角色功能障碍对其生理和心理带来的不良影响。老年人功能角色的评估，可以通过访谈、观察两种方法进行资料收集，评估内容包括以下几点。

（一）角色的承担情况评估

1. 一般角色　了解老年人过去的职业、离退休时间和现在的工作状况，目的是帮助防范退休所带来的不良影响，也可以确定老年人是否适应目前的角色。评估一般角色的承担情况时，可询问：最近一星期内做了什么事情？哪些事情占去了大部分时间？对他而言什么事情是重要的？是否感到角色任务过多、过重或不足？

2. 家庭角色　指个体在家庭中所扮演的角色和担当的责任。老年人退休离开工作岗位后，家庭成了主要的活动场所，大部分家庭有了第三代，老年人的家庭角色增加，由父母的角色上升到祖父母的位置，常常需承担起照料第三代的任务；老年期是丧偶的主要阶段，若配偶去世，则相应要失去一些角色。评估老年人的性生活状况，了解其夫妻角色功能，有助于对其社会角色和家庭角色型态的判断。评估时要求护理人员持客观评价、尊重事实的态度，询问老年人过去及现在的情况。

3. 社会角色　社会关系型态的评估，包括与家人、朋友、邻居等的关系，以及社会支持的情况，该评估可提供有关自我概念和社会支持资源的信息。收集老年人每日活动的资料，包括日常生活活动、社交活动、休闲活动等，以了解其社会角色的承担情况和社交参与度，对其社会关系型态进行分析评价，对于不能明确表述每日活动或出现不明确反应的情况，提示社会角色的缺失或是不能融入社会活动中，需要进一步评估是否存在认知或其他精神障碍。

（二）角色的认知

评估老年人对角色的认识可以帮助医师了解他们对自身在家庭、社会中的地位和责任的理解程度，以及对未来角色转变的准备情况。评估时可询问老年人对自己角色的感知、理解和看法，包括老年人对自己扮演的角色的责任和意义的认识，以及询问别人对其所承担的角色的期望。进一步询问老年期对其生活方式、人际关系方面的影响。同时，还应询问别人对其所承担的角色的期望是否认同。

（三）角色的适应

角色适应对于老年人的生活质量和幸福感至关重要。评估时，询问老年人对自己承担的角色是否满意，以及与自己的角色期望是否相符，观察老年人有无角色适应不良的身心行为反应，如头痛、头晕、疲乏、睡眠障碍、焦虑、抑郁、忽略自己和疾病等。了解老年人在角色转变过程中获得的社会支持和适应能力，以及角色转变后的生活质量和幸福感。

二、家庭功能评估

家庭作为社会最基本、最重要的生活单位，是老年人身心健康保障的重要场所。家庭功能反映了家庭作为一个整体，满足家庭成员需求的能力。家庭评估的主要内容包括家庭成员基本资料、家庭类型与结构、家庭成员的关系、家庭功能与资源，以及家庭压力等方面。

常用于家庭功能评估的量表包括以下几种。

1. 家庭关怀度指数量表 家庭关怀度指数量表（APGAR）简称为家庭 APGAR 问卷，是自我报告评估法中比较简便的一种，涵盖了适应度（adaptation，A）、合作度（partnership，P）、成长度（growth，G）、情感度（affection，A）和亲密度（resolve，R）5 个家庭功能的重要部分，通过评分可以了解老年人有无家庭功能障碍及其障碍程度。该问卷在国外广泛应用于临床研究和医疗服务中，用于筛选功能有障碍的家庭，以便进行适宜的家庭咨询和治疗。

2. 家庭支持量表 家庭支持量表（perceived social support from family scale，PSS-Fa）用于评估老年人的家庭支持情况。

3. 家庭功能评定量表 家庭功能评定量表（family assessment device，FAD）是根据麦克马斯特的家庭功能理论（McMaster mode of family functioning，MMFF）编制而成的，MMFF将家庭功能概括为问题解决（problem solving，P S）、沟通（communication，CM）、角色（roles，RL）、情感反应（affective responsiveness，AR）、情感介入（affective involvement，AI）、行为控制（behavior control，BC）、总的功能（general functioning，GF）7 个方面，从整体上全面地对家庭功能进行评定。

三、环境评估

老年人的健康与其生存的环境存在紧密联系，如果环境因素的变化超过了老年人生理的调节范围和适应能力，就会引起疾病。环境评估可以帮助发现可能影响老年人健康和生活的问题，进而采取必要的改善措施，提高老年人的生活质量和幸福感。

（一）物理环境

物理环境指一切存在于机体外环境的物理因素的总和。居住环境是老年人的生活场所，是学习、社交、娱乐、休息的地方，评估时应了解其生活环境或社区中的特殊资源，以及老年人对其目前所生活的环境或社区的特殊需求。在物理环境评估中，老年人居家环境安全评估是最重要的，对预防老年人跌倒和其他不良事件的发生具有重大现实意义。居家环境安全包括居家整体环境安全、居家浴室环境安全、居家卧室环境安全、居家厨房环境安全 4 个部分，常用评估量表为居家环境安全评估量表。

（二）社会环境

社会环境是人类生存及社会活动范围内的社会物质、精神条件的总和，包括经济、文化、教育、法律、制度、生活方式、社会关系、社会支持等诸多方面。老年人社会环境评估主要包括生活方式、社会关系和社会支持。

1. 生活方式　评估者通过交谈或直接观察，评估老年人的饮食、睡眠、排泄、运动、社交活动等方面的习惯，以及有无吸烟、酗酒等不良嗜好。饮食习惯评估包括饮食结构、摄入的营养物质是否均衡、是否有饮食偏好等。若评估发现有不良生活方式，应进一步了解其给老年人带来的影响。社交活动评估包括参加社交活动的频率、社交圈子的大小等，评估时要注意老年人的社交活动是否丰富，是否存在社交孤立的情况。

2. 社会关系和社会支持　评估老年人是否有支持性的社会关系网络，如家庭关系是否稳定、家庭成员之间是否相互尊重，与邻里、老同事之间相处是否和谐，家庭成员向老年人提供帮助的能力及对老年人的态度，周围可联系的专业人员及能获得的支持性服务等。

四、经济评估

经济状况对老年人的健康和角色适应影响最大。由于退休、固定收入减少、给予经济支持的配偶去世等因素，可能会给老年人带来经济困难。评估时，重点从以下几个方面进行。①家庭经济状况：了解家庭是否有经济困难，固定月收入水平，收支是否平衡，各方面的消费构成比如医疗、饮食、文化等，是否有固定存款，是否存在负债情况等。②经济支持情况：了解其主要经济来源，子女工资待遇水平，退休后工资福利等。③医疗费用支付形式：有无医疗保险或疾病相关商业保险。由于经济收入是一个相对隐私的问题，在进行评估时，需要加强沟通技巧，注意语言的组织，同时尊重老年人的隐私和自尊心。

五、文化评估

文化评估的目的是了解老年人的文化差异，为制定符合老年人文化背景的个体化护理措施提供依据。老年人文化评估的主要内容包括价值观、信念和信仰、习俗等，这些因素与健康密切相关，决定着老年人对健康、疾病、老化和死亡的看法及信念。尤其是随子女迁居异地的老年人容易发生文化休克，意思是老年人进入不熟悉的文化环境时，因为失去了自己熟悉的所有社会交流符号和手段而产生的一种迷失、疑惑、排斥甚至恐惧的感觉。如果老年人独居，应详细询问是否有近亲的朋友、亲属。

六、社会功能评估

社会功能（social function）指个体作为社会成员发挥作用的程度。社会功能包含社会交往和社会支持两层含义，而社会支持又分为情感支持和物质支持，前者对老年人健康和生活质量作用更大。社会功能评估的目的是在一定的社会环境下，描述老年人功能状态的特性。

1. 社会健康状况评估　老年人的社会健康状况评估是一个综合性的评估过程，包括个体、家庭和社区多个方面，有时还要考虑老年人生活的社区文化背景。①个体评估包括老年人对生活现状的看法、当前角色及近期角色改变、生活方式、文化背景、居住地和环境、经济来源现状、精神状态、将来的目标和计划等。②家庭评估包括家庭对老年人生活现状的认识、家庭结构、家庭的功能形态、家庭成员的角色作用等。③社区评估包括目前生活环境或社区中的特殊资源、对目前生活环境或社区的特殊要求等。通过综合评估个体、家庭和社区的情况，可以更全面地了解老年人的社会健康状况，为其提供个性化的社会支持和干预措施。

2. 社会功能的分类　①基本的社会功能：能在社会生存、获得薪酬和支持、能拥有并保持基本的人际关系、能对社会有所贡献。②高级的社会功能：理想和信念、责任和承诺、影响他人和团体思想和行为的能力、管理决策和领导的才能、创造与革新。

3. 社会功能的意义　社会功能是全面康复的核心问题，完整健全的社会功能能够客观地反映个体的生活质量，也是评价个体身心健康的重要组成部分，社会功能缺陷可以导致患者出现社会应尽职能紊乱和人际交往行为障碍。

4. 社会功能评估的内容　①精神与心理评估：包括对老年人认知功能和情绪状态等的评估。②社会支持：社会支持指一个人从他人或家庭及其他社会网络中获得的物质及精神上的支持，包括客观支持、主观支持及支持利用度3个方面。③自我照料：基本日常生活能力评估、功能性日常生活能力评估及高级日常生活能力评估等。

5. 主要评估工具　①情绪和社会功能障碍量表，该量表包括愤怒、无助、情绪失控、淡漠、惰性疲劳和精神兴奋6个方面。②社会支持评定量表，包括主观支持、客观支持和支持利用度3个方面。③Barthel指数评定量表。

第五节　老年综合评估

一、概述

随着全球人口老龄化进程加剧，对老年人健康状况和健康需求的关注日益增加。老年综合评估作为一种系统性的健康评估方法，受到国内外医务人员的广泛关注和重视，已成为老年医学、老年护理学和健康管理领域的重要研究方向之一。

（一）定义

老年综合评估（comprehensive geriatric assessment，CGA）又称全面老年医学评估，是采用多学科方法对老年人的躯体情况、功能状态、精神心理健康和社会环境状况等进行系统性和全方位的综合评估，并据此制订以维持及改善老年人健康状况和功能状态为目的的治疗计划，以最大程度地提高老年人的生活质量。老年综合评估是现代老年医学的核心技术。

（二）起源

CGA的概念始于20世纪30年代，由英国学者马乔里·沃伦（Marjory Warren）博士提出。当时Marjory Warren博士从一所综合医院调到一家疗养院后，便开始对那里的老年人进行全面评估并给予康复等治疗，使大多数老年人摆脱了卧床状态，约有1/3的老年人康复出院。据此，Marjory Warren博士便提出老年人应在入住疗养院前进行全面评估及康复治疗。20世纪70年代，美国部分医院先后引进了CGA，起初仅运用于住院患者，随后逐步推广延伸至门诊，成为评定、治疗功能衰弱或丧失的老年患者的常用方法。在1987年，美国国立卫生研究所（National Institutes of Health，NIH）组织相关学科专家共同制定了CGA标准。

近年来，我国学者将 CGA 引入临床实践，积极探索适应我国国情的 CGA 健康管理模式。2017 年，我国发布的《中国老年综合评估技术应用专家共识》中明确了 CGA 的定义。目前，CGA 已经成为临床上对老年人进行健康管理的重要标准。

（三）国内外老年综合评估工具的发展与应用

为更好地对老年人进行科学、规范的综合评估，国内外众多老年研究专家已经研发出了多种有效的 CGA 工具，这使得老年人综合评估过程变得更加严谨、科学。随着科学研究的不断深入和实践经验的积累，CGA 工具也在不断发展和完善，以适应不同地区、不同文化背景下老年人健康状况的特点和需求。

国外 CGA 起步较早，至今已建立了多种 CGA 量表，其中最主要的量表有 1975 年由美国杜克大学专家学者研发的老年人资源与服务（Older Americans Resources and Services，OARS）量表和 1977 年创立的综合评价量表（Comprehensive Assessment and Referral Evaluation，CARE），以及 1993 年老年评估系统问卷（the Elderly Assessment System Care，EASY-care）等。

国内关于 CGA 方面的研究起步较晚。近年来，我国 CGA 开始迅速发展，已有越来越多的专家学者们开始在此领域展开深入研究，尤其在社区老年人中的研究最为瞩目。目前，国内 CGA 工具主要有 1994 年夏昭林等改编的 OARS 量表中文版、2012 年胡秀英等研制的中国老年人健康综合功能评价表、2015 年茅范贞等研制的老年健康功能多维评定量表、2016 年刘淼等研制的社区老年人群老年健康综合评估量表、2016 年谢世麒等研制的适用于医院、养老机构及社区的老年健康综合评估量表等。

二、老年综合评估的内容、步骤与流程

CGA 体现以老年人为中心的现代医学模式，是老年医学、老年护理学的核心，所有为老年人服务的医学工作者都必须认真掌握和深刻领会，并在医疗、护理、保健和康复服务中正确应用。

（一）老年综合评估的内容

CGA 是一项多维度、多学科的评估，其目的是评估老年人的各项生理功能、躯体健康、认知和心理健康、社会生活环境等方面内容，以便辅助临床诊断、制订治疗与护理及随访计划、协调安排医疗照护内容、评估长期照护需求和最佳场所等。

1. 一般医学评估 包括全面的体格检查、疾病史和用药史的收集、实验室检查和影像学检查，以及老年疾病、老年综合征的诊断和用药评估。

2. 躯体功能状态评估 包括日常生活能力（如洗脸、穿衣、吃饭、如厕）、工具辅助下日常生活能力（包括操持家务、购物、理财），以及肌力、平衡能力等方面功能状态的评估。

3. 认知精神评估 包括记忆力、定向力、语言能力、运算能力及注意力等认知方面的评估。

4. 心理健康评估 主要包括老年抑郁及焦虑方面的评估。

5. 社会健康状况评估 包括角色与家庭功能评估、环境评估、经济评估、文化与社会功能评估等。

6. 老年综合征评估　包括老年人常见的综合征，如跌倒、睡眠障碍、营养不良、多药并用、认知功能障碍等的评估。老年综合征的评估可纳入一般医学评估，也可作为独立的项目开展。

（二）老年综合评估的步骤与流程

CGA 伴随着老年人生活的始终，需要根据老年人的具体情况选择恰当的时间进行全面评估，并应针对具体的健康问题做出相应措施后再次评估，直至健康问题最小化或无健康问题。CGA 步骤和流程主要包括评估对象的选择、评估人员的资质、评估工具的选择、描述健康问题、制定预防和干预措施、评估与反馈。

1. 评估对象的选择　CGA 对象的选择，应该基于评估的目的和范围。

（1）适用全面 CGA 的对象：有较多健康问题或潜在健康风险，存在活动不足、多种慢性疾病、功能障碍、近期病情恶化并多次住院、多重用药、老年综合征、有精神问题（抑郁、痴呆）和缺乏社会支持（如独居、无社会支持、受虐）的 60 岁以上人群可进行全面的 CGA。

（2）适用针对性 CGA 的对象：我国老年医学专家建议，对于那些有终末期疾病、严重疾病、严重痴呆和完全残疾，以及一些健康的老年人，可以酌情选择有针对性的健康评估工具和项目。如对于癌症后期恶病质患者应先采用单项评估工具——微型营养评价（mini-nutritional assessment，MNA）进行评估，同时重点关注症状缓解的评估。在评估严重痴呆患者时，应注重认知功能和生活自理能力的评估。

2. 评估人员的资质　CGA 对评估人员有一定要求。老年患者健康需求的复杂性，要求 CGA 需使用整体、全面的综合评估方法。因此，评估通常要求多学科团队的参与，成员应包括老年科医师、护理人员、康复治疗师、语言治疗师、社会工作者、营养师、临床药师和心理咨询师等。另外，对参与评估的护理人员要进行培训，使其能正确理解、使用评估量表。

3. 评估工具的选择　目前国际上对 CGA 的模式并没有统一规定，多以量表作为评估工具。在评估过程中，可以使用综合评估量表进行直接评估，也可以先通过单项测量工具对老年人健康状况的各维度进行评估后再进行综合分析。

4. 描述健康问题　多维度综合分析方法是一种常用的健康问题分析方法，多维度综合的目的是用统一的数值/类型表达综合健康状况，便于相互对比，并按照优劣顺序进行分类管理。以下是几种常用的方法：累积损害得分法、损害模式分析法、隶属度模型。

（1）累积损害得分法：能反映个体健康功能总体的受损程度，其本质就是综合评分法。OARS 问卷采用此法将各维度分为 6 个等级，分别赋予 1～6 分，依次代表：极佳、良好、轻度、中度、重度和完全障碍。综合健康就是各维度评分之和：1～10 分，为良好；11～14 分，为一般；≥15 分，属障碍。该方法简单易行，应用较普遍。

（2）损害模式分析法：这是由 OARS 量表提出的定性分级方法，也称 OARS 模式。该方法将各维度评分分成损害和未损害两类，分别用该维度英文缩写的大小写字母表示，5 个维度共产生 25 个损害类型，如 SEMpa 表示社会（social，S）、经济（economy，E）、精神（mental，M）3 个维度未受损，而躯体（physical，P）、功能（ability，A）两个维度受损。不同的损害模式，其保健模式不同，这对制定保健方案、评价干预措施的效果非常有意义。

（3）隶属度模型：是由伍德伯里（Woodbury）等学者提出的一种建立在"模糊集"理论基础上的半参数分类方法，它将健康分成多种理想类型或纯粹类型，然后定量地描述个体健康属于每个类别的程度。这种方法的优点在于结合了定量和定性方法，体现了健康测量内容是多维性、连续性和非线性的统一。

5. 制定预防和干预措施　根据评估结果或发现的问题进行干预，制定个体化的预防、干预及治疗方案。

6. 评估和反馈　实施措施后，对评估对象再次进行评估，观察健康问题的变化，并及时对评估内容、方法及措施做出相应调整。必要时应对观察对象做追踪随访，根据老年人问题的复杂程度、治疗方式和预期恢复情况，决定随访时间和细节。

本章小结

思考题

1. 张爷爷，75 岁。3 年前丧偶后一直情绪低落、寡言少语，睡眠差，机体抵抗力逐渐下降。5 天前受凉后出现发热、咳嗽、咳铁锈色痰，门诊以"肺炎"收入院。

（1）该从哪些方面对张爷爷进行健康评估？

（2）在进行健康评估的过程中要注意什么问题？

（3）评估老年人心理状况的常用工具有哪些？

2. 简述老年人健康评估的方法和原则。

更多练习

（吴　琼）

第四章　老年人日常生活护理

教学课件

学习目标

1. 素质目标

（1）感受老年人与环境之间的冲突、矛盾并体现共情。

（2）为老年人进行日常生活护理及指导时，表现出尊重、关爱、慎独的专业素质。

2. 知识目标

（1）掌握：老年人日常生活护理原则、老年人居住环境设计原则、与老年人进行语言和非语言沟通的技巧、老年人的营养需求和饮食原则、老年人休息与活动的注意事项。

（2）熟悉：老年人日常中医养生的方法。

（3）了解：老年人皮肤、口腔、头发及衣着卫生清洁护理的要点及影响老年人性生活的因素。

3. 能力目标

（1）能运用所学知识，发现老年人居室环境中存在的不足之处并提出改进方案。

（2）能运用所学知识，为老年人提供正确合理的饮食健康指导、活动与睡眠指导，以及性生活的护理与卫生指导。

（3）能运用所学知识，为老年人提供合理的日常中医养生建议。

案例

【案例导入】

　　李爷爷，72岁。自丧偶后一直独自居住，生活基本能够自理。其儿子在外地工作，较少回家。不久前，李爷爷在如厕时因地面有水滑倒，导致骨折入院。儿子儿媳从外地赶回照顾李爷爷。李爷爷康复出院后，儿子和儿媳商量准备改造一下房子，把72岁的父亲接来一起居住。

【请思考】

　　如何为李爷爷居家环境适老化改造提出合理化建议？

【案例分析】

WHO《关于老龄化和健康的全球报告》中将"健康老龄化"定义为"发展和维护老年健康生活所需的功能发挥的过程"。然而，随着年龄的增长，老年人的生理功能逐渐退化，慢性疾病患病率升高，多病共存现象尤为常见，生理、心理和社会方面的健康问题使老年人完成日常生活活动越来越困难，导致其生活质量下降。因此，在老年护理过程中，不仅要重视疾病本身，还需要尽可能地保持甚至恢复老年人基本的日常生活活动能力，提高老年人自主性，进而提高其生活质量，维护其生命尊严。

第一节　概　　述

一、老年人日常生活护理的重要性

老年人的日常生活护理是老年护理学中最基础的内容，老年人的日常生活能力是老年人健康的重要标志。日常生活活动（activities of daily living，ADL）指人们在每天的日常生活中，为照顾自身的衣、食、住、行，保持个人清洁卫生和进行独立社区活动所必须反复进行的、最基本的、具有共性的一系列活动。日常生活活动能力反映了人们在家庭（或医疗机构）内和社区中活动的最基本的能力，可具体为衡量老年人在吃饭、穿脱衣服、室内活动、洗澡及如厕等方面的活动能力。这五项活动是日常生活中最基本的内容，对维持每天的正常生活来说必不可少，无论任何一项不能完全自理，都会给老年人的日常生活带来诸多不便，导致老年人不得不依赖他人照料，不但影响其生活质量，而且会损害老年人的自尊心和自信心。

随着年龄增长，老年人的躯体功能逐渐退化，步入离退休阶段后社会角色也发生转变，其日常生活活动能力不可避免地逐渐受损。现代社会家庭结构小型化、家庭照护功能不足现象凸显，然而目前我国大部分地区的养老服务体系还不够健全，且由于受传统观念影响，大部分老年人因不愿意离开家庭而选择居家养老。在这样的社会背景之下，老年人的日常生活护理日益受到重视，照护人员应准确评估老年人生活照料方面的需求及影响因素，科学合理地规划、建立健全日常生活照护体系，并有针对性地实施个体化日常生活护理，以促进老年人身心健康并改善其生活质量。

二、老年人日常生活护理的原则

为老年人提供"衣、食、住、行"方面的生活护理时，需结合老年人自身与所患疾病特点，全面考虑其生理、心理、社会方面的护理需求。老年人的日常生活护理需遵循以下原则。

（一）发掘自理潜能

由老化或疾病导致的机体功能障碍使得有些老年人无法独立完成部分或全部日常生活活动，需他人提供部分协助或完全性护理。此种类型的老年人易产生对照护人员过度依赖的心理，其中一部分老年人只是为了得到他人的关心和爱护而依赖他人照顾；另一部分老年人是被照护人员人为地剥夺了自主完成生活活动的权利，长此以往会导致老年人残存的日常生活活动能力逐步退化甚至丧失。因此，在制订老年人日常生活护理计划前应对老年人进行全面评估。在活动能力方面，注意其丧失功能的同时也要发现其残存功能；在心理护理方面，要通过细致观察和深入交流了解其是否存在过度依赖的思想及孤独、自卑、抑郁等心理问题。

鼓励老年人最大限度地发挥残存功能，使其独立完成尽可能多的日常生活活动，同时对存在依赖心理的老年人提供一些针对性的心理支持和干预。总之，既要满足老年人的照护需求，还要充分发挥老年人的自主性，维持并延缓其残存功能的退化进程，尽量让其作为一个独立的个体自主完成日常生活活动。

作为照护人员，要理解老年人渴望被关注、爱护的心理，更需知晓过度照护反而会加快其身体残存功能的退化速度。因此，可参照奥瑞姆的"自理理论"（参见第二章第三节），首先要关注和调动老年人的主观能动性，鼓励其"自己动手"，协助开发被隐藏的自理潜能；其次要提供科学合理的康复指导，尽量让老年人保持自我的独立性，积极地、自主地、能动地参与社会生活，不过度依赖他人。此外，若评估后老年人的确需要协助，则应为其提供必要的、专业的照护服务，保障其正常日常生活。

（二）注意保护老年人安全

生理性的老化改变、病理性的疾病影响，以及生活环境中的不安全因素，均严重威胁老年人的安全甚至危及生命。老年人常见安全问题有跌倒、呛噎、坠床、烫伤、错服或漏服药物、交叉感染，以及用水、用电、用火安全等。针对常见安全问题，照护人员应意识到危险性及诱因，全面掌握老年人安全照护基本知识，首先是重在预防，其次是积极采取有效措施保证老年人安全。

1. 防错服或漏服药物　对于文化水平高、能自理者，可用通俗易懂的语言向老年人说明药物名称、用法用量、服药时间、不良反应和注意事项等，必要时附以说明书或在药品包装盒上以带颜色的大字醒目标注服药信息；对于自理能力差、服药困难者，尽量将药物放在固定且显而易见处，或者使用闹钟、电话督促其服药。还可以采用"智能药盒"或"星期药盒"将每日所需服用的药物分别置于相应盒子中，此类药盒除能督促服药外，还能防止错服药物并方便发现漏服时段。

　知识拓展

基于服务设计理念的老年人智能药盒设计

老年人常常多病共存，多药同服，且服药依从性低。随着信息技术的发展，智能药盒的研发使老年人服药依从性问题得到解决，但人机交互与系统设计成了智能药盒的痛点及主要需求，简化服药程序与可穿戴设计是主要服务内容。学者陈子禾、颜廷旻等从运用服务设计理念，以系统共创思维对老年人智能药盒结构、界面、服务场景等进行探究，对智能药盒进行改进，为老年人的智能药盒设计提供新思路。

资料来源：陈子禾，颜廷旻，戴子婧，等. 基于服务设计理念的老年人智能药盒设计研究［J］. 包装工程，2023，44（8）：216-224.

2. 防止交叉感染　由于老年人免疫力降低，对疾病的抵抗力弱，无论居家环境还是养老机构均需注意交叉感染问题。在感染性疾病流行的特殊时期戴好口罩，少到公共场所或人群聚集的地方活动，出现发热、咳嗽等感染症状时不应串门，必要时可谢绝会客。老年人应注意个人及居室清洁卫生，规律作息、均衡饮食、适度活动，及时进行疫苗接种提高自身免疫力以抵抗疾病侵袭；照护人员也要增强卫生意识，保证老年人清洁卫生的同时做好自身及环境清洁卫生，按照规范流程实施护理，既保护自己也保护老年人。

3. 注意用水、用电、用火安全　大多数老年人每日都会接触到居家环境中的水、电、火，这是日常生活所需，也是安全隐患所在。为防患于未然，应向老年人宣传安全知识，提升其用水、用电、用火安全意识。对于能自理者，叮嘱其定期维护供电线路、安装漏电保护装置，保证电路安全。陈旧家用电器要经常检修、及时换新，购置新型家用电器前，评估老年人能否正确掌握使用方法。不在电器旁放置易燃物品，在不使用和家中无人时应关闭电源并拔掉插头。

对于记忆力明显减退者，应尽量选用带有控温、断电保护或警报提醒功能的电器，避免因遗忘发生意外。对于不能完全自理者，平时应有专人看护，在有水、电、火的地方设置醒目颜色标识，选择安全性能较强的家电。条件允许，可利用智能化报警装置帮助自动识别环境中存在的安全隐患，一旦发生意外，报警装置发出警报的同时信息也被传输到管理中心或照护者终端，利于及时施救，保障人身及财产安全。

（三）心理安全教育

威胁老年人心理安全的常见心理状态，一是不服老，二是怕给他人添麻烦。这两种心态更多地体现在日常生活中的小事上，但这样的"小事"却成为滋生安全意外的"土壤"。如老年人明知不能独立如厕，却因怕麻烦别人而不寻求帮助，结果如厕后不能自己起身或难以走回卧室，甚至发生跌倒。对此，照护人员一方面要理解老年人不服老的心态，体谅其怕麻烦他人的善意，熟悉其日常生活规律和习惯，及时主动给予协助；另一方面要向老年人讲解常见安全问题对健康及日常生活的消极影响，让其了解自身健康状况和自理能力，量力而行，并对可能发生的安全问题给予提醒。照护人员应充分尊重老年人的独立自主性，在此基础上提供部分生活协助，有利于减少老年人因接受他人帮助而产生自卑、无助、无用感，在维护老年人尊严的同时保证老年人的安全。

（四）尊重个性与保护隐私

1. 尊重老年人个性　日常生活具有共同的行为和性质，但每个人也有独特的个性。个性指的是个体所具有的个别生活行为和社会关系，以及与经历有关的自我意识。不同社会经历和生活史的个体其价值观念和思维方式也不尽相同，人们能从自己的个性中发现自我价值。老年人作为特殊社会群体，相较其他年龄段的群体有着更丰富的社会经验和人生阅历，这些形成了其极具自身特点且较为固定的思维方式和个性特征。老年人往往自我意识强烈，自我权威不容置疑，如果被忽视或受到侵害，会损伤其尊严。因此，在日常生活护理时，要全面考虑老年人的文化背景、性格特点、生活习惯、兴趣爱好、宗教信仰等，尊重老年人的个性及人格尊严，满足其个性化需求。

2. 保护老年人隐私　老年人部分日常生活活动可以在共同的时空环境中完成，还有部分活动是需要私密时间和空间的，如沐浴、如厕、更衣等。为尊重和保护老年人隐私，在理想状态下，居家老年人最好能有单独的房间，且与家人的卧室、卫生间相连。窗帘最好为薄厚两层，薄纱层既通风透光又可保证私密性，而厚层则可遮住阳光有利于睡眠；养老机构也应尽可能为老年人提供带独立卫生间的单人间，以便医护人员在提供治疗和护理时有适当的独立空间。但现实生活中，由于老年人身体状况、生活方式、经济条件等均存在差异，无论是居家环境还是养老机构，很多都不能满足以上条件。此时可因地制宜地采取一些措施来保护其隐私，如多人间可应用帘子或屏风进行遮蔽。

此外，也要注重老年人信息安全，防止个人信息泄露造成隐私暴露。现代化的智能照护系统（亦称智慧养老）也存在隐私暴露问题，为最大限度保护老年人隐私安全，智能化设备的应用须谨慎考虑和权衡相关伦理问题。

（五）注重心理护理

对老年人进行日常生活护理时，除了关注其生理健康，还要及时发现现存的和/或潜在的心理健康问题，减少生理和心理间的负面影响。老年人由于生理功能的减退、社会角色和家庭关系的变化等，容易导致失落、孤独、焦虑、抑郁等负性情绪的产生。此外，人到老年，不可避免地会面临一系列的生活变故，如突患重病，亲友亡故等意外刺激，对老年人的心理打击十分严重。作为老年照护人员，应密切关注老年人心理状态的变化，及时给予恰当的心理支持。

第二节　老年人的居住环境

一、老年人与居住环境的关系

环境是一个相对的概念，老年人居住环境指其居住区域的环境设施与相应的配套设施。每个人的一生中，在家的时间约占 2/3，对于老年人来说，居家生活的时间将会更多。随着年龄增长，老年人视觉、听觉、嗅觉、触觉等生理功能退化和多种疾病影响使得老年人必须对环境重新适应，达成与环境之间的和谐状态。这一过程增加了老年人与居住环境相关意外事件的发生率，其中高龄人群发生的意外事件中，有 90% 与居住环境相关，如坠床、跌倒等。

提升家庭环境的安全性、舒适性、便利性及文化契合性有利于维护老年人身心健康，提高其生活质量。因此，需要及时发现居家环境中潜在的安全问题，通过适度"适老化"改造，去除居住环境中妨碍老年人生活的因素，增加能补偿老年人机体或日常生活活动受损功能的有利因素。努力为老年人打造安全、舒适、整洁和便利的宜居环境，对实现健康老龄化，增强老年人获得感、幸福感与安全感具有重要意义。

二、营造老年人宜居环境

（一）老年人居住环境的设计原则

1. 无障碍　是老年人宜居环境的基本要求，体现在地面、门窗、电梯和楼梯、厨房、卫生间等的设计及居室内用物的摆放上。应把握"适度"原则，不要因过度无障碍和适老化导致资源浪费及主观不适。

2. 私密性　老年人的部分日常活动是需要个人隐私空间的。此外，老年人的个人信息也应尽可能受到照护人员（家属或机构服务人员）的保护。

3. 自主性　老年人居家照护的基本目标是尽可能锻炼其自理能力，因此，居住环境设计时也应以保持老年人独立生活能力为目标。以便于老年人自己使用为原则来进行空间布局，增强老年人自信心及自主活动愿望。老年人还应具有决定个人事务的权利，如迁入

（出）机构的决定权、外出活动的自主权、宗教信仰的自由权等。

4. 社会参与　居家环境设计应利于老年人与外界保持接触，如窗户的高度能够让老年人观察到外面的世界，为老年人提供上网、通话条件以便于老年人与外界保持联络沟通。全面考虑老年人身体限制及兴趣爱好，方便各种活动的开展并让老年人感受到活动的意义。

5. 可变性　在满足老年人当前年龄及自理能力水平下基本生活需求的同时，居家环境设计还应考虑潜伏设计，方便随着老年人年龄增长和需求的增加进行再次改造或增加相应设施。

（二）室内环境调控

1. 光线　老年人视觉功能逐渐下降，突然进入黑暗或过于明亮的环境时，可能会因视物不清陷入恐惧状态或引起眩晕。居室光线宜明暗有度：光线不足易引起视疲劳，还易导致老年人发生磕碰、跌倒；光线过强会导致反射光线刺激眼睛。居室光线主要分为自然光源和人工光源两类，白天宜采用自然光源，保证居室阳光充足，分布均匀。日照能扩张血管、促进血液流动、改善皮肤组织营养状态，对老年人尤为重要。老年人经常走动的卧室、卫生间、走廊、楼梯等处，在夜晚或白天自然光源不足时，须应用人工光源进行照明，保持光线强弱适中，也可安装地灯，但要避免直射眼睛，以免影响睡眠。床头应为老年人安装光线可调节的床头灯或放置台灯，方便夜间使用。

2. 温度与湿度　老年人对温度、湿度的调节能力降低，容易受冷、热、潮湿或干燥刺激的影响。适宜的室内温度、湿度不仅利于散热，减少消耗，还可降低肾脏负担。一般冬季室内的适宜温度为 18～22℃，夏季为 22～26℃。室温过高会影响呼吸和消化功能，过低则会导致肌肉紧张，所以应随时监测室温变化，并根据气温变化采取防寒或防暑措施。相对湿度以 50%～60% 为宜，湿度过高时机体水分蒸发减慢，机体会感到闷热不适，且易滋生细菌。湿度过低，空气干燥会导致皮肤出现干裂及咽干、咽痛、口渴等不适。可通过开窗通风及使用空调或加湿器等设备来调节室内湿度。

3. 噪声　老年人的居住环境应尽量避免噪声。WHO 提出，白天室内理想的声音强度为 35～40dB。个体若长期处于 90dB 以上的噪声环境中，会引起头晕、耳鸣、头痛、失眠、血压升高等症状，严重者甚至造成听力损伤。因此，老年人应选择环境相对安静的居住场所，确保墙壁及门窗隔音效果，可增加玻璃厚度或安装双层窗户来降低噪声，为老年人营造一个安静舒适的生活环境。注意不要把冰箱、吸油烟机、洗衣机等噪声较大的电器安置在距卧室较近的地方。此外，居室内外种植绿植不仅美化环境，也可以借助茂密枝叶对声波的反射作用来降低室内噪声。

4. 装饰与色调　在尊重老年人审美特点的同时居室装饰和摆设应尽量简洁，宜少不宜杂。墙上可悬挂字画、壁饰，窗台和桌柜上可摆放绿植，营造出温馨、典雅的居住氛围，使老年人心情舒缓。老年人的房间色彩应以偏暖色调为主。冷色调如青、绿、蓝等虽然显得室内更加干净、宁静，但长期居住老年人会感觉冷清、孤单，影响老年人的心理健康。若为追求装饰效果而采用艳丽的对比色，也不利于老年人的身心健康。过于艳丽的色彩会使老年人心神不安，带有刺激性的对比色调会使老年人眩晕甚至视力快速下降，导致意外风险增加。因此，房间装饰可以选择淡黄、米黄、橙色、果绿、黄绿等偏暖的色系，同时注意家具、布艺等最好选择同一色系，局部通过不同颜色或不同材质来点缀跳跃，给人一种清新、淡雅的温暖舒适感。

5. 整洁与通风 老年人的居室应保持整洁。每周定期更换床单被罩，保持床铺清洁、平整、干燥、柔软、舒适。被褥应经常放在阳光充足的地方晾晒，每次不少于 6 小时，以达到消毒的作用。室内物品放置整齐，便于老年人拿取。每日清洁卫生时不要用毛掸清扫，应用潮湿法以免灰尘飞扬。桌椅等家具要经常用清洁的湿抹布擦拭，地面用清洁的湿拖布清洁，抹布和拖布用后要洗净晾干。除冬季雾霾天外，老年人的房间应每日通风 2 ~ 3 次，每次不少于 30 分钟，以达到置换室内空气、保持空气清新的目的。夏季则要常开窗，通风时要注意老年人保暖。

（三）固定设施调整

1. 地面 地板应采用防滑、平整、不反光、易清洁并有一定缓冲性能的材质，以防滑为重点，尤其对使用拐杖、助行器或轮椅者。室内不同空间的地板最好都在同一平面，不同材质交接处应保证平滑过渡，避免高低错落。若必须有高低落差，应使用明显的颜色加以区分来提醒老年人。铺设地毯时尽量避免使用小地毯，必须使用时可使用双面胶将地毯粘在地面上；地毯使用一段时间后边角易卷曲或出现褶皱，增加老年人跌倒风险。对于使用助行器或轮椅等辅助器具的老年人，居室内尽量不要铺设地毯或脚垫。

2. 门及走廊 门槛会给老年人通行，尤其是轮椅通行造成一定障碍，可通过设置斜坡或移除门槛消除高差。若改造困难，宜在门旁设置扶手作为安全辅助设施，方便通行。门宽宜在 80cm 以上，这样可以满足轮椅或助行器通行要求。宜选用下压式或 U 形、易施力、防滑材质的门把手，且没有尖锐棱角。条件允许，为避免老年人视物模糊看不清门锁，可选用提供多样化解锁方案的智能门锁。走廊也应考虑轮椅回转空间，最好能在 150cm 以上。避免在通道上堆积杂物，妨碍通行或造成意外。

3. 门厅 老年人外出或回家时，穿脱鞋子和衣服、开关灯、拿放钥匙、转换轮椅等许多动作都在门厅完成。因此，门厅宜光线明亮，使老年人能够视物清晰，确保行动方便安全。门厅要保持视线通畅，以便在起居室活动的老年人能及时看到是否有人进出，户门是否关好。门厅地面材质应防滑、耐污、易清洁，为保持门厅整洁，在门厅铺设地垫时需注意地垫附着性，避免滑动引起跌倒。在门厅放置换鞋凳、鞋柜等，换鞋凳旁设置扶手，方便老年人扶靠和安坐，也可结合储物家具形成连续的可撑扶平面，保证换鞋、起坐和出入时使用安全。

4. 楼梯与电梯 楼梯处应配备照明设备，并在楼梯上下两端设置电源开关。楼梯两侧安装高度适宜、便于抓握、稳定牢固的防滑扶手。梯面也应做防滑处理，每个阶梯的高度、踏面的宽度等均要为老年人考虑。楼梯台阶的边缘要设置防滑带，避免踏面非常突出或踏脚板镂空设计，踏步平面与立面宜为不同色，便于老年人辨认。轮椅代步的老年人，应在台阶上做斜坡改造，方便进出。对于无障碍电梯，为方便轮椅使用者出入，应在与门相对的墙面安装镜子，并在合适的高度安装方便其使用的横向按钮面板；有视听障碍者，可配备电梯语音服务。此外，对于行动不便者，应注意电梯开关门速度的设置尽量缓慢。

5. 卫生间 卫生间是老年人最容易发生跌倒的场所之一，应全面考虑老年人如厕、通行、洗漱、沐浴等活动空间需求，最大限度消除安全隐患。卫生间最好设在卧室附近，为便于老年人夜间如厕可安装地灯。卫生间门应避免内推式，宜选用推拉或内外均可开启的门，以便发生意外时可紧急处理。地面材质应防滑或铺设防滑垫，宜通过淋浴区设置浴帘的方式做到干湿分离，并安装快速排水地漏避免积水。对于老年人，坐便高度以 42 ~ 45cm 为宜，最好能配合轮椅高度，前方或侧方预留空间方便轮椅使用者靠近，也有利于照护者协助老年人起身。有需要的可设置助起架或安装配有自动托举起身功能的智能坐便器。洗手池高度也应以轮椅能够嵌入其下方为宜。沐浴时，为避免老年人反复自浴缸站起，鼓励使用淋浴椅和手持喷头，淋浴椅应采用防滑、防锈、防水材质，手持喷头宜高度可调，条件允许可以配备自动洗澡机帮助洗澡。淋浴间内安装取暖及排风装置，避免淋浴前后温差过大导致不适或湿度过高影响呼吸。洗手间内应设置必要的安全辅助设施，如洗手池、坐便器、浴缸及淋浴旁设置扶手、手环或抓杆，便于老年人自助撑扶起身、站立、转身和坐下。在坐便器及淋浴附近设置拉绳和按钮结合的紧急呼救装置，便于如厕或沐浴过程中身体不适或发生意外等紧急情况时向外界呼救。

6. 厨房 厨房的地板应防滑并注意保持清洁，防止因地面水渍或油渍引发跌倒。水池与厨房台面高度应适宜老年人身高，避免长时间过度弯腰造成腰肌损伤，U形或L形操作台更适合轮椅使用者。最常用物品放于厨房台面一侧，常用物品放于高度在肩部和髋部之间、方便开启的橱柜里，不常用物品放于高处或低处不常开启的橱柜里。有条件者可配备自动化橱柜，通过遥控器或肢体触碰感应控制橱柜升降及柜门或抽屉开关。对于行动不便需使用助行器或轮椅者，应清除厨房地面杂物，留有足够空间供助行器或轮椅回转。厨房的水、电、燃气应符合安全标准，安装燃气泄漏、火灾、积水报警器及紧急呼叫按钮并定期检修，或通过智能化设备监测燃气、烟雾等，发现危险时自动报警。

7. 阳台 应考虑老年人洗涤晾晒、晒太阳、绿植养护等空间需求，为老年人提供接触室外环境的可能性。阳台的入口宜消除高差，辅助通行。条件允许可增设上下水和插座，将洗衣机移入阳台，并在阳台安装可升降衣架或低位晾衣杆，周围留足空间方便晾晒衣物。阳台无护栏时，宜增设适宜高度的护栏保障安全。若空间足够可在阳台设置绿植养护区调节心情。

（四）居室家具选择

家具的选择与摆放要考虑使用者情况，优先考虑方便与安全。家具宜放置在墙边，陈设尽量整齐、简洁、不易滑动，不应有过多影响老年人活动的障碍物。家具应方便使用，无须老年人经常爬高取物，应避免尖锐和突出的设计，选配牢固、稳定、没有棱角的家具以防碰伤或划伤。此外，家具的材质应易清洁，避免藏污纳垢，减少老年人家务量。如果喜欢储存东西，最好选择实用、储存空间大的家具。家具把手位置适当，以便于老年人省力地开门、拉抽屉等操作。

1. 床 可离床活动者，床可靠墙设置，降低意外跌落风险。床的高度以老年人双脚能够着地为宜，宽度则越宽越好，使其能够安心翻身起坐。有护理需要者，选择可调节高度、抬高床头且床脚带有可固定轮子的床，同时设置离床报警设备，方便照护及保障安全。床垫软硬以身体不下陷为宜，便于老年人翻身起坐。为保证老年人活动和睡眠安全，在不影响上下床的基础上安装床边护栏或抓杆。注意空调出风口不对床头，床头设置双控开关，睡前一键关灯。根据老年人睡前阅读或夜间如厕等生活习惯设置床头局部照明。床边设置按钮和拉绳结合的紧急呼救装置，拉绳末端确保老年人触手可及，便于意外发生时求救。

2. 沙发和茶几 沙发倾斜角度不宜过大，坐面不宜过软过深、坐面距地面高度不宜过低，并配有助于起身的扶手，方便支撑。若沙发过于宽大，可在中间增设扶手，沙发材质应亲肤且易清理。茶几高度应略高于沙发，便于老年人取放用物，茶几与沙发前缘之间的宽度不宜小于300mm，茶几下部应便于老年人腿部伸直。同时宜选用轻质茶几，可由两个或多个茶几组合而成，方便移动。

3. 餐桌椅和衣柜　宜选用大圆角设计的适老餐桌椅，避免老年人磕碰。餐桌椅是日常生活中使用频率较高的家具，为方便轮椅使用者，桌面高度以轮椅能够充分嵌入桌下为宜。为方便轮椅在室内回转，衣柜柜门宜设计成向两边开的折叠式或推拉式，并在门上设置嵌入式把手，便于老年人用手指力量操作。衣柜内部安装感应灯，让老年人清楚地看到衣柜内部，还可设置可升降杆，便于拿取衣物。

（五）其他安全设施

1. 电源插座及开关　电源插座布置应符合老年人日常生活使用需求，数量需满足家具家电及安全报警装置使用要求，保证老年人触手可及。选用带开关的安全型插座，特殊空间如卫生间、淋浴间与未封闭阳台应采用防水密闭型开关插座。开关安装位置醒目或选用带夜间指示灯的大面板开关，另外，入户门旁宜设置照明系统的一键控制总开关。

2. 扶手　老年人居住环境中，走廊、楼梯、电梯、卫生间、室内有高差变化或在有弯腰、起身、下蹲需要的玄关等一些必要位置均应安置扶手辅助撑扶。扶手安装应确保安全牢固，易于抓握，材质宜选用木质、树脂等防滑材料。安装扶手高度应为800～850mm，扶手末端向墙面方向或向下延伸，延伸长度不少于100mm，避免钩住衣物。扶手直径以35～45mm为宜，内侧边缘距墙面距离不小于40mm，也可采用内凹式扶手，设于墙壁的凹入部位节省空间。

 知识拓展

基于语音识别的智能家居物联网系统

针对传统交互方式的物联网不够人性化、系统操作复杂的问题，余亚东等学者提出了一种智能语音与物联网系统相融合的新型系统。该系统不仅实现了传统语音识别，还做到了语音的云端传输，突破了主控芯片储存能力和计算能力低的瓶颈。在语音识别准确度、语音交互智能化程度和数据处理计算力方面与传统物联网系统相比优势明显，为老年人使用物联网交互提供了便利。

资料来源：余亚东，李春江，杨丽．基于语音识别的智能家居物联网系统［J］．计算机应用，2022，42（S1）：391-394.

第三节　老年人的沟通与交流

衰老和疾病导致老年人出现生理、心理、社会等方面的改变均在不同程度上影响着与其沟通的有效性。照护者应注意根据老年人的特点选择有效的、可操作的沟通方式和技巧，达到有效沟通的目的。

一、老年人沟通的特点

在生理方面，老化导致了老年人听力、视力下降，各种慢性疾病可能导致偏瘫、失语、认知功能和语言功能受损。在心理方面，社会角色变化常引发老年人自卑感、孤独感，导致焦虑、抑郁等负性情绪。在社会方面，家庭结构的变化使老年人社会支持降低，老年人丰富的阅历和固有的价值观念导致其与年轻人之间存在代沟，沟通的过程中会使其自尊心受损，进而减少与他人联系。

随着年龄增长及社会活动减少，老年人可能变得拘谨、内向、退缩而影响其沟通表达能力，甚至由此出现失落和沮丧，此时应为老年人提供适当的表达机会或酌情选用一些体现年代特色的用语激发老年人的表达欲。老年人在沟通中常常具有喜欢发问、表达重复等特点，照护人员应尊重、接受并耐心地倾听和应答。

二、与老年人沟通的技巧

（一）非语言沟通技巧

非语言沟通（non-verbal communication）指借助于非语言媒介，如声音、表情、目光、手势、身体姿势、衣着、沉默等实现沟通，是沟通过程中超越字词的信息，常与语言沟通一起进行，二者相辅相成。非语言沟通具有较强的表现力和感染力，能够促进照护人员与老年人情感共鸣，跨越语言不通的障碍，对于因认知障碍无法顺利沟通的老年人来说尤为重要。但使用非语言沟通技巧时，要注意了解老年人社会文化背景、尊重老年人个性，以免影响沟通效果。

1. 衣着　着装可以体现出老年人的健康状况、文化背景、社会角色或职业等特征，这些信息可以给照护人员就采取何种方式与老年人有效沟通以提示。同样，照护人员的衣着和仪表也会影响老年人对其的感知和印象，因此照护人员应注意自己的着装和服饰。

2. 身体姿势和手势　身体姿势能有效表达语言无法表达清楚的含义。与听力下降或语言功能受损者沟通时，可适时有效地运用身体姿势和手势辅助表达。与老年人沟通时，要面对老年人，稍稍向前倾斜身体以利于其读唇，同时加上缓和、明显的手势或肢体动作来辅助表达。同样鼓励老年人以身体语言来辅助表达，以利于双向沟通。日常生活常用的身体姿势或手势包括：挥手以示问好或再见；伸手指认自己、他人或物品位置；模仿并加大动作表示洗手、刷牙、吃饭、喝水、梳头等日常活动；手臂放于老年人肘下，或让其轻轻勾住照护人员手肘，协助其察觉要同行的方向等。

3. 目光与表情　沟通时保持适当目光接触表示尊重对方并愿意倾听对方讲述。照护人员位于老年人对面，若为轮椅使用者，可选择坐或蹲在旁边，使双方眼睛处在同一水平线上，利于平等沟通交流。面部表情能体现沟通者的态度、情绪，照护人员要保持面部表情平和，放松，不皱眉，必要时可适当夸大表情以传达喜悦、赞同、关怀、担心等情绪，让老年人感受相同的情绪体验，促进双方关系。

4. 触摸　是人际关系中最亲密的动作，可用于表达对老年人的关爱。触摸应恰当使用，否则易让老年人觉得不适或被冒犯。触摸时注意：①尊重老年人的社会文化背景与尊严。②确定老年人知晓照顾者的存在方可触摸，切勿突然从背后触摸。③运用日常接触与活动达到触摸效果。④明确适宜的触摸位置，避开引起原始反射的部位以防引起不适。最容易接受的部位是手，其次是手臂、背部与肩膀，一般不宜触摸头部。⑤循序渐进，持续观察老年人反应，若出现紧绷、退缩姿势停止触摸。⑥接受反馈性触摸，老年人喜欢用触摸头发、手臂或脸颊来表达对照护人员的感谢与喜爱。⑦注意保护老年人皮肤，动作轻柔，可适当涂抹润肤乳，避免剧烈拉扯。

（二）语言沟通技巧

语言沟通（verbal communication）是使用语言、文字或符号进行沟通的一种形式，包括信件、书本、报纸等书面语言，以及交谈、演讲、电话等口头语言。语言沟通具有的简单、直接、灵活、丰富、传神等特点是其他沟通方式不可替代的。

1. 书面沟通技巧　对于有文化、视力好的老年人，书面沟通能克服记忆力减退的障碍，并能起到提醒作用，可提高老年人健康教育依从性。书面沟通要注意：①选择字号大的字体，文字颜色应与背景色对比度高，如白纸黑字。②对关键语句加以重点说明或强调解释，如选择不同颜色或字体凸显。③语句浅显易懂，避免使用专业术语。④可结合简单图形、图表或图片辅助说明。⑤合理运用不同颜色标签标示不同内容，如列出每日服药，水、电、火开关提醒等事项，并贴在醒目的位置起到提示作用。

2. 电话或网络沟通技巧　随着社会发展与科技进步，利用电话或网络等进行沟通可适度解决时空距离所致的沟通困难，可鼓励老年人通过学习新的沟通媒介丰富沟通形式。当老年人存在听力、语言或定向力障碍时，使用电话或网络沟通时注意：①言简意赅、放慢语速、咬字清楚并酌情重复。②鼓励听力困难者安装助听器或扩音设备。③让失语者采用敲打听筒或键盘的回应方式确认听懂。④对于认知功能障碍者，在正式沟通前明确介绍访问者及访问目的，必要时还需以书信复述信息。

3. 口头语言沟通技巧

（1）沟通环境适宜：选择整洁、干净、明亮、安静、温馨的环境可促进有效沟通，建立双方信任感。沟通时间、地点要适宜，避开老年人进餐、休息与活动时段，时间不宜超过1小时以免引起疲劳，谈论隐私问题应注意环境隐蔽性。可以根据情况提供老年人喜爱的宠物、植物、画作等，让老年人感到安全放松。

（2）语言简洁清晰：如果老年人不能理解沟通信息的含义就属于无效沟通。因此，在与老年人沟通时，要注意咬字清晰、发音标准，并根据老年人文化程度用字选词，必要时可用方言，使双方都了解，避免抽象词语或专业术语，老年人听不懂时可使用相同词语适时重复以提高语言表达清晰度，仍不懂时可适当变换话题，稍后再尝试其他沟通方式。针对老年人提出的问题，照护人员应给予正面、详细的解答，切忌漫无边际，抓不住重点。

（3）语速、语调、音量适中：沟通中应保持一种稳定、温和、易接受的语速，既要留出时间让老年人理解消化，又不能因长时间停顿使老年人产生不够真诚甚至有所隐瞒的印象，造成语言信息误解。照护人员须及时调整自身情绪状态，避免因情绪不佳影响说话的语调，给老年人造成心理伤害。变换不同的语调以传达热情、担忧或关心等不同信息和情绪。对于听力障碍者可适当提高音量，但注意不要因为音量过高被误认为生气或烦躁使其产生不悦。

（4）耐心倾听、鼓励尊重：沟通时，给予足够时间反应，不轻易打断老年人，认真听完其陈述后，再做出判断或陈述自己的意见。多用安慰性、鼓励性语言，切忌不礼貌、不尊重甚至伤害性语言，为老年人提供足够的自我表达机会，但不勉强表达，无论其接受或拒绝都予以尊重。以平等方式进行沟通，以适宜的称谓称呼老年人，避免在老年人面前与他人窃窃私语。当老年人表达信息不恰当或不准确时，不宜与之辩驳使其陷入窘境或坚持把信息传达清楚才罢休，应有充分的耐心，学会运用"适当的沉默"。

（三）与特殊老年人沟通技巧

1. 认知障碍老年人 与认知障碍老年人沟通，须依据其性格特征，持续观察其情绪及健康状态。在认知障碍初期可通过语言、符号等方式进行沟通，晚期则可多运用非语言沟通技巧，如触摸、微笑、手势等。语言沟通时，一次说话内容不宜过多，语速不宜过快，语调平稳，尽量一次只问一个问题并使用有选项的问句。老年人用错词汇时，不要急于纠正，可通过猜测并询问确认老年人想要表达的内容。部分认知障碍者会出现躁动行为，可运用沟通技巧协助解决：①保障老年人足够个人空间，减轻压迫感。正对面的站位会使其有威胁感，应站在其斜对面或身旁，以防被攻击。②询问时避免一再追问，防止其焦虑程度上升。③适当满足合理要求，增加信任感。④事后与老年人讨论并描述其行为，避免威胁、责骂、惩罚致其再次躁动。

2. 听力障碍老年人 进入房间时，轻触或轻拍老年人肩膀或上臂，让其知道照护人员的到来。沟通前佩戴好助听设备，选择听力相对较好的一侧与老年人沟通，识字者可以采用书面沟通方式。尽可能一对一、面对面沟通，照护人员可通过识别老年人口型理解其要表达的意思。

3. 言语障碍老年人 老年人能用简单的语句进行沟通时，嘱其缓慢、清晰地表达，照护人员注意倾听，把听到的话原封不动地向老年人重述，询问其是否准确。若失语症老年人思维清晰，有沟通意愿但无法表达时，应在日常沟通中注意观察其理解能力，并据此采用恰当的沟通方式。理解和表达均有障碍者，可利用日常活动促进沟通，不勉强其表达和回忆词语，若其说出奇怪的话也不要回避，可借助常用手势、表情、身体姿势等非语言沟通技巧进行交流。

第四节 老年人的日常清洁护理

一、皮肤护理

（一）老年人皮肤的特点

皮肤是人体最大的器官。随年龄增长及外界环境常年的刺激，老年人皮脂腺组织萎缩、生理功能减弱，导致全身皮肤干燥、粗糙。面部皮肤松弛、出现皱纹并变薄，下睑出现"眼袋"。皮肤触觉、痛温觉等浅感觉功能逐渐减退，对不良刺激的防御能力降低，加之免疫系统功能退化，皮肤抵抗力全面降低，使老年人易发生皮肤疾病。

（二）老年人皮肤的一般护理

老年人在日常生活中应注意保持皮肤清洁卫生，尤其是腋下、肛门、外阴等皮肤皱褶部位，适当沐浴可清除污垢，利于预防皮肤疾病。

1. 适时清洁 根据自身习惯、地域特点及不同季节选择合适的沐浴频次。北方地区一般夏季每天 1 次、其余季节每周 1~2 次温水洗浴；南方地区则可夏秋两季每天 1 次、冬春两季每周 1~2 次，出汗较多者可适当增加沐浴频次。沐浴时间一般以 10~15 分钟为宜，时间过长易发生胸闷、晕厥等意外。注意避免饱餐或空腹时洗浴，可能会影响食物消化吸收或引起低血糖、低血压等不适。

2. 安全沐浴 根据老年人自理能力选择盆浴或淋浴椅淋浴方式进行皮肤清洁。浴盆边安装扶手，浴盆内放置防滑垫，淋浴时地面铺防滑垫。嘱老年人注意安全，切勿反锁浴室门，如需协助要在征得其同意后进入。注意观察老年人反应，若老年人主诉头晕、眼花、恶心，立即扶其到通风处平卧休息、喝水。沐浴时室温保持在 24～26℃，水温以 40℃ 左右为宜。合适的水温有利于促进皮肤血液循环，调节水温时先放冷水再放热水，以防烫伤，同时避免着凉。

3. 用品适宜　洗浴时避免使用碱性肥皂对皮肤造成刺激，宜选择弱酸性的硼酸皂、羊脂香皂或沐浴液，保持皮肤 pH 在 5.5 左右。选择柔软毛巾轻轻擦拭，避免皮肤角质层损伤。需使用功效性化妆品时，首先要评估老年人皮肤耐受性及是否过敏，其次再考虑效果。

4. 手足部护理　老年人手足部也需注意清洁护理，在晚间热水泡脚后，可预防性地用磨石板去除过厚的角化层。已有手足皲裂者可在晚间沐浴后或热水泡脚后，涂上护手护脚霜，再穿戴棉质手套和袜子 1～2 小时，能有效改善手足皲裂。修剪指甲时要使用带放大镜的指甲剪，避免损伤皮肤。

（三）老年人皮肤瘙痒的护理

皮肤瘙痒为表皮、真皮间结合部或毛囊周围游离的神经末梢受刺激所致，搔抓后局部出现皮肤损伤、抓痕、血痂、色素沉着及苔藓样改变等，损伤又可加重瘙痒，形成恶性循环。皮肤瘙痒是老年人常见的主诉之一。

1. 一般护理　保持皮肤完整性以预防皮肤继发感染，协助老年人修剪指甲，避免搔抓皮肤，瘙痒难忍时用指腹轻轻按摩。减少洗澡频次，合理调节水温，忌用碱性肥皂，秋冬干燥季节在沐浴后适当使用护肤品，避免非棉质衣物直接接触皮肤。饮食宜清淡，少食辛辣刺激或海鲜类食物，秋冬季多吃润燥食物，戒烟限酒，忌饮浓茶、咖啡。

2. 对因、对症护理　引起老年人皮肤瘙痒的原因有多种，例如，皮疹、银屑病、脂溢性皮炎等局部皮肤病变，以及肝胆疾病、糖尿病等全身性疾病继发的皮肤瘙痒，或洗涤剂、贴身衣物材质、饮食等原因。首先需根据病因选择治疗方案，其次是对症处理，可使用低浓度类固醇霜剂涂擦患处皮肤，适当服用抗组胺药、温和镇静药亦可缓解瘙痒，防止皮肤继发性损害。向老年人及家属普及皮肤瘙痒的相关知识，鼓励其积极治疗原发病并养成良好的生活习惯，保持积极乐观的心态也是预防瘙痒产生的重要方法。

 知识拓展

老年皮肤瘙痒症

老年皮肤瘙痒症定义：年龄 ≥60 岁、仅有皮肤瘙痒而无明显原发疹、几乎每日瘙痒并持续 6 周以上。该病症可累及局部或全身皮肤，发病率随年龄增长而升高。目前我国对老年皮肤瘙痒症的诊治仍不够规范，故中国中西医结合学会皮肤性病专业委员会老年皮肤病学组制定了《老年皮肤瘙痒症诊断与治疗专家共识》，为老年皮肤瘙痒症的诊治提供了建议，以缓解或消除患者皮肤瘙痒症状，提高其生活质量。

资料来源：王宏伟，张洁尘. 老年皮肤瘙痒症诊断与治疗专家共识［J］. 中国皮肤性病学杂志，2018，32（11）：1233-1237.

二、口腔护理

随着年龄增长，老年人牙齿及周围组织会发生不同程度的退行性变化，如牙龈萎缩、牙间隙增大、唾液分泌减少、味觉迟钝、咀嚼和吞咽功能下降等。口腔中适宜的温湿度及食物残渣易使各种致病菌滋生，造成龋齿、牙龈炎、牙周病等口腔问题，进而导致牙齿疼痛、松动、脱落。佩戴义齿老年人的错误清洁和存放义齿方式也容易造成口腔疾患，因此日常的口腔清洁至关重要。

（一）漱口

漱口是生活自理或半自理老年人口腔自护的常用方法。常漱口可减轻口腔异味，减少食物残渣残留，在根源上破坏细菌滋生条件，对保护牙齿、预防龋齿有重要作用。老年人牙齿对冷、热刺激较敏感，漱口时应用温开水以减少刺激。漱口时以"鼓漱"法为宜，即口含漱口水，紧闭嘴唇，用力鼓起颊部，使漱口水在牙缝间冲洗流动以彻底清除口腔各部位的食物残渣。

（二）刷牙

刷牙适用于生活自理或上肢功能良好的半自理者。老年人应在晨起和睡前用温水刷牙，建议餐后也刷一次牙，每次不少于 3 分钟。选择软硬适中、刷头小、长度短的牙刷，使牙刷在口腔内灵活转动刷到所有牙齿表面。使用期间需保持牙刷清洁干燥，至少每 3 个月换新一次，避免牙刷污染引起口腔疾病。牙龈萎缩、牙龈暴露、对冷热酸甜比较敏感者可选用脱敏牙膏；牙齿状态尚可者可选用能够抑菌和保护牙齿的含氟牙膏；经常发生口腔溃疡者建议选用中草药牙膏。

（三）清洁义齿

老年人常因牙病或衰老造成牙齿脱落，需要借助义齿来咀嚼食物。加强义齿的清洁护理，既可以预防口腔感染，又可以延长义齿的使用期限。

1. 义齿佩戴和摘取　佩戴、摘取义齿时均不可过于用力，以免损伤牙龈。佩戴前需分清方向，随后用水沾湿，对应缺失牙的部位放入口内，再用手指在牙托或义齿上轻轻加压，避免咬合就位，防止卡环变形或义齿折断。上下均有义齿者，佩戴时先戴下面，后戴上面；摘取时先摘上面，再摘下面。初次佩戴者，指导老年人对着镜子练习摘取。佩戴义齿后，饮食宜从软食开始逐步过渡，直至能够良好咀嚼，并在每次进食后及晚睡前取下并清洁义齿。

2. 义齿清洗和存放　每次餐后均需取下义齿用义齿专用清洗液或在流动清水下进行清洁，消除义齿牙面及牙缝的牙垢，减少牙菌斑附着，用义齿专用清洗液清洗后再用清水冲净。为保护义齿表面结构，清洁时使用软毛牙刷，将义齿各处逐一刷洗干净，避免使用颗粒状或有颜色的牙膏。义齿应放在干净的冷水或专用义齿清洁剂中，不可浸泡在热水、乙醇、消毒剂中，以免造成义齿老化变形，减少使用寿命。如义齿损坏或折断，寻求专业人员修复，切忌自行弯曲、切割。

（四）牙龈按摩

通过牙龈按摩可增强牙周组织抵抗外界损伤的能力。常用牙龈按摩方法如下。①口内按摩：右手手指洗净后用75%乙醇消毒。手指放口内颊侧牙龈上，来回移动或进行小范围旋转按摩，再向牙冠方向施加压力并向咬合面滑动，每个牙龈区重复上述动作数次。②口外按摩：右手示指放于牙龈相对应的面部皮肤上，按顺序进行局部小范围旋转移动按摩，随后漱口。

三、头发护理

头部是人体皮脂腺分布最多的部位，皮脂、汗液伴灰尘常附着于头发和头皮上形成污垢，易引起脱发和皮肤疾病。老年人的头发干枯、易脱落，做好头发的清洁护理，不仅可以去除头皮屑、头垢，减少脱落，还可以改善自我形象，使老年人感觉舒适，拥有自信和自尊。

（一）合理洗发

老年人可根据自身情况选择温和无刺激的洗发液，干性头发1周清洗1次，油性头发1周清洗2次，切勿过于频繁。水温以40~45℃为宜，确定水温合适后充分润湿头发，洗发液在手心揉搓后均匀涂抹在头发上，用指腹揉搓头皮和头发，温水冲净后涂护发素或发膜，再次用温水冲洗干净。用柔软的干毛巾包裹头发并轻轻按压，吸干头发上的水分。卧床不能自理者，采用充气式洗头盆或仰卧式洗头盆协助其在床上洗头。如染发须选择正规公司的染发产品，使用前务必先进行皮肤测试，以免发生变态反应。

（二）适度护发

可用木梳或牛角梳梳头并按摩头皮，每日3次，每次不少于30下，梳头不仅可以及时清除头皮屑和灰尘，还可按摩头皮以疏通经络促进头部血液循环，使老年人心情愉悦，焕发活力。梳头时动作要轻柔，一手压住发根，一手持梳子从发根梳到发梢，不可强拉硬拽，以免造成头皮疼痛或头发脱落。长发缠绕成团不易梳理时，先从发梢至发根逐步梳理顺畅，再从发根到发梢梳理，也可用30%乙醇湿润后再小心梳理。梳发过程中多与老年人沟通，了解其需求，尊重其习惯。

四、衣着卫生

老年人的衣着与健康密切相关，根据其皮肤特点，为老年人选择衣着时应遵循保暖、舒适、方便及安全的原则。

（一）衣服材质

老年人因机体功能下降，动作变得迟缓；因中枢调节功能降低，对寒冷的抵御力和适应力下降。在寒冷季节要选择具有保暖功效的衣服，不宜选用厚重材质，以免影响老年人活动。有些衣料如毛织品、化纤织品对皮肤有刺激性，该种材质的贴身内衣可导致皮肤瘙痒不适。化纤织物中部分成分可能成为变应原，密切接触皮肤后易引起变应性皮炎。因此在选料时要慎重考虑，遵循舒适性原则，贴身内衣应以纯棉材质为好。

（二）衣服款式

1. 方便原则　对老年人来说，衣服便于穿脱非常重要，上衣的设计应以前开襟为主，拉链上应留有指环便于拉动，减少纽扣的使用，可用魔术贴或橡皮筋取代，必须使用纽扣也要注意纽扣不宜过小，方便其自行系扣。

2. 安全原则　衣服款式的选择应考虑安全性，老年人平衡能力降低，不要选裤腿过长的裤子或下摆过长的裙子以免绊倒。袖口避免过宽，否则吃饭时袖口容易弄脏。衣服要合身，注意上衣领口、裤子腰口及袜子袜口不能过紧，以免压迫血管或影响活动。

3. 个性原则 考虑衣着保暖、舒适、方便及安全的同时，也要注意老年人衣着搭配的个性。在尊重其原有生活习惯的基础上，选择契合个人气质要求、符合其个性特征、年龄及社会活动需要的衣着服饰。鼓励老年人适当考虑流行元素，如选择明快的色调、别致的款式及亮丽的饰物等进行服饰搭配。

（三）鞋子的选择

鞋子的选择直接影响老年人的活动与安全。首先，老年人应选择大小合适的鞋码。鞋码过大，行走时会因不跟脚而引起跌倒；鞋码过小，又可能因挤压和摩擦造成皮肤损伤，尤其糖尿病患者更应注意这一点。其次，老年人应选择鞋底有一定厚度、鞋跟略有高度的鞋子，鞋底太薄太硬，行走时硌脚会引起疼痛；鞋底太平，不足以减轻足弓压力，行走时易使脚部产生疲劳感。最后，无论是室内还是室外，均应选择具有防滑功能的鞋，尽量避免跌倒的发生。

第五节　老年人的饮食、营养与排泄

一、饮食与营养

饮食与营养对维持生命和保障健康具有基础性作用，同时，烹饪和摄取饮食的过程还能带来精神层面的满足与愉悦。因此，在老年人日常生活照料中，饮食与营养方面的问题目前已成为一个关键领域。

（一）老年人的营养需求

1. 碳水化合物 碳水化合物提供的能量应占据总体能量摄入的 55% ~ 65%。随着年龄增长、体力活动及代谢率的逐步下降，人体对能量的需求也相应降低。通常情况下，60 岁后的能量摄入应比年轻时减少 20%，70 岁后减少 30%，以防止能量摄入过量导致超重、肥胖，以及可能引发的老年常见疾病。此外，为避免饮食引起的血糖水平剧烈波动，应注重选择低血糖生成指数的食物。

2. 蛋白质 蛋白质供给的能量应占总能量的 15%。鉴于老年人身体代谢以分解代谢为主，他们需要充足的蛋白质来弥补组织蛋白的消耗。然而，老年人胰蛋白酶分泌减少，过量摄入蛋白质可能加重消化负担。因此，蛋白质摄入应遵循优质少量的原则，确保优质蛋白质占蛋白质总摄入量的 50% 以上。

3. 脂肪 随着年龄增长，老年人的脂肪消化功能有所减退，同时体内脂肪组织占比亦随之上升。因此，老年人的膳食中脂肪应适量，避免摄入过多。然而，过低的脂肪摄入会导致必需脂肪酸短缺，进而影响脂溶性维生素的吸收。为确保营养均衡，脂肪提供的能量应占总体能量的 20% ~ 30%。在减少饱和脂肪酸和胆固醇摄入的同时，宜选用植物油如花生油、豆油、橄榄油等，减少猪油、肥肉、牛油等动物性脂肪的摄入。

4. 无机盐 随着年龄增长，老年人容易出现钙代谢的负平衡，尤其在绝经后的女性中，内分泌功能减退可能导致骨质疏松。因此，有必要强调增加钙含量丰富的食物摄入，并增加户外日光照射，以促进钙的吸收。鉴于老年人消化功能减退，应选择易吸收的钙源，如奶及奶制品、豆类及豆制品，以及核桃、花生等坚果。此外，铁摄入不足可能引发贫血，因此应注意选择富含铁的食物，如瘦肉、动物肝脏、黑木耳、菠菜等，并保证维生素 C 的摄入，以促进铁的吸收。老年人口味偏重，容易导致钠摄入过多而钾摄入不足，钾缺乏可能导致肌力下降，引发疲劳感。

5. 维生素　维生素在保持人体健康、调节生理功能及延缓衰老过程中具有举足轻重的作用。饮食中富含维生素可增强免疫力，特别是 B 族维生素有助于提高老年人的食欲；维生素 C 有助于提高白细胞功能；维生素 A 可以增强黏膜的健康。因此，我们应倡导老年人多食用蔬菜、水果等富含维生素的食物，同时这类食物还具有通便功效。

6. 膳食纤维　是一种碳水化合物，属于不能被人体消化酶分解的多糖类物质，广泛存在于谷物、薯类、豆类、蔬菜和水果等食物中。尽管人体无法吸收膳食纤维，但它能有效改善肠道功能、降低血糖和胆固醇水平、控制体重、减轻肥胖，以及预防结肠癌等恶性肿瘤。因此，在膳食中适当增加膳食纤维的摄入量具有重要意义。

7. 水分　水是构成人体的关键要素，对于维持生命活动具有重要意义。如果水分不足，加上老年人结直肠的肌肉萎缩，肠道黏液分泌减少，很容易发生便秘，严重时还可发生电解质紊乱、脱水等。然而，过度饮水亦会加重心和肾的负担。因此，针对老年人群，每日饮水量（扣除食物中所含水分）应以每千克体重 30ml 为宜。在饮食方面，适当增加汤羹类食品，既能满足营养需求，又有利于消化，还能补充水分。

（二）影响老年人营养摄入的因素

1. 生理因素　老年人的味觉功能逐渐衰退，特别是对苦味和咸味的感受能力显著降低。同时老年人嗅觉功能下降，他们通常更偏爱味道浓重的菜肴。此外，老年人的握力减弱，关节病变和脑血管病变可能导致关节挛缩和变形，从而增加自行进食的难度。牙齿缺失和咀嚼肌群的肌力下降会影响老年人的咀嚼功能，严重时可限制其进食能力。老年人吞咽反射的敏感性降低，易因误吸而导致肺炎或窒息。随着年龄增长，对食物的消化吸收功能下降，特别是大量摄入蛋白质和脂肪时，容易导致腹泻。老年人也容易发生便秘，这会进一步影响他们的食欲和进食。

2. 病理因素　疾病对食物消化吸收的影响不容忽视。特别是针对患有消化性溃疡、癌症、心脏疾病、肾脏疾病、糖尿病等疾病的老年患者，控制病情进展、防止恶化对于改善其营养状况具有重要意义。

3. 心理因素　丧偶、独居或居住在养老机构或医院的老年人，可能因环境不适产生负面情绪，进而影响饮食摄入。此外，排泄功能异常且无法自理的老年人，可能会出于照顾者需求的考虑，自行控制饮食摄入量。在认知症老年人中，若照顾者未能实施适当干预，可能导致饮食过量、摄入过少或出现异食行为。

4. 社会因素　老年人的社会地位、经济能力、生活环境及价值观等因素对其饮食习惯具有显著影响。经济压力可能导致可供选择的膳食种类和数量减少；营养知识匮乏可能引发食物选择不当，从而导致营养失衡；独居老年人或高龄人群，即使没有经济困难，也可能在食品采购或烹饪过程中遇到问题；价值观对饮食选择同样具有重要影响，持有"不劳动者不得食"观念的老年人，由于自身丧失劳动能力，可能会过分限制饮食需求。

（三）老年人的饮食原则

1. 膳食营养平衡　老年人易患消化系统疾病及心血管系统疾病，这很大程度上与营养失衡相关。为此，务必要保持营养平衡，适度控制热量摄入，确保充足的优质蛋白、低脂肪、低糖、适量盐分、高维生素摄入，以及适量的含钙和含铁食物摄入。

2. 饮食易消化吸收　老年人的消化功能有所减退，同时牙齿松动脱落及咀嚼肌肌力下降导致其咀嚼能力受限。因此，他们的饮食应力求细腻、柔软、松散，既保证牙齿咀嚼锻炼的机会，又便于食物消化。

3. 食物温度适宜　老年人的消化道对食物温度较为敏感，对温度的感受性降低，因此饮食应偏向温热，不宜过烫。在两餐之间或入睡前，可适当饮用温热水或牛奶，以缓解疲劳、温暖身体，从而有利于睡眠。

4. 良好的饮食习惯　针对老年人，少吃多餐的饮食习惯较为适宜，即便在正餐时，也应将饱腹感控制在七八分。针对食欲缺乏的老年人，可适时调整膳食内容以激发食欲，同时充分考虑健康需求及个人口味偏好。鉴于老年人肝脏储存肝糖原的能力相对较弱，对低血糖的耐受性较低，容易产生饥饿感，因此，在两餐之间适量添加点心颇为有益。鉴于晚餐过饱可能影响睡眠质量，且夜间能量消耗较低，故晚餐不宜过量进食。

（四）老年人的饮食护理

1. 烹饪时的护理

（1）咀嚼、消化吸收功能低下者的护理：为提高食物的口感以便于吞咽和消化，可以将肉类加工成肉末，烹调方式以煮或炖为主，必要时可进行捣碎处理。然而，应注意，过于易咀嚼的食物可能会降低肠道刺激，导致便秘。因此，在选择食物时，应多摄入富含纤维素的蔬菜，如青菜、根菜类等，将其切细后食用。

（2）吞咽功能低下者的护理：对于吞咽反射能力较低的人群，过于细碎的食物或液态食物容易引发呛咳现象。为提高吞咽安全性，固体食物应尽量制作得松软或干脆制成糊状；液态食物则可依据需要，选择适当的食品调节剂（如凝胶、琼脂、淀粉），使其转变为糊状，以便于吞咽。同时，应注意避免食用过于黏稠、不易吞咽的食物，如汤圆、年糕、糍粑等。

（3）味觉、嗅觉等感觉功能低下者的护理：饮食的色、香、味能够明显刺激食欲，因此，针对味觉和嗅觉功能下降的老年人，可选择味道浓郁的食材，并在烹饪过程中适当添加醋、姜、蒜等调味料以增强食欲。当然，过量摄入调味料对身体健康并无益处，尤其是食盐和糖分，在使用时应予以充分关注并加以控制。

2. 进餐时的护理

（1）一般护理：餐饮场所应定期进行通风换气，以维持良好的室内空气质量。同时，建议安排老年人与他人共同进餐，以激发其食欲。鼓励老年人自主进食，对于卧床休养的老年人，应根据其病情采取相应措施，如协助其坐卧在床上，并使用特制的餐具（如床上餐桌等）进行用餐。在老年人无法自行进食或因单独进食而导致摄取量不足、感到疲劳的情况下，可以提供喂食服务，但需尊重其生活习惯，控制适当的速度，确保双方配合默契。无论是自主进食还是接受喂食，都应确保老年人的头颈部保持自然前倾，避免食物不受控制地流入咽喉。此外，仰头时喉部会厌软骨无法遮蔽气道，易引发误吸甚至窒息，需特别注意。

（2）上肢障碍者的护理：针对老年人上肢麻痹、挛缩、变形、肌力低下、震颤等障碍所导致的自行进食困难，可以适时选用特定餐具。例如，粗柄的勺子和筷子适用于握力不足的老年人，普通勺柄也可通过缠绕纱布或布条进行改良；对于张口度较小的老年人，可选用婴儿用

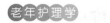

的小勺并进行相应改造。此外，套装筷子或用绳子将两根筷子连接在一起，可避免筷子脱落。

（3）视力障碍者的护理：对于视力障碍的老年人，照护者首先要向他们详细介绍餐桌上的食物种类和摆放位置，并协助他们通过触觉确认。务必确保安全，提醒注意热汤、茶水等可能导致烫伤的食物，并确保鱼刺等异物剔除干净。鉴于视力受损可能导致食欲缺乏，护理人员应重视食物的口感、味道和香气，或鼓励老年人与他人共同进餐，营造愉悦氛围以提高食欲。

（4）吞咽能力低下者的护理：鉴于可能出现吞咽功能减退、会厌反射迟钝、会厌关闭不严或声门闭合不全等问题，老年人在进食过程中容易发生食物误入气管的风险。特别是卧床的老年人，由于舌部控制食物的能力下降，更易导致误咽。因此，进食时，老年人应尽量采取坐位或半坐位以保证安全，偏瘫患者可选择侧卧位，且最好位于健侧。进食过程中，应有照料者在场监护，以防意外事故发生。与此同时，随着年龄增长，老年人唾液分泌减少，口腔黏膜的润滑作用减弱，故进食前及进食过程中应注重喝水以保持口腔湿润。

二、排泄

老年人的代谢功能逐渐减弱、自理能力下降，或者因疾病导致排泄功能出现异常时，经常发生尿频、尿急、尿潴留，甚至大小便失禁等现象，常给老年人带来严重生理与心理负担，护理人员应妥善应对，关爱体谅老年人，竭力提供援助（有关老年人常见排泄问题的护理参见第八章）。

第六节 老年人的休息、睡眠与体能活动

一、休息与睡眠

（一）休息

休息是为了使身体放松，恢复精力和体力，以达到良好的心理状态。休息并非等同于不活动，有时改变活动的形式也可视为休息，例如长时间从事家务后，可以适当站立或散步。相较于其他年龄段，老年人对休息的需求较高，应关注以下几点。

1. 休息质量 有效地休息应满足 3 个基本条件：充足的睡眠、良好的心理状态和舒适的环境。

2. 卧床时间 长期卧床会导致运动系统功能受限，甚至引发压疮、静脉血栓和肺炎等并发症。因此，应适当调整老年人的休息方式，长期卧床者更应注意定时改变体位或进行被动运动。

3. 预防意外 改变体位时需预防直立性低血压或跌倒等意外事件，如早晨醒来时不应立即起床，应在床上稍作休息，舒展肢体后再准备起床。

4. 休息方式 阅读、观看电视、上网可作为休息方式，但时间不宜过长。同时，观看电视、使用电脑和手机时，要保持合适的距离和角度，以免损害视力和颈椎。

总之，老年人应注重休息质量，合理调整休息方式，并在变换活动形式时注意预防意外事件，以实现良好的休息效果。

（二）睡眠

1. 老年人的睡眠 老年人大脑皮质功能随着年龄增长逐渐减退，新陈代谢速度放缓，体

力活动减少，因此所需睡眠时间相应缩短。此外，老年人的睡眠模式亦随年龄变化，可能表现为早睡早醒现象，也可能出现多相性睡眠模式，即睡眠时间在昼夜之间重新分配，夜间睡眠时间减少，白天瞌睡时间增多。同时，器官功能衰退导致的夜间易醒也影响老年人的睡眠质量。还有多种因素可能干扰老年人的生活节奏，从而影响其睡眠质量，如躯体疾病、精神疾病、社会家庭因素、睡眠卫生不良，以及环境因素等。

2. 一般护理　为提升老年人睡眠质量，日常生活中可采取以下措施：①全面评估老年人睡眠质量下降的原因，针对性地进行处理。②营造舒适的睡眠环境，调整卧室的光照和温度，保持床铺清洁整齐，并努力保持环境宁静。③培养良好的睡眠习惯，鼓励规律作息、早起晚睡、定时午休。对于已形成的特殊睡眠习惯，不宜强行改变，需耐心解释并引导。④晚餐不宜过饱，睡前避免摄入咖啡、酒及大量水分，提醒如厕，以减少夜间尿频对睡眠的干扰。⑤避免睡前情绪剧烈波动。鉴于老年人思考问题较为固执，晚间不宜告知某些问题或事项。⑥倡导规律锻炼，宣传日常活动对减轻压力、促进睡眠的重要性，指导老年人坚持参加适度的日间户外活动。⑦必要时，可在医师指导下根据个体差异选择适当药物。镇静药或催眠药虽可助眠，但存在诸多不良反应，如抑制生理功能、降低血压、影响胃肠蠕动及意识活动等，故应谨慎选用。

3. 睡眠呼吸暂停低通气综合征　睡眠呼吸暂停低通气综合征（sleep apnea hypopnea syndrome，SAHS）是一种睡眠障碍性疾病，被认为是高血压、心律失常、脑血管意外的风险因素，并与夜间猝死具有密切关联。SAHS 的诊断标准包括以下几点：患者在夜间睡眠过程中呈现典型的打鼾伴呼吸暂停、日间嗜睡等症状，多导睡眠图（PSG）监测结果显示夜间睡眠暂停低通气指数（apnea hypopnea index，AHI）≥5 次/小时，或虽无日间症状但 AHI≥10 次/小时，并同时伴有 1 个或多个重要脏器受损。

老年人较易发生 SAHS 的主要原因：①老年人多有上呼吸道脂肪堆积，睡眠时咽部肌肉松弛，咽部活动减少，使上呼吸道狭窄或接近闭塞，而出现呼吸暂停。②老年人中枢神经系统调节功能减退，化学感受器对低氧血症和高碳酸血症的敏感性降低，中枢神经系统对呼吸肌的支配能力下降，以及呼吸肌无力等导致易发生 SAHS。

护理措施应包括：①针对一般性护理，需重视老年人及肥胖群体易患 SAHS 的风险，因此应提倡增加活动量、合理控制饮食以实现减重的目标。此外，养成侧卧睡眠习惯，防止气道狭窄加剧。睡前应严禁服用镇静、催眠类药物。戒烟戒酒亦至关重要，研究表明，这些不良生活习惯与 SAHS 存在关联。②积极治疗相关疾病，如肥胖症、扁桃体肥大、黏液性水肿、甲状腺肿大等。③对于上呼吸道通畅、呼吸道软骨和下颌骨无异常的患者，可采用低流量吸氧 2～3L/min；存在呼吸道阻塞，可选择持续呼气末正压通气。④根据患者具体情况，指导选用适宜的医疗器械装置，如鼻扩张器适用于鼻前庭塌陷者，以改善通气；舌后保持器可防止舌后坠导致的呼吸道阻塞。⑤依据患者病情，指导选用恰当药物，包括呼吸兴奋药和增加上呼吸道开放的药物。对于病情严重的患者，可选择手术治疗，如腭垂腭咽成形术、气管切开术、舌骨悬吊和下颌骨成形术等。

二、体能活动

（一）活动对老年人的重要性

活动对老年人的多项生理功能具有显著的促进效果：①能提高血流速度、心排血量及心肌收缩能力，有助于促进冠状动脉侧支循环，增强血管弹性，从而有效预防和延缓心血管疾病的发生与发展。②扩大胸廓活动范围，改善肺功能，使氧气更充分地进入机体与组织进行交换，确保脏器和组织得到充足的供氧。③刺激胃肠蠕动，促进消化液分泌，有利于消化与吸收，促进机体新陈代谢，改善肝、肾功能。④协调大脑皮质兴奋与抑制过程。⑤增加骨质密度，提高韧性与弹性，增进关节灵活性。同时，可使肌肉纤维变粗，增强肌肉力量，提高肌肉活动耐力和灵活性。⑥增强机体免疫功能，提高对疾病的抵抗力。此外，活动还能调动积极情绪。综上所述，活动对老年人各系统功能均具有促进作用，并能预防心身疾病的发生。

（二）影响老年人活动的因素

1. 心血管系统　①最大心率（maximal heart rate，HRm）降低：活动时的心率能够反映个体的最大摄氧量。老年人的心室壁弹性减弱，导致心室再充盈时间延长，因此他们的最大心率通常低于青壮年。②心排血量的减少：随着年龄增长，动脉弹性逐渐降低，增加了心脏的后负荷。此外，外周静脉滞留量的增加和外周血管阻力的上升，导致部分老年人可能会出现舒张压升高的情况。因此，老年人在活动时更容易出现心排血量减少的现象。

2. 肌肉骨骼系统　随着年龄增长，肌细胞逐渐减少，肌张力相应减弱。相关数据显示，50 岁以上人群的肌肉力量每 10 年约下降 10%，而 70 岁以上人群的肌肉力量则每 10 年下降高达 30%。老化过程对骨骼肌系统的张力、弹性、反应速度及功能表现产生负面影响，这也是导致老年人活动能力减退的一个重要原因。

3. 神经系统　衰老会导致脑组织血流量降低、大脑萎缩、运动神经纤维减少、神经树突规模缩小、神经传导速率降低，从而使刺激反应时间延长。老年人的运动协调性和步态可以反映出他们的身体状况。此外，由于前庭感受器过于敏感，老年人对姿势改变的适应能力降低，平衡感减弱，因此应当提醒他们关注活动过程中的安全性。

4. 其他　慢性疾病导致老年人活动耐受力减退。例如，帕金森病引发步态迟缓及平衡感丧失；骨质疏松症导致活动受限，且易于摔倒引发骨折等损伤。此外，老年人可能因药物作用或不良反应、疼痛、抑郁等因素而减少活动意愿。现代社会的发展使人们活动机会减少，如经济、时间和空间受限，导致无法参与体育运动，仅能选择如观看电视、打麻将等静态活动；汽车取代步行成为主要出行方式；电梯的普及减少了爬楼梯的机会等。

（三）老年人活动的指导

1. 老年人的活动强度　老年人参与健身运动，要在科学的运动处方指导下进行锻炼，为了实现有效地运动，必须确保运动强度适中且安全，运动强度应依据个人体能和身体状况而定。在实际操作中，有两个常用且易于掌握的指标可以科学地反映运动强度，分别为靶心率（target heart rate，THR）和费力程度自评指数（rating of perceived exertion，RPE）×4。

运动时的心率能够反映机体的摄氧量，而摄氧量又是评估机体对运动负荷耐受程度的重要指标。因此，通过监测心率的变化，可以有效地调控和选择运动量。THR 即运动中能确保最佳效果和安全的心率。1990 年美国运动医学会曾推荐老年体育锻炼运动强度阈值为最高心率（220 - 年龄）的 60%，相当于最大摄氧率的 50%，心率为 110 ~ 130 次/分，每周 3 次，每次 20 ~ 60 分钟。

老年人可在 THR 范围内运动，并根据身体主观感觉对照 RPE 表，找到适合自己的运动等级。通常，针对自身生理状况，老年人运动时的 RPE 应控制在 12 ~ 13 级别内（此时心率相当于 THR 的 70%）。当老年人在锻炼过程中掌握 THR 与 RPE 之间的关系后，可以利用 RPE 调节运动强度。这样既能确保身体安全，又能达到运动效果，具有重要的科学指导价值。

2. 老年人活动的注意事项

（1）正确选择：老年人根据自身年龄、需求、身体状况及环境条件，选择适宜的运动项目。在制订锻炼计划时，需兼顾老年人的兴趣与能力；在确立锻炼目标时，也需充分考虑他们对自身的期望。如此制订出的活动计划，方能促使老年人持之以恒地参与锻炼。

 知识拓展

费力程度自评指数（RPE）分级表

RPE 于 1961 年由瑞典心理学家博格（Borg）制定，故又称 Borg 量表（表 4-1）。它是根据运动者自我感觉用力程度衡量相对运动水平的半定量指标，共分 6 ~ 20 级，表示不同的疲劳程度。大量研究结果证实，RPE 与心率、最大摄氧量、肺通气量、乳酸水平等客观指标呈高度相关，为 RPE 在实践中被作为心率等运动强度评定指标的辅助或替代指标提供了依据。

表 4-1　费力程度自评指数分级表

RPE	主观用力感觉	相对强度（%）	相应心率（次/分）
6	安静	0.0	静息心率
7	极其轻松	7.1	70
8	极其轻松	14.3	80
9	很轻松	21.4	90
10	很轻松	28.6	100
11	轻松	35.7	110
12	轻松	42.9	120
13	稍费力	50.0	130
14	稍费力	57.2	140
15	费力	64.3	150
16	费力	71.5	160
17	很费力	78.6	170
18	很费力	85.8	180
19	极其费力	95.0	195
20	精疲力竭	100.0	最大心率

（2）循序渐进：老年人进行运动锻炼时，应当优先考虑那些相对简单且易于执行的活动项目，然后再逐步地增加运动强度、时间和频率，可以确保老年人身体逐步适应。在每次调整运动模式之前，都需要对老年人的耐受性进行评估，以确保他们能够安全地适应新的锻炼要求。

（3）持之以恒：通过锻炼以增强体质、预防和治疗疾病，必须经历一个逐步累积的过程。在取得疗效之后，仍需持续进行锻炼，以巩固和加强效果。

（4）运动时间：针对老年人群，每周安排 3 ~ 4 次运动，每次持续半小时左右最佳。需要注意的是，饭后不宜立即开展运动，以免导致消化系统血液供应减少及交感神经兴奋从而抑制消化功能。

（5）运动场地与气候：在选择锻炼场所时，应优先考虑空气质量优良、环境宁静的公园、庭院或湖边等区域。关注气象变化，夏季户外运动需预防中暑，冬季需警惕摔倒和感冒，而在雾霾天气则不宜进行户外活动。

（6）其他：针对年迈、身患多种慢性疾病、气喘、心悸、胸闷或全身不适者，建议就诊于专业医师，并根据医师建议进行适当运动。在患有急性疾病、出现心绞痛或呼吸困难、情绪激动等情况下，应暂停锻炼。

3. 特殊老年人的活动　老年人往往会因疾病侵袭而出现活动受限的情况，尤其是那些长期卧床的患者，若长时间未能进行适当活动，将可能引发失用性萎缩等并发症。为此，有必要为各类病症的老年人提供主动或被动的活动支持。

（1）瘫痪老年人：对于这类老年人，可以选择使用助行器等辅助设备来进行日常活动。通常情况下，手杖适合偏瘫或单侧下肢瘫痪患者使用，前臂杖和腋杖则适用于截瘫患者。步行器主要适用于室内环境，选择时需根据以下原则：若双上肢肌力较弱，无法充分支撑体重，可选用腋杖支持型步行器；若上肢肌力较差，提起步行器有困难，可选择前方带轮型步行器；若上肢肌力正常，但平衡能力较差，则适合使用交互型步行器。

（2）采取制动状态的老年人：制动状态可能引发肌力减弱、肌肉萎缩等问题，因此应尽量缩小制动或静止范围，同时在不妨碍治疗的前提下，积极开展肢体的被动运动或按摩等措施。

（3）不愿甚至害怕活动的老年人：部分老年人由于担忧病情加剧或影响自身形象，往往不愿参与活动。针对这一现象，我们需以耐心和关爱的心态，向他们阐述活动的重要性，鼓励他们积极参与活动计划的制订，营造适宜的活动氛围。在条件允许的情况下，提供专业指导，以提升他们对活动的兴趣和信心。

（4）认知障碍老年人：鉴于照护需求，人们往往会对这类老年人实施活动范围的限制，然而这种做法严重降低了他们的生活品质。护理人员应意识到，为减缓病情进展，必须赋予认知障碍老年人适当的活动机会，并增进其与社会之间的互动。

第七节　老年人性需求和性生活卫生

性是人类基本需求之一，通过性活动，人们还能满足爱与被爱、尊重与被尊重等更高层次的需求。因此，护理人员应秉持专业态度，了解老年人性需求及其影响因素，以促进其生活质量的提升。

一、性生活需求及其影响因素

（一）老年人的性需求

适度、和谐的性生活对老年夫妻的生理、心理及社会健康具有积极意义，这种互动是无法被日常生活和其他活动所替代的。相较于年轻人，老年人的性生活更侧重于彼此慰藉、关爱等精神层面的效应。

通过适度的性生活，老年夫妻可以更好地表达彼此之间的爱和关心，增强夫妻之间的情感纽带，提高生活的幸福感和满足感。

在生理方面，适度的性生活可以促进机体的血液循环和代谢，增强免疫力和抵抗力，预防一些老年疾病的发生。同时，性生活还有助于促进身体的柔韧性和平衡性，有助于改善身体的灵活性和协调能力，对于保持身体健康具有重要作用。

在心理方面，适度的性生活有助于缓解老年夫妻的焦虑、孤独和压力等负面情绪，提高他们的心理健康水平。性生活是一种情感的交流方式，可以让夫妻之间更加深入地了解彼此，增强信任和依赖，有助于维护夫妻关系的稳定与和谐。

（二）影响老年人性生活的因素

1. 生理变化　随着年龄增长，老年人出现头发变白、稀疏，皮肤出现皱纹、斑点，脊柱后凸，以及牙齿缺失等改变。在女性群体中，乳房下垂的现象也较为常见。这些生理变化往往对老年人的心理产生影响，并直接或间接地影响到他们的性生活。

（1）男性：老年男性由于雄激素生成减少，神经传导速度减慢，需要较长的时间才能勃起，勃起持续时间也会比年轻时短，阴茎勃起的角度、睾丸上提的状态均有降低。除此之外，老年男性射精前的分泌物及精液减少，并非每次性交都有射精，射精后阴茎也会较快软化，且缓解时间延长。

（2）女性：在老化过程中，女性由于雌激素分泌减少，大阴唇变平较难分开，阴蒂包皮有萎缩，但阴蒂感觉仍然存在。性行为中阴道内润滑液的产生会变慢、变少，在性交当中可能产生疼痛。高潮时间变短，高潮时子宫收缩也可能造成疼痛，性潮红发生率可能减少或消失。

2. 常见疾病　有心肌梗死、慢性阻塞性肺疾病、糖尿病、泌尿生殖系统疾病及颈椎病的患者或其配偶常认为性生活会导致疾病复发甚至死亡。有研究表明，正常性生活过程中，心源性猝死实际是很少见的，适当的性活动反而可使人身心放松。但也要注意：女性糖尿病患者可由于阴道感染导致不适或疼痛，男性糖尿病患者罹患勃起功能障碍（erectile dysfunction，ED）的风险显著高于一般人群；关节炎患者则常存在肢体活动上的不舒适或不便；前列腺增生的老年人常害怕逆向射精；患有慢性阻塞性肺疾病的老年人由于气短往往会妨碍正常的性生活；一些药物的副作用也常是影响性功能的重要因素，如抗精神病药物可以抑制勃起或射精的能力，镇静催眠药能抑制个体的性欲等，因此护理人员在对老年患者进行服药指导时也应加以考虑。

3. 社会心理因素

（1）教育程度：教育水平对老年人的性认知与观念具有显著影响。一方面，它决定了老年人对性知识的了解程度；另一方面，它塑造了老年人对性问题的接受度。通常而言，受过高等教育的老年人往往拥有广博的知识储备，对生殖系统的解剖结构、功能及性活动有较为深入的了解。他们能够理性看待衰老对生理功能的影响，保持思维的活跃与开放，进而形成相对健康的性心理。相比之下，教育水平较低的老年人可能在性知识方面存在不足，对性健康与身心健康的紧密关系认识不够深入，他们的思想观念可能更为保守，进而会对性活动产生一定的影响。

（2）思想观念：在传统观念中，性相关话题往往是敏感而难以启齿的，特别是对于老年人的性欲和性活动，人们往往采取回避态度。这种态度源于传统思想对老年人性需求的误解和羞耻感。由于这种固有的思想束缚，许多老年人在面对性需求时会选择压抑，长此以往可能会成为老年人性犯罪的一个重要诱因。

（3）婚姻状况：随着我国人口老龄化趋势的不断加剧，丧偶老年人的数量呈现明显增长的态势。丧偶对于老年人而言，无疑是一次沉重的打击，往往会导致他们产生严重的抑郁和孤独感。尽管子女的关心和照顾在一定程度上能够给予他们支持和安慰，但伴侣在老年人生活中的重要性是无法被替代的。伴侣不仅是老年人日常生活中的重要陪伴者，更是他们情感交流和表达的主要对象。此外，婚姻满足感对于提高老年人对性生活的信心也起着积极作用。因此，我们应当高度关注丧偶老年人的情感需求和生活状况，为他们提供更多的支持和帮助。

（4）经济条件：经济状况的改善往往会增强人们的性欲，而经济条件拮据则可能导致性欲下降。优越的经济条件有助于提升人们的自信心，特别是经济条件优越的老年人，由于他们的基本生存需求已经得到满足，无须为日常生活问题所困扰，因此有更多的时间和精力去关注性问题。相比之下，经济能力稍差的老年群体，他们的精力更多地被衣食住行等日常需求所占据，因此对于性活动的关注度相对较低。

（5）性生活史：老年人过往的性经历会对其当前的性需求产生一定影响。和谐且令人愉悦的性生活体验能够增强个体的性欲，而令人不悦的性生活经历则可能导致恐惧、烦躁等不良心理反应，进而降低性欲。

二、性生活的护理与卫生指导

（一）护理评估

鉴于个体在身心健康及社会文化背景方面的差异，性对于每个人而言可能拥有不同的意义。因此，在分析和处理与性相关的问题时，必须全面且深入地考虑这些差异性因素。

1. 评估的内容及方法

（1）收集健康史及客观资料　在全面评估老年人的整体状况时，应深入了解他们的基本情况、性认知、性取向、性别角色认知及自我概念。同时，需要细致考察他们的婚姻状况、宗教信仰、疾病历史及性生活经历。在此基础上，进一步关注老年人的性生活现状，具体涵盖性欲水平、性活动频率、性满意度和性行为成功次数等关键指标。此外，还应充分了解他们对于治疗或咨询的预期，以确保不存在不切实际或错误的期望。

在评估老年人的配偶或性伴侣时，应综合考量对方的基本信息、性认知水平、性观念、性别角色认知和自我认知。同时，还需要深入了解双方在性生活方面的期望与协同程度，以确保评估的全面性和准确性。

（2）身体检查　针对老年人的性生活问题，可以通过一系列专业检查来进行判断。其中，常见的检查项目包括阴茎勃起硬度评估、海绵体内药物注射试验、神经传导评估，以及阴茎动脉功能检测等。

2. 护理人员的态度及准备　在处理老年人性问题过程中，护理人员应运用丰富的专业知识和专业态度，来赢得老年人的信任和合作。护理人员需具备正确的性知识，熟悉各类社会文化及宗教背景，能够坦然、客观地面对性问题，并真诚地尊重老年人的个人及家庭权益。

3. 评估性问题的注意事项　一般而言，老年人在面对性问题方面的困扰时，往往不会直接明确地表达。部分老年人可能会提及睡眠质量下降，如失眠，或者表现出焦虑不安等现象；另有部分老年人倾向于谈论"他人"的问题；还有些老年人会选择较为委婉的语言进行沟通。因此，护理人员需要灵活运用适当的沟通技巧，并保持专业的评估态度，以确保充分尊重老年人的隐私权。

（二）一般指导

1. 树立正确性观念　对老年人、其配偶及照顾者实施个性化的健康教育，帮助他们摒弃传统文化及社会舆论对性的歧视，将性行为视为有益于健康的一种正常生理需求。

2. 促进伴侣间沟通　鼓励老年人与配偶或性伴侣坦诚交流，彼此理解与信任，从而确保护理措施及卫生指导取得理想效果。

3. 注重外貌修饰　提醒老年人在着装、发型等方面体现性别角色，根据个人喜好和习惯进行适当修饰，展现良好精神风貌。

4. 营造适宜环境　保证基本环境条件具备隐私性和自我控制能力，如门窗隐私性、床的高度和适用性等，避免干扰，确保时间充裕，减轻压力。

5. 多方式性满足　性交并非性满足的唯一途径。对于老年人而言，浅层性接触（如抚摸、亲吻、拥抱等）也可获得满足。

6. 其他　在时间上最好选择休息后，有研究表明男性激素在清晨时最高，故此时对男性而言是最佳的性活动时间。因高脂血症易引起心脏及阴茎的血管阻塞而造成 ED，因此低脂饮食有利于性活动。老年女性停经后由于雌激素水平下降导致阴道黏膜较干，可使用润滑剂来进行改善。

第八节　老年人日常中医养生

中医养生的理念深植于中华传统文化的沃土之中，它强调人与自然和谐共生，追求身心平衡，主张"预防为主，治未病"，通过合理饮食、适度运动、调畅情志、顺应自然等方法，达到增强体质、延缓衰老、防病治病、提高生命质量的目的。

一、合理饮食

老年人的饮食原则应当以调和脏腑、滋养精神、预防疾病、延缓衰老为目标，具体实施可从以下 5 个方面来进行。

（一）膳食平衡

《素问·藏气法时论》中就指出"五谷为养、五果为助、五畜为益、五菜为充，气味合而服之，以补益精气"。要求食物中谷肉果菜要均衡，粗细结合，荤素搭配，以保证营养全面。这与现代营养学的食物品种宜多样化的理念基本一致。

（二）五味均衡

老年人的饮食应注意五味（酸、苦、甘、辛、咸）的均衡搭配。在中医理论中，五味对应五脏（肝、心、脾、肺、肾），均衡摄入五味有助于调养五脏。酸味食物如柠檬、山楂，可收敛益肝；苦味食物如苦瓜、莴苣，可以清心泻火；甘味食物如小麦、山药，能补脾益气；辛味食物如大葱、生姜，能解表助肺；咸味食物如海带、紫菜，有助于滋养肾。

（三）饮食有节

老年人应适当减少食量，防止因过食造成脾胃负担过重。特别是要避免暴饮暴食和吃过度油腻的食物，以防消化不良。此外，应遵循定时定量的饮食习惯，避免过度饥饿或饱腹，保持饮食规律，选择细软食物而避免生硬食物，减少生冷食物的摄入，以促进脾胃的消化与吸收。

（四）适度进补

老年人体质多虚，适时适量的进补能够提高机体抵抗力和适应能力。但需强调因人制宜，辨证选食。阳虚者多食温性食物，如黄牛肉、羊肉等。阴虚者多食滋阴食物，如百合、鸭肉等。气虚者多食补气的食物，如小米、山药等。血虚者多食补血的食物，如桂圆肉、红枣等。老年人进补要遵循"少量、多次"的原则，避免大量一次性进补导致脾胃负担过重。

（五）顺应四时饮食

春季宜食新鲜蔬菜，如香椿、春笋，以升发阳气；夏季宜食清凉果物，如绿豆、苦瓜等，以清热解暑；秋季宜食润肺滋阴的食物，如梨、蜂蜜，以预防秋燥；冬季宜食温补类食物，如羊肉、核桃等，以培肾藏精。同时，应避免摄入时令不当的食物，以免损伤脾胃。

二、适度运动

老年人的运动应以温和、低风险、有益心肺和肌肉韧带的活动为主，以下 5 种运动形式是非常适合老年人的养生之选。

（一）散步

安步当车，散步是最简单易行的有氧运动，适合几乎所有老年人，有助于强化心脏功能，改善血液循环。每天保持适当散步，如每次 30 分钟，不仅可以提高身体素质，还能放松心情，享受与大自然的亲近。适宜选择平坦的路面，并穿着舒适、防滑的鞋子，以减少跌倒风险。

（二）八段锦

八段锦是一套传统的中国气功保健体操，动作柔和，以呼吸法配合身体动作，强调内外兼修。这种练习有助于调节神经系统功能，促进气血运行，增强身体的免疫力，并能调适各器官功能。八段锦的动作简单，易于学习，对提高老年人的身体柔韧性和协调性大有裨益。

（三）太极拳

太极拳是一种内外兼修的运动，它通过缓慢、柔和且连贯的动作改善身体平衡，增强肌肉力量。练习太极拳能够减轻关节的压力，预防骨质疏松，并有助于缓解慢性疾病。太极拳还能令人精神集中和心态平和，有助于减压和情绪调节。

（四）五禽戏

五禽戏是模仿鸟、兽动作而形成的一种健身方法，它包含了虎、鹿、熊、猿、鸟等动物的动作特点。通过模拟动物行为的方式来锻炼，可以活跃身体各个部位，促进人体气血运行，增强肢体的协调性和灵活性。五禽戏既能锻炼身体，也富有趣味性，适合老年人在户外空气新鲜的环境中练习。

（五）易筋经

易筋经是一种古老的养生功法，它通过一系列柔和、流畅、有节奏的伸展和旋转动作，结合深长的呼吸，以促进全身气血流通和内脏功能调和，并强化肌肉和韧带，舒展筋骨。这种练习对提高老年人的柔韧性、增强肌肉和关节功能有显著效果。

以上五种运动都是考虑到老年人身体状况和运动需求而推荐的养生运动。老年人在进行这些运动时，应根据自己的身体条件和偏好，选择适合的运动强度和时间，必要时可在专业人士的指导下进行。定期坚持这些温和的运动，可以帮助老年人保持良好的身体状态和精神状态。

三、调畅情志

（一）情志的概念

情志包括喜、怒、忧、思、悲、恐、惊等情绪反应。根据中医理论，情志的变化能够影响人体的气机运行，进而影响气血运行和脏腑功能。情志的稳定与和谐被认为是维护健康的关键，而情志失调则可能导致疾病。

（二）情志与五脏的关系

1. 怒伤肝　肝主疏泄，具有调畅气机、促进脾胃运化等生理功能。怒属木，与肝相应。经常生气发怒，易导致气机失调，从而引发各类生理及情绪方面的症状，如头痛、眩晕、胸闷、胁痛、善太息、情绪抑郁等。此外，愤怒情绪可能进一步影响肝脏的疏泄功能，导致胆汁分泌与排泄障碍，从而诱发消化系统问题，如胃痛、胃胀、消化不良等。

2. 喜伤心　在中医理论中，心被视为君主之官，具有主血脉和藏神的功能，与精神和意识活动密切相关。喜属火，与心相应。适度的喜可以使心气和畅，气血畅通，精神饱满。然而，如果喜悦过度，比如突如其来的好消息导致激动异常，或者长期处于过度兴奋的状态，就可能导致心气涣散，心神不宁。主要表现为心悸、失眠、多梦、健忘、精神不集中等症状，严重时甚至可能引发癫狂等健康问题。

3. 思伤脾　脾主运化，承担着将水谷转化为人体所需气血与精微之物的责任。思属土，与脾相应。长期过度思虑可能损伤脾气，导致其运化功能减弱，引起食欲缺乏、消化不良、腹胀、大便不调和乏力困倦等表现。此外，由于脾开窍于口，过度思虑还可能导致口味失真、唾液分泌失常等症状。

4. 忧伤肺　肺主气，司呼吸，气机升降出入与其密切相关，肺影响着机体防御力的强弱。忧属金，与肺相应。忧郁、悲伤等情绪如果长期存在，会影响肺气，使得肺气宣发、肃降功能失常，进而影响气机的升降出入，使人出现气短、胸闷、咳嗽、呼吸不畅等症状。过度悲忧会耗损肺气，导致肺气虚衰，出现呼吸不利、咳嗽、咳痰、抵抗力下降、易于感冒等症状。

5. 恐伤肾　肾藏精，主生长发育和生殖。恐属水，与肾相应。肾主闭藏，恐则气下，长期恐惧或突发剧烈惊吓皆可能伤肾。肾脏功能受损时，可能出现腰膝酸软疼痛、尿频、尿急、易疲劳、耳鸣、耳聋、月经不调、性功能障碍、遗精、滑精等病症。如果恐伤过重，可能导致精神涣散、无法集中、神魂不安等精神情志病变。

（三）情志养生

老年人常常面临身体力量减弱及反应能力下降的困境。这些生理变化往往伴生心理层面的挑战，如产生自身价值缺失、无力感，以及情绪波动和意志力衰退。生活中的重大变故，如丧偶、子女离家，以及长期患病的折磨，可能加剧这种身心失衡，进一步影响健康状况。因此，针对这些挑战，老年人精神层面的自我调适显得尤为重要。

1. 清静养神 指精神情志保持淡泊宁静的状态，适度感受外界事物，减少或摒除各种不良情志刺激的方法。刘完素指出，"心乱则百病生，心静则万病悉去"。要达到"清静"，必须做到：①恬淡虚无，即摒除杂念，畅遂情志，神静淡泊，没有贪求妄想。②恬愉乐俗，也就是要知足常乐，充满自信，适应于一般世俗的生活方式和习惯，内无杂念忧患。③无恚嗔之心，情志本是脏腑正常的活动，如若太过，必然会伤及脏腑气血。所以，不要有大喜、大怒、大悲、大惊、多思等情绪。

2. 养性调神 指培养良好的道德情操，养成良好的性情，促进身心健康的养生保健方法。《素问·上古天真论》有云："所以能年皆度百岁而动作不衰者，以其德全不危也。""德"实际上是一个大的哲学范畴，包含有仁、义、礼、智、信等方面。古人十分重视修德，要做到行宽心和，动静有礼，怜孤恤寡，敬爱卑微，受辱能忍，见贤内省，崇尚胜己，不好阴谋，怀诚抱信，仁慈谦让，内修孝悌等。

3. 节欲守神 指通过克服欲望、保持心理平衡以达成身心健康的方法。节欲的含义有广义、狭义之分。就广义而言，人的各种需求都属于欲，如耳之欲五声、目之欲五色、口之欲五味等，涉及衣食住行各个方面。《荀子》曰："欲虽不可去也，求可节也。"所以广义的节欲主要指节制一切声名物欲。从狭义上说，节欲是专指节制性欲。纵欲者，形神交用，精气俱伤。要做到节欲，关键在于收心养心。纵欲固然危害健康，但过分抑制性欲也不利健康，贵在适度。

4. 怡情畅神 指调和七情，保持良好的心理状态。喜怒哀乐本是人之常情，善于养生的人，并非遇不到烦恼，只是他们善于自我排遣和及时化解。古人倡导从3个方面处理忿怒之情：①养性避之，平素多注重修养性情，自然不易恼怒。②以理抑之，通过认知上的改变，用理智来减轻自己的怒气。③排而移之，采用多种方式来排解心中的郁怒，或向他人倾诉，或参加体育运动，来转移注意力。

5. 顺时调神 人的身心健康与自然界的变化息息相关，中医提倡遵循自然界四时阴阳变化的规律，方可摄生长寿，安享天年。人的身心调摄必须顺应时令之气。春天万物生气勃勃，人的情志也要与生长之机相适应，舒展条达。夏天万物茂盛，开花结实，人的情志应饱满充实。秋天万物平定，肃杀之气降临，人的情志不应轻易波动，要保持安定宁静。冬天万物闭藏，寒气笼罩，人的情志更要妥为保养，而不能无端耗费。从而达到"阴平阳秘，精神乃治"，使人体内外环境协调一致，精神情志与形体功能活动和谐统一。

6. 动形怡神 尽管中医养生力主"清静"，但并非完全排斥动形以怡神，而是在主静的同时强调静中有动。动形怡神的方法很多，其关键是培养业余爱好，通过活动形体、获得乐趣，以达到怡神的目的。如《寿亲养老新书》所载"十乐"，有九乐都是需要主动活动的，浇花种竹、登城观山、焚香煎茶、读书义理、听琴玩鹤、学法帖字等，均有助于修养心身。总之，培养兴趣爱好，活动形体，可以改变单调的生活方式，增加心理宣泄的途径，丰富精神寄托，避免陷入强烈而持久的情绪波动之中，既可强身健体，又能动形怡神，安享天年。

四、顺应自然

顺应自然的养生方法是应当尊重自然界的规律，特别是四时变换和昼夜交替。以下是从"顺应四时"和"作息规律"两方面给出的具体养生建议。

（一）顺应四时

1. 春季养生　重视升发阳气。清晨早起，积极投身户外活动，如散步、太极拳等，以利于阳气的生发。饮食方面应以清淡为原则，多摄入新鲜蔬菜和水果，减少辛辣和油腻食物的摄取。情志方面应"以使志生"。

2. 夏季养生　重视养心除烦。避免中午烈日之下的户外活动，选择清晨或傍晚时段进行适量运动。饮食方面，可适当增加水分和清凉消暑的食物，如西瓜、黄瓜等，但需注意不要过度食用冷饮，以防损伤脾胃。情志方面应"使志无怒"。

3. 秋季养生　重视润燥养肺。秋季早晚气温变化较大，需注意保暖，避免受凉。进行有助于增强肺部功能的呼吸锻炼，保持身体健康。在饮食方面，应选择百合、银耳等具有润肺作用的食材，减少辛辣食物的摄入，以避免加重燥邪。情志方面应"使志安宁"。

4. 冬季养生　重视养元藏精。倡导早睡晚起，确保充足睡眠，避免过度劳累，以充实精力。饮食应以温补为要，适量摄入羊肉、鸡肉等温性食物，同时增加根茎类蔬菜，以助脾胃运化。情志方面应"使志若伏若匿"。

（二）作息规律

早晨起床后，可对口腔、面部及手脚进行温水洗涤，以激发身体活力。适度开展晨练，如散步、八段锦、太极拳等，避免剧烈运动，以免对身体造成损伤。上午安排一些轻松的活动或家务，保持身体活跃而不感到疲劳。中午适当午休，时长 30 分钟至 1 小时，有助于恢复身体元气。下午可参与一些文化活动，如阅读、下棋、练书法等，修身养性。晚餐宜选择清淡易消化的食物，不宜过晚进食，以免影响睡眠。餐后适当散步，有助于消化，但应避免过于激烈或过于接近睡眠时间。睡前可进行一些有助于放松身心的活动，如聆听轻音乐、冥想等。保持规律的作息，避免熬夜，确保每晚 7~8 小时的充足睡眠。

本章小结

思考题

1. 阐述老年人日常生活护理及居住环境设计原则。

2. 促进老年人睡眠的护理措施有哪些？

3. 如何对患病老年人进行活动指导？

更多练习

（石亚男　徐庆怡　庄淑涵）

第五章　老年保健与养老模式

教学课件

学习目标

1. 素质目标

（1）具备关注老年人健康和生活质量的意识。

（2）树立"尊老爱老、以人为本"的服务理念。

2. 知识目标

（1）掌握：老年保健的概念、原则和策略，社区居家养老模式的概念、服务对象与内容。

（2）熟悉：老年保健的重点人群。

（3）了解：智慧养老的现存问题并提出对策。

3. 能力目标

（1）能够运用所学知识，针对老年保健服务对象的特点，制订一份老年保健计划。

（2）能够运用所学知识，针对老年人个体情况，给出适合的养老模式选择建议。

案例

【案例导入】

刘女士，55岁。父亲去世后，母亲与刘女士一家三口共同生活。但随着年纪增大，刘女士的母亲还患有多种慢性疾病，生活上逐渐不能照顾自己，刘女士和丈夫工作很忙，还经常出差，无法照顾好母亲，所以她很苦恼，听说本地有很多新建的养老服务机构，有公办的，也有民营的，有居家养老服务中心、社区嵌入式养老机构、老年公寓等，经过与家人商议决定将母亲送到离家近的社区居家养老服务中心进行托养。

【请思考】

请为刘女士介绍社区居家养老服务中心的性质和特点。

【案例分析】

第一节　老年保健

一、老年保健的概念

健康保健（health care）指为保持和增进人们的身心健康而采取的有效措施。世界卫生组织认为，老年健康保健（health care in elderly）指在平等享用卫生资源的基础上，充分利用现有的人力、物力，以维护和促进老年人健康为目的，发展老年保健事业，使老年人得到基本的医疗、护理、康复、保健等服务。随着年龄增长，老年人的身体功能逐渐衰退，抵抗力下降，易患各种慢性疾病。因此，老年保健对于提高老年人的生活质量、保障其身心健康具有重要意义。近年来的研究表明，老年保健不仅能延缓老年人身体和认知功能的下降，还能提高老年人的生活满意度和幸福感。老年保健的理念也从单一的疾病治疗转变为综合的身心健康管理，从而促进老年人全面发展和积极老龄化。

二、老年保健的重点人群

（一）高龄老年人

高龄老年人是指年龄在 80 岁及以上的老年人。随着社会的发展和医疗技术的进步，人们的寿命不断延长，高龄老年人口的比例也在逐渐增加。目前，我国高龄老年人达 3580 万人，其中 60%~70% 的高龄老年人患有慢性疾病，常伴随失能和心理健康问题。预计到 2050 年，高龄老年人口将达到 1 亿人，占老年人口总数的 1/4。他们需要更多的医疗、护理、健康保健和生活照料，这使得他们在老年照料方面面临双重弱势困境，成为家庭、社区和政府关注的重点人群。

（二）失能老年人

失能指老年人由于年老、疾病、伤残等原因导致的生活和社交能力丧失。截至 2022 年末，我国 60 岁及以上老年人口达到 2.8 亿，其中失能老年人大约有 4400 万。这一庞大的数字不仅反映了人口老龄化的严峻挑战，也凸显了失能老年人照护服务需求的迅速增长。失能老年人的数量随着年龄增长而递增，85 岁及以上老年人失能比例最高。预计到 2050 年，失能老年人口将达到 9140 万，城市失能老年人数量的增长速度将超过农村。因此，社会和老年照护机构需要重点关注失能老年人的长期照护需求。

（三）精神障碍老年人

老年人精神障碍分为功能性和器质性两类。功能性精神障碍包括精神分裂症、情感性精神障碍、偏执性精神障碍和应激因素引起的精神障碍等。器质性精神障碍是由脑部损伤引起的精神障碍。随着老龄化和高龄化加剧，有精神障碍的老年人数量不断增加，导致生活失去规律，严重时生活不能自理，并伴有营养障碍，从而加重原有的身体疾病。因此，有精神障碍的老年人需要更多的医疗和护理服务，社会需要建立和完善针对这一人群的长期照护服务体系，整合居家、社区和机构照护功能，为他们提供全面、持续的照护服务。

（四）患病老年人

老年人患病后面临诸多挑战，这些挑战不仅涉及身体健康和生活自理能力的下降，还包括经济负担的增加。为缓解经济压力，部分老年人自行购买药物，易导致延误诊断和治疗。因此，应重点关注患病的老年人，做好老年人健康检查、健康教育、保健咨询，并配合医师，促进其康复。

（五）新近出院的老年人

新近出院的老年人是指那些因疾病住院治疗后，近期返回家庭或社区环境中的老年人。这一群体由于疾病尚未完全恢复，常需要继续治疗，如遇到影响康复的不利因素，疾病易复发甚至恶化导致死亡。因此，医疗护理、社区健康保健人员应根据老年人的身体状况，开展延续性治疗与护理，定期随访，根据老年患者的身体情况，及时调整治疗方案，提供健康指导等。

（六）独居老年人

独居老年人指年满60岁因离异、丧偶、未婚等原因独自一人居住的老年人。独居老年人在中国的数量呈现逐年增加的趋势。这一现象的原因是多方面的，包括社会发展、人口老龄化、计划生育政策、少子化、城市化进程及老年人自身对于独立生活的需求等因素。根据2020年第七次人口普查结果，单身老年人（指单独居住的老年人）为3729万户，占"有老年人家庭户"的21.38%。特别在我国农村，老年人单独生活的现象比城市更加严重。独居老年人因子女不在身边，缺乏沟通交流易产生心理问题，如固执、急躁、乖僻、不爱交际，还可能产生孤独、压抑感、自卑、多疑、抑郁、焦虑等。独居老年人是比空巢老年人更弱势的群体。因此，需要社会、社区、老年机构或公益组织重点关注和给予支持，如提供生活必需品、健康咨询等服务。

（七）丧偶老年人

丧偶老年人指经历了配偶死亡并达到或超过特定年龄阈值（通常发达国家为60岁、发展中国家为65岁）的个体。丧偶对老年人的生活影响较大，特别在精神上会造成沉重的打击，使多年夫妻生活形成的互相关爱、互相支持的平衡状态突然被打破。夫妻中一方失去关爱和照顾，会让人感到生活无望、乏味，甚至积劳成疾或丧失生活的勇气。对于近期丧偶者，容易导致疾病发生或原有疾病复发。因此，家庭及社会应关爱丧偶老年人，鼓励其参与社会活动，改善老年人的健康状况。

三、老年保健的原则与策略

老年保健原则旨在为老年人提供综合性的老年保健服务，确保老年人的躯体、心理和社会适应能力等方面的健康，以及生活质量的提高。老年保健原则是开展老年保健工作的行动准则，为老年保健工作提供指导。

（一）全面性原则

老年保健全面性原则强调老年保健应该是多方面、多层次的，不仅包括老年人的躯体健康，还涵盖心理健康和社会适应能力。老年保健计划应当全面考虑老年人的疾病和功能障碍的治疗、预防、康复等需求，为老年人建立一个统一的、全面的保健计划。

（二）区域化原则

老年保健区域化原则指为了使老年人能方便、快捷地获得保健服务，服务提供者能更有效地组织保健服务，提供以社区为基础的老年保健。重点是针对老年人实际的需要，确保在要求的时间、地点，为真正需要服务的老年人提供基础的老年保健和社会援助。

（三）费用分担原则

费用分担原则指老年保健费用应由政府、保险和个人共同承担，采取"风险共担"原则。政府承担一部分、保险公司的保险金补偿一部分、老年人自付一部分。这种"费用分担"的原则越来越为大多数人所接受。

（四）功能分化原则

老年保健服务需要多元化，以提供针对老年人疾病特殊性的专门服务。由于老年人的疾病有其特殊的发展规律，可能会存在特殊的生理、心理和社会问题，老年保健人力配备上不仅需要有从事老年医学研究的医护人员，还需要有精神病学家、心理学家和社会工作者参与，这种人力配备也显示了明确的功能分化原则。

四、联合国老年政策原则

（一）独立性原则

1. 老年人应通过收入、家庭、社会支持及资助，享有足够的衣、食、住、行和保健。

2. 老年人应有继续工作的机会或其他获得收入的机会，以维持其经济独立和个人尊严。

3. 老年人应参与决定退出劳动力队伍的时间和方式。

4. 老年人应有机会获得适宜的教育和培训，这有助于他们继续发展个人技能和知识，保持社会参与和独立性。

5. 老年人应生活在安全且适合个人选择及适应能力变化的环境中。

6. 老年人应尽可能长期在家居住。

（二）参与性原则

1. 老年人应保持融入社会，积极参与制定、实施与其健康直接相关的政策和措施，并与年轻人分享他们的知识和技能。

2. 老年人应寻找和创造为社区服务的机会，在适合他们兴趣和能力的位置做志愿服务者。

3. 老年人应建立自己的协会或组织。

（三）保健与照顾原则

1. 老年人应享有与其社会文化背景相适应的家庭及社区照顾和保护。

2. 老年人应享有卫生保健护理服务，以维持或重新获得最佳的生理、心理与情绪健康水平，预防或推迟疾病的发生。

3. 老年人应享有社会和法律服务，以提高自主能力，并得到更好的照顾和保护。

4. 老年人应利用适宜的服务机构，获得政府提供的保障、康复、心理和社会性服务，以及精神支持。

5. 老年人居住在任何住所，均应享受人权和基本自由，包括充分尊重他们的尊严、信仰、利益、需求、隐私，以及对其自身保健和生活质量的决定权。

（四）自我实现或自我成就原则

1. 老年人应追求充分发展他们潜力的机会。

2. 老年人应享受社会中的教育、文化、精神和娱乐资源。

（五）尊严性原则

1. 老年人生活应有尊严和保障，避免受到剥削和身心虐待。

2. 所有老年人都应被公正对待，并尊重他们对社会的贡献。

第二节　老年人自我保健和健康行为促进

一、老年人自我保健

（一）自我保健的概念与内涵

WHO 提出"自我保健是个人、家庭、邻里、亲友和同事自发的卫生活动"。自我保健（self-health care）涵盖了一系列行为和措施，是人们为保护自身健康所采取的一系列综合性保健措施。其内涵包括以下要点。

1. 自我保健　自我保健强调个人对自己健康的责任。每个人都应该自觉地关注自己的健康状况，并主动采取积极的健康行为。

2. 多方参与　强调自我保健不仅仅是个体的责任，还需要家庭、邻里、亲友和同事的支持与参与。这样的多方合作能够创造一个有益于健康的环境，并提供支持与鼓励。

3. 预防为主　预防疾病是自我保健的核心原则。通过采取健康饮食、定期锻炼、养成良好的睡眠习惯、戒烟限酒、保持心理健康等行为，可以减少罹患慢性疾病的风险。

4. 自我管理和自我治疗　自我保健还包括个体在面对健康问题时，学会自我管理和自我治疗。其技巧可以通过学习健康知识、掌握基本的医疗技能、建立良好的医患沟通等方式实现。

综上所述，自我保健是一种积极主动的行为，通过个人、家庭和社区等方面的参与，提升个体和整体的健康水平。它不仅有助于预防疾病，还能提高生活质量，减轻医疗资源压力，促进健康社区的建设。

（二）老年人自我保健的概念

老年人自我保健（self-health care in elderly）指健康或罹患某些疾病的老年人，利用自己所掌握的医学知识、科学的养生保健方法和简单易行的治疗、护理和康复手段，依靠自己、家庭或周围的资源进行自我观察、诊断、预防、治疗和护理等活动。通过不断地调适并恢复生理和心理的平衡，逐步养成良好的生活习惯，建立适合自身健康状况的保健方法，达到促进健康，预防疾病，提高生活质量，推迟衰老和延年益寿的目标。

（三）老年人自我保健的措施

老年人自我保健活动应该围绕提高个体的健康自主性和预防疾病展开，主要包括以下几个方面。

1. 自我观察　指通过视觉、听觉、嗅觉、触觉等方法来监测个人的健康状态，以便及时发现任何异常或危险信号。这包括观察重要的生理指标、疼痛的位置和特性、身体结构和功能的变化等。通过这种方式，个体能够了解自己的健康状况并及时寻求医疗和保健服务。

2. 自我预防 涉及建立和维持健康的生活习惯，如合理的饮食、良好的卫生习惯、适度的体育活动，以及保持积极的心理状态。这些措施对于预防疾病至关重要。

3. 自我治疗 特指老年人对自己的慢性疾病进行管理和治疗，比如使用家用氧气袋或小型氧气瓶进行氧气治疗，糖尿病患者自我注射胰岛素，以及常见慢性疾病患者自我服药等。

4. 自我护理 包括增强个人的生活自理能力，运用护理知识进行自我照顾、自我调整、参与和保护。这些自我护理活动有助于保持和提高老年人的生活质量。

通过上述措施，老年人可以及时发现并处理健康问题，有效地管理自己的健康，预防疾病，从而提高自己的生活质量和幸福感。

二、老年人健康行为促进

老年人健康行为促进指通过改变老年人的生活方式和行为习惯，促进他们的身体健康和心理健康。社会老龄化导致了慢性疾病的高发病率和高患病率，如与年龄相关的心力衰竭、慢性阻塞性肺疾病、糖尿病等。良好的健康行为能延缓老年疾病，减轻症状，提高生活质量。老年人健康行为促进的重点是教会他们采取积极的健康行为，为他们提供相应的信息和资源。疾病筛查、降低危险因素、改善环境和健康教育等护理干预手段有助于老年人的健康行为促进，可以提高老年人的健康水平，维持躯体功能，改善生活质量。

（一）疾病筛查

疾病筛查是关键的疾病预防策略，旨在早期发现和监控疾病。美国已制定全面筛查指南，涵盖糖尿病、高血压等多种疾病，特别推荐老年人定期筛查乳腺癌、结肠癌等。对个体健康的全面评估，可以延长老年人健康寿命。在实施筛查时要考虑老年人的健康信念和接受度。

（二）降低危险因素

为了降低老年人特定疾病的发生率，应采取有针对性的风险因素干预措施。这些干预的成效大多数情况下取决于对个体危险因素的精确评估。例如，作为一种预防措施，虽然疫苗接种适合所有老年人，但是针对具有特定危险因素的老年人群体，则需要个性化的预防策略。通过使用现有的风险评估工具，例如，针对跌倒、压疮、心脏疾病、虐待和忽视的风险评估工具，我们能够识别并筛查出此类高风险个体，进而实施适当的预防措施。因此，优先关注那些最紧迫或可能导致最严重后果的风险因素是非常关键的。普适的老年人预防措施包括维持健康的生活习惯，比如合理的饮食、体重管理、适度运动、充足的睡眠、避免接触二手烟，以及采纳有效的压力管理方法；使用非处方药物，如低剂量的阿司匹林、多种维生素和矿物质补充剂，以及参与补充和替代疗法，如持续进行瑜伽、太极等身体锻炼。

（三）改善环境

健康促进策略的一大重点是改善生活环境，以降低环境风险并优化个体对环境变化的适应能力。实施有效的环境改造措施，如增强跌倒预防、改善老年人的视力与听力功能等，可以显著提升个体的生理及心理健康。这些措施不仅减少了潜在的安全风险，还有助于老年人更好地融入社会，享受更高质量的生活，确保他们能够在安全、适应性强的环境中健康地生活。

（四）健康教育

健康教育在提高老年人自我管理能力和促进其健康状态方面扮演着重要角色。研究显示，健康教育能够有效地促进更健康的行为模式，成为整体健康提升战略中不可分割的一部分。护理专业人员应根据老年人的具体健康状况和生活方式因素，提供有针对性的健康教育。对老年群体而言，重要的健康教育议题包括进行规律性身体活动、保持均衡饮食、改善睡眠质量等。以下是对老年人健康行为的几方面建议。

1. 营养与饮食管理　鉴于老年人特有的生理需求，适当的营养摄入对于缓解老年常见疾病（如骨质疏松症、肥胖、高血压等）至关重要，并可显著提高生活质量。合理的饮食调整对预防过早衰老也具有重要意义。虽然老年人基础代谢率较低，能量需求相应减少，但优质蛋白质的摄入仍然至关重要，推荐食物来源包括大豆、奶制品、鱼类、瘦肉及蛋类。同时，应增加富含钙和维生素的新鲜蔬菜与水果的摄入量，这对延缓衰老和维护健康极为有益。烹饪方式应倾向于低油、低糖和清淡，避免油炸和高脂肪食品，形成健康的生活方式。

2. 睡眠质量的改善　老年人常见的睡眠问题包括难以入睡、易醒和睡眠周期缩短。改善措施包括保持放松的心态、建立固定的睡眠—觉醒周期、适度的日常运动、限制晚间咖啡因和酒精的摄入，以及确保睡眠环境的安静和舒适。这些措施对于促进老年人健康睡眠至关重要。

3. 规律的体育锻炼　定期进行体育锻炼可显著增强老年人的心肺功能、肌肉和骨骼强度。推荐的锻炼项目包括散步、太极拳、舞蹈等，锻炼强度应根据心率调整，初期保持在最大心率的 60%，逐渐增至 80%。规律的锻炼有助于降低血压、控制胆固醇、增强心血管功能，还可以预防骨质疏松和 2 型糖尿病。

4. 心理健康的维护　老年人的心理健康受到多种因素的影响，包括生理变化、环境和生活方式的变化等。积极的生活态度、合理的自我期望和有效的情绪管理对维护心理健康至关重要。美国心理卫生协会建议不过度苛求自己，合理处理挫折，积极参与社会活动，以促进良好的心理状态。

5. 对待死亡的态度教育　正视死亡，理解生命的有限性对于老年人珍视生活、积极面对生命终章极为重要。死亡教育的目标是帮助老年人心理上做好准备，鼓励他们追求个人理想，完成未了的事业，以平和的心态面对生命的终点。

增强老年人对自身健康照顾的决策能力是健康行为促进必不可少的一方面。应该积极鼓励老年人建立并维持较高的健康水平、机体功能和生活质量的目标。护士应该了解本地能够给老年人提供的健康服务和健康资源，然后向老年人传达这些信息。最重要的是护士应该为老年人制定个体化的健康促进方案。

第三节　养老模式

养老模式的选择和发展受到了多方面因素的影响，其中包括社会文化背景、经济发展水平、人口老龄化程度，以及政府政策的引导等。目前，我国的养老模式已经形成了"9073"格局，即 90% 左右的老年人选择居家养老，7% 左右的老年人依托社区支持养老，3% 的老年人入住机构养老。这种模式的形成与中国传统文化中的家庭观念和老年人的生活习惯密切相关。居家养老作为主流模式，其内涵已经发生了变化。现代居家养老不再是单纯的家庭养老，而是综合社会各类资源，以家庭为核心、社区为依托、专业化服务为依靠的新模式。

我国正致力于构建一个多层次、多样化的养老服务体系，以应对日益增长的老龄化社会需求。这一体系的核心理念是以居家为基础、社区为依托、机构为补充、医养结合，旨在为老年人提供全面、便捷、舒适的养老服务。养老模式可以从多个角度进行分类，每种分类方法都反映了养老服务的不同特点和服务对象的需求。从养老地点来分，可分为家庭养老模式、社区居家养老模式和机构养老模式。根据老年人的需求和偏好，结合我国的养老政策，社区居家养老是当前发展模式之一。在养老方式上，通过有效整合医疗资源和养老资源，为老年人提供从健康管理、疾病预防、医疗诊治到康复护理等一体化服务，实现医疗服务与养老服务的有效衔接，满足老年人多样化的健康需求，我国提出了医养结合模式。

科技的发展推动了智慧养老产业的进步，使得养老服务更加智能化、便捷化和个性化，智慧养老也成为当今发展的主流趋势之一。另外，随着大健康产业的发展，候鸟式养老、乡村田园养老、互助养老等多元化的养老模式也开始涌现。

一、社区居家养老模式

（一）概念

社区居家养老模式指以家庭为核心，以社区为依托，以老年日间照料、生活护理、家政服务和精神慰藉为主要内容，以上门服务和社区日托为主要形式，并引入养老机构专业化服务方式的居家养老服务体系。即老年人住在家庭里，在继续得到家人照顾的同时，由社区承担养老工作或托老服务，向居家老年人提供生活照料、医疗保健、精神慰藉、文化娱乐等为主要内容的服务。

（二）模式供给主体与内容

1. 供给主体　社区居家养老模式同社区机构养老不同，也有别于传统的家庭养老。从养老资源供给的主体看，社区居家养老服务的供给主体主要有政府、社会组织、社区、基层医疗单位、物业管理公司、家庭、家族、邻里等。其中政府在社区居家养老模式中扮演着重要角色，通过制定政策、提供资金支持、建设基础设施等方式，推动社区居家养老服务的发展；社会组织在提供服务人才的培养等方面发挥着作用；社区在居家养老服务资格遴选、服务组织的协调、促进老年人社会参与等方面担负重任；基层医疗单位是社区居家养老服务的直接提供主体，根据老年人的需求提供养老服务；物业管理公司利用其在社区内的管理和服务网络，与养老服务机构合作，提供居家养老服务，如保洁、维修、安全监控等；家庭、家族、邻里等则是互助式养老的核心主体。

2. 供给内容　社区居家养老服务的供给内容或项目，各地各有特色，重点发展生活照料服务、基础照护服务、健康管理服务、探访关爱服务、精神慰藉服务、委托代办服务、家庭生活环境适老化改造服务等方面。

（1）生活照料服务：主要发展"六助"，包括助餐、助浴、助洁、助行、助医、助急等。助餐服务包括协助订餐、上门送餐、上门烹饪等。助浴服务包括上门助浴、协助前往老年人助浴点进行身体清洁等。助洁服务包括洗漱、理发、剃须、剪指（趾）甲等身体助洁，以及居家清洁、衣物洗涤、物品整理等普通助洁。助行服务包括协助行走、陪同外出等。助医服务包括协助监护人陪送老年人到医院或代为取药、遵照医嘱协助生活不能自理的老年人服用药品等服务。服务时需按照监护人要求约定服务，必要时可提供相关信息或中介服务。助急服务主要包括紧急救助服务、安装安全防护器材等。

（2）基础照护服务：主要含生活照料、排泄照料、护理协助、康复护理等。生活照料包括协助穿（脱）衣、饮食照护、睡眠照护等；排泄照护包括排尿护理、排便护理、排气护理等；护理协助包括为老年人进行保暖和物理降温，协助和指导翻身、拍背、压疮预防等；康复护理包括康复评估、计划制订、康复训练指导、康复辅助器具使用等。

（3）健康管理服务：主要含信息采集、健康监测、健康咨询、健康干预等。信息采集包括老年人体检信息、既往疾病史等健康信息采集，建立老年人健康档案；健康监测包括对老年人的体温、体重、血压、呼吸、心率、血糖等进行常规生理指数监测；健康咨询包括为老年人提供防跌倒、疾病预防、膳食营养、康复保健等指导；健康干预包括制定服务方案，为老年人的生活起居、慢性疾病调理等提供干预服务。

（4）探访关爱服务：主要含上门探视、应急处理和陪伴支持。上门探视包括了解掌握老年人的健康状况、精神状况、安全情况、卫生状况、居住环境、服务需求等；应急处置包括接受与协助老年人的电话呼叫、紧急求助等；陪伴支持包括定期协助有意愿的老年人外出活动或前往机构参与集体活动等。

（5）精神慰藉服务：主要含情绪疏导和心理慰藉。通过与老年人进行谈心、交流、耐心倾听老年人的诉说，帮助老年人识别、理解和合理表达自己的情绪，以及有效地管理和调节情绪；通过举办社区敬老活动、心理咨询服务、搭建老年人娱乐活动平台等活动帮助老年人应对孤独、抑郁等负面情绪，提升他们的生活质量和社会参与度，为老年人提供心理慰藉。

（6）委托代办服务：含代购、代办、代缴等。代购包括购买日常生活用品、订票、预约车辆等；代办包括取送信函、文件和物品，以及申请法律援助；代缴包括缴纳水、电、气、通信费等日常费用。

（7）家庭生活环境适老化改造服务：主要包括环境评估、基础改造、专项改造等。环境评估包括评估老年人家庭生活环境和改造需求，依据评估结果确定改造方案；基础改造包括防滑、防摔、防走失等物理环境改造，以及相关设备与用品配置；专项改造包括为满足不同老年人和不同居住环境要求的物理环境改造，以及健康监测、安防报警、远程控制等智能家居产品的配置安装和使用指导。

除此以外，近年来也出现了其他社区居家的护理服务形式。如嵌入社区的护理站，通过市场化运营方式，为居家老年人提供上门护理服务，如伤口换药、管道维护、健康指导、陪同就医等。除了线下服务，护理站线上预约、远程会诊也给失能老年人的健康服务提供了极大的便利，丰富和补充了居家护理的人力资源和护理服务内容。

（三）社区居家养老模式的优势

1. 符合大多数老年人的意愿　在社区居家养老模式下，老年人养老不离"家"。该模式能够让老年人享受到家庭成员的关爱，符合大多数老年人的生活习惯和文化传统，还能通过社区提供的服务获得社会支持，是一种经济实惠型的养老方式，有利于老年人身心健康。

2. 可以减轻机构养老服务的压力，解决养老机构不足的难题。

3. 有利于促进就业和新型服务业务发展　社区居家养老服务是劳动密集型产业，日益增大的养老服务产业需要大量服务人员，这为促进就业和养老业发展提供了广阔的空间。

4. 符合国际化养老发展趋势　社区居家养老模式是一种将居家养老与社区服务相结合的养老模式，它不仅符合中国的国情，也与国际化的养老发展趋势相契合。在国际上，许多发达国家在居家养老方面积累了丰富的经验，并形成了各具特色的养老模式。例如，英国通过社区提供综合照护服务，德国则以社区为依托融合居家养老，这些模式都强调了社区在居家养老中的重要作用。

（四）社区居家养老模式面临的常见问题

1. 养老服务内容与老年人需求错位　老年人存在多样的服务需求，目前，我国的社区居家养老服务偏重于日常生活服务，缺少专业化的医疗保健和精神文化服务。随着老年人身体功能的下降，患病概率增加，他们对自身健康更为关注，对医疗和健康保健的需求也更为迫切。

2. 养老服务设施不健全　社区是居家养老服务的重要载体或依托，社区养老服务设施的建设数量和质量均存在不足。为老年人提供居家养老服务，需要充分考虑老年人生理功能衰退、行动迟缓、体力下降等问题，应建设适宜老年人生活的无障碍设施。比如，建设无障碍通道，老旧小区加装电梯，方便老年人出行；在楼道内安装扶手，防止老年人跌倒；在社区公共厕所铺设防滑垫，避免老年人滑倒摔伤；安装智能化呼叫系统，为有需要的老年人提供及时的救助和服务。然而，目前我国很多社区养老服务设施建设缺乏科学规划，导致资源配置不均，无法有效覆盖所有需要服务的人群。

3. 缺乏专业人才　目前，我国养老服务人才供给不足，专业素质有待进一步提高。表现在以下几个方面：①社区的养老服务管理人才缺乏。社区养老服务管理人员大多是社区居委会干部，他们承担着大量的社区行政工作，事务繁忙，在居家养老服务方面投入时间和精力有限。②专业的老年医护人员和养老护理员缺乏。一方面，养老服务人员存在文化素质较低，缺乏专业的知识和技能，一些养老从业人员只能从事简单的家政服务，无法胜任医疗护理等专业化的服务工作。另一方面，社区也缺乏全科医师、康复师、社区护理和老年护理专业人员等。③专业的老年社会工作者缺乏。受过专业培训具有丰富实践经验的社工人才缺乏，从事老年社会工作的社工则更少。

4. 资金缺乏保障，分配不均衡　居家养老服务的发展在很大程度上依赖于政府的支持，我国各级政府很重视老龄事业和养老服务，不过政府财政资源目前大多投向养老机构和养老服务设施建设上，相比之下，居家养老方面的投入则相对较少。养老服务政策仍滞后于社会经济发展，主要表现为：老年人基本保障水平仍有待提升，城乡和地区差异明显，农村地区发展明显滞后于城市地区，东部地区所享受的各项补贴要明显高于中西部地区。

5. 医养未能有效融合　社区居家环境中的老年人存在养老和健康照护的双重需求，但是目前在社区居家环境中，生活照料服务相对较多，专业的医疗护理和康复护理相对较少。医养结合是社区居家养老服务高质量发展的重要内容，而我国的现状是医养结合层次较低，主要是依靠就近社区卫生服务中心的医师上门就诊，而对于情况相对复杂的老年人仍需前往医院，配套的医疗保健体系落后，难以满足老年人群体对日常医疗、急性疾病抢救、健康营养管理等多方面的需求，导致医养结合不够深入。

（五）提高社区居家养老质量的策略

1. 基本养老服务与多样化养老服务相结合　基本养老服务主要是指政府提供的基础性、普惠性的养老服务，如生活照料、健康管理、紧急救援等，这些服务是保障老年人基本生活需求的重要措施。而多样化养老服务指在满足基本养老服务的基础上，根据老年人的个性化需求，提供更加丰富和多元化的服务内容，如文化娱乐、精神慰藉、康复护理、助餐助洁等，以提高老年人的生活质量和幸福感。

2. 整合资源，发展社区养老生活共同体　通过整合社区内外的资源，形成一个相互支持、共同参与的养老生活共同体，以满足老年人在生活、健康、社交等方面的需求。如针对老年人建立一站式功能复合型社区综合体，集社区公共服务、基层党建、便民服务、居民文化娱乐、社区健康诊疗、老年日间服务中心等多功能于一体，方便一站式满足老年人的各种需求。

3. 补齐社区设施短板　通过改善和完善社区内的养老服务设施，为老年人提供更加便捷、舒适的生活环境和服务社区。按照人均用地标准进行社区养老服务设施的规划和建设，确保新建居住区与配套养老服务设施同步规划、同步建设、同步验收、同步交付。对于城镇老旧小区，应进行改造升级，补建、购置、置换、租赁或改造养老服务设施，因地制宜补齐社区养老服务设施短板。

4. 精准聚焦服务对象　高龄、患慢性疾病、失能、失智老年人的照护问题是当今社会突出的问题。"没有评估就没有精准"，要建立老年人能力综合评估制度，把各类资源、力量都聚焦到发展专业的照护服务上来，大力扶持和发展专业照护机构和组织。

5. 培育专业化养老服务人才　构建并完善养老服务人才培养体系，全面提升养老服务队伍的整体素质。由符合条件的高等院校和社会培训机构为专职从事养老服务工作的人员开展职业技能培训，着重培养和强化养老管理人才、老年社会工作者、养老服务人员及复合型医养结合护理人才。规范资格考核和岗位职责，提供职业晋升途径，提升岗位待遇，提高岗位吸引力，增强服务人员的积极性。

二、机构养老模式

（一）概念

机构养老模式是指老年人居住在专业的养老机构中，由养老机构中的服务人员提供全方位、专业化服务的养老照顾，这也是社会普遍认可的一种社会养老模式，适合于高龄多病和无人照料的老年人。机构养老模式主要是以福利院、养老院、敬老院、老年公寓、老年护理院、老年社区等各种养老机构为载体，实现社会化的养老功能。这些养老机构具有专业化、社会化、市场化的特征，为老年人提供生活照顾服务及健康护理。在服务提供方面，机构养老强调医养结合，旨在通过整合医疗资源和养老服务资源，为老年人提供更加全面和专业的照护。

（二）机构养老类型

1. 社区嵌入式养老机构　社区嵌入式养老机构，指在社区内围绕老年人的生活照料、康复护理、精神慰藉等基本需求，嵌入相应的功能性设施、适配性服务和情感性支持，以提供综合性养老服务的机构。这类机构通常依托社区养老服务设施等资源，主要为社区内和周边有需要的老年人提供全日托养、日间照料、上门服务等。其目的是让老年人能够在熟悉的社区环境中获得必要的养老服务，满足其"原居安养"的愿望，同时也便于亲属的探视和居民的咨询。

2. 老年公寓 是专门为老年人建造的生活设施齐全、公用设施配套完善、可供老年人长期居住的养老机构。老年公寓一般为非营利机构，但可向入住老年人收取一定的基本费用，满足机构运行成本的需要，可略有盈余用于机构的进一步发展。除提供日常生活照料外，部分机构还能够为入住的老年人提供一定的文化娱乐活动及一定的卫生保健服务。

3. 持续照料退休社区 持续照料退休社区（continue care of retirement community，CCRC）是一种复合式的养老社区，通过为老年人提供自理、介助、介护一体化的居住设施和服务，使老年人的健康状况和自理能力变化时，依然可以在熟悉的环境中继续居住，并获得与身体状况相对应的照料服务。

4. 老年康复机构、护理院 主要收治患有慢性疾病的老年人，为老年人提供生活照护、医疗、护理、康复、安宁疗护等服务，适合患有慢性疾病且长期需要获得医疗服务的老年人入住。近年来，先后有湖北医养康复中心等多家医养结合机构成立，该类机构结合了医疗服务和养老服务，旨在为老年人提供综合性的照护。

5. 社会福利院和敬老院 社会福利院和敬老院是我国传统的养老机构，由政府开办或政府与集体合办，为特殊老年人群提供养老服务的社会福利机构。社会福利院主要面向城市无法定赡养人、无固定生活来源、无劳动能力的"三无"老年人，敬老院主要面向农村"五保户"老年人。

（三）机构养老模式服务的优势

1. 全面和专业的护理服务 养老机构采用集中管理，能够使老年人得到全面的、专业化的照顾和医疗护理服务。机构养老能够提供24小时全天候的专业护理服务，这对于需要持续照料的老年人尤其重要。这种服务确保了老年人的基本生活需求得到满足，如饮食、卫生和日常活动等。

2. 机构养老可以提供多种服务 模式如老年公寓、老年康复机构和护理院、安宁疗护中心、高端养老院、老年社区等，可以满足不同老年人的需求。

3. 社会化和精神慰藉 养老机构为老年人提供了一个社会化的环境，他们可以与其他居民进行交流和互动，参与各种活动，从而减少孤独感和抑郁情绪。

4. 机构养老照护服务 可以减轻家庭成员的照顾压力，让家庭成员可以安心工作，同时也能让老年人得到更好的照顾。

（四）机构养老面临的常见问题

1. 家庭和社会经济负担加重 生活环境和居住条件好的养老机构一般来说收费过高，只有经济收入高、家庭条件较好的老年人才有能力在此颐养天年。对于家庭经济状况一般的多数老年人则因费用太高而不在考虑之列。

2. 养老机构管理体制和运营机制不能完全满足老年人的需求 国家投入的环境和居住条件好的养老机构数量不足，而民办养老机构可能在资金、设备、人员等方面存在不足，导致生活环境、设施设备、服务内容和专业化水平无法达到《老年人社会福利机构基本规范》和《养老护理员国家职业标准》等法规的要求，因此，难以满足老年人的需求。

3. 削弱原有社会支持和家庭支持系统 机构养老容易造成老年人与子女、亲朋好友间情感的缺失。将老年人送至养老机构后，子女们认为养老机构的照护相对比较放心，会因为工作忙碌等原因而减少对老年人的探望，使老年人生活在一个与亲情、天伦之乐相距遥远的环境中，这样容易造成亲情、友情的淡化和缺失。

三、智慧养老模式

（一）概念

智慧养老模式是一种创新型的养老方式，它通过集成物联网、云计算、大数据、移动互联网和人工智能等现代信息技术，旨在为老年人打造一个更加健康、便利、舒适和安全的生活环境。它不仅提高了养老服务效率，优化了资源配置，而且通过个性化的健康管理和生活辅助，极大地提升了老年人的生活品质。

（二）智慧养老模式的技术基础

1. 物联网 是实现智慧养老模式高度自动化和实施智能监控的关键组件。它通过部署各种传感器和设备，实现数据的实时采集和传输。在室内环境中，传感器可以监测和调节温度、湿度和光照等参数；而在护理和监控方面，可用于收集健康指标和生活习惯的信息。所有这些信息通过无线网络实时上传至数据处理中心，由专业的分析系统处理，确保了信息流的高效管理。

2. 云计算和大数据 为智慧养老的发展提供了强大的数据处理能力和资源共享平台。云计算的部署使得海量的老年人健康记录和生活数据可以在云端进行存储、管理和处理，不受物理位置的限制，保证了数据的可访问性和可扩展性。同时，大数据分析技术能够对这些数据进行深入挖掘和智能分析，以揭示人群健康趋势和个体健康变化。这种技术不仅能为老年人提供个性化的健康管理方案，还能帮助医护人员和服务管理者基于大规模数据分析结果作出更精准的决策，从而提升养老服务的整体水平和效率。

3. 移动互联网 是智慧养老技术框架中的一个核心要素，提供了高度的连接性与即时的数据传输能力。它允许通过各种移动终端设备在全球范围内进行无缝的信息交换与访问。这种技术的关键在于它可以支持多种移动通信协议和标准，确保数据的同步和快速流动，从而构建了一个高效的信息交互网络。由于其高度的便捷性和覆盖范围，移动互联网可以为实时数据处理和远程访问提供技术基础，在智慧养老系统中用于支撑实时健康监测和远程护理服务的技术需求。

4. 人工智能 人工智能技术通过其多种子领域，如机器学习和自然语言处理，为智慧养老的发展贡献了核心的技术驱动力。在这一框架中，机器学习算法负责解析大量的健康数据，以建立预测模型，这些模型可以用于支持健康状态的监测和分析。自然语言处理技术则提供了一种与老年人自然交流的手段，使得信息交互更加直观和无障碍。此外，人工智能的进步还加强了模式识别和决策支持系统的能力，这对于监测老年人的生活习惯和提前识别健康风险具有重要意义。这些技术合作，为老年人的健康管理和生活支持提供了一个高度智能化的技术环境。

5. 虚拟现实与增强现实　　虚拟现实（virtual reality，VR）与增强现实（augmented reality，AR）在智慧养老中的应用为老年人带来了全新的体验。VR技术可以模拟出逼真的环境，用于认知疗法和身体康复训练，帮助老年人通过VR中的活动来提高其认知和运动能力。AR技术则可以将虚拟信息叠加到真实世界中，以辅助老年人更有效地完成日常生活中的任务。这些技术不仅提升了老年人的生活质量，也给养老行业带来了新的服务模式和治疗方法。

（三）智慧养老模式的应用场景

1. 居家养老　　老年人在家中使用可穿戴设备可以进行健康监控，这些设备能够实时监测心率、血压和血糖等重要健康指标，并通过安全的网络即时发送数据至医疗服务提供方，实现远程医疗诊断与健康管理。此外，自动调节室内光线和温度、智能药物提醒，以及紧急情况自动报警等智能家居技术的应用大幅提高了老年人居家生活的质量。同时，随着高清视频通话技术的广泛使用，老年人能够与家人和朋友保持紧密联系，必要时还能接受专业医疗咨询与服务。

2. 社区养老　　社区利用现代信息技术创建综合性服务平台，平台将医疗、护理、文化娱乐、心理关怀等资源进行智能整合和优化分配，全方位服务于社区老年人。通过智慧管理促进老年人之间的交流与互动，提升社区的凝聚力，而且通过智能化的共享活动中心、健身器材和图书室等公共资源，为老年人提供丰富多彩的活动选择，从而不断提升老年人的生活品质，并促进老年人的身心健康。

3. 机构养老　　智能管理系统在资源规划、服务调度和质量监控方面的应用，极大提高了养老机构的运营效率。借助该系统，机构还能为老年人量身定制护理计划和服务方案，满足他们的个性化需求。同时，随着护理机器人的日渐普及，这些机器人承担起了简单的护理任务，如协助老年人活动、监测健康状况，以及提供休闲娱乐和陪伴，进一步提升了机构的服务质量和效率。

4. 互联网＋养老　　互联网平台可以为老年人提供丰富的养老服务信息。这包括便捷的护工寻找服务、高效的医疗服务预约，以及生活必需品的在线购买等。同时，线上虚拟社区的建立为老年人提供一个全新的社交平台，使他们能够参与各类网络活动、学习新知识、分享生活经验和心得，从而有效丰富了他们的社交生活。

（四）智慧养老模式面临的问题和挑战

1. 行业标准缺失　　①智慧养老服务质量不一，缺乏统一标准。②产品和服务多样但无共通技术规范，导致用户选择困难。③个人信息安全和隐私保护标准缺失。④监管和管理机制不完善。⑤技术发展标准化不足，缺乏协同作用。

2. 服务适老化与护老化不足　　①智慧养老服务难以学习和操作，缺乏适老化。②产品和服务重视外观而忽视实用性和个性化需求。③护老化程度不够，需加强对老年人医疗和安全的关注。

3. 传统养老过渡到智慧养老路径不明确　　①地区发展不均衡，智慧养老产业参差不齐。②技术应用面临障碍，如设备采购和系统集成。③人员培训和转型存在困难。④资金和制度支持不足，智慧养老服务与传统服务衔接不畅。

（五）提升智慧养老质量的策略

1. 明确及强化各主体的责任　主管部门需完善相关政策，组织制定相关行业标准，并增强资金支持，以促进智慧养老的发展。企业应深入探究市场需求，开发与研制更多适合老年人使用的智慧产品。社区应致力于构建智慧养老的模式，提供便捷的服务环境。养老机构需不断提高服务质量，进行人员培训，以满足老年人的需求。家庭成员应支持老年人学习并适应数字技术。

2. 科技与人文关怀结合　智慧养老服务需致力于满足老年人的个性化与人性化需求，重视保障他们的网络安全，有效降低技术应用带来的焦虑。通过提供适合老年人使用的智慧设备，增加其在现实生活中的活动空间，促进其社会参与。家庭成员与社会各界应携手共建一个既适合老年人又充满关怀的智慧环境，确保老年人在享受智慧生活便利的同时，也能感受到温暖与安全。

3. 扩大智慧养老服务供给　采用租赁或政府采购的方式以降低老年人使用智慧养老产品和服务的经济压力。积极推广优质的智慧养老项目，并通过试点项目收集反馈，不断优化服务内容，提升服务品质。加强跨行业合作，实现资源共享，从而降低运营成本，并提高服务的可达性和效率。强化对老年人数字技能的培训，帮助他们融入数字社会，消除数字鸿沟，让其享受到高质量的智慧养老服务。

本章小结

思考题

1. 借鉴国外养老机构发展经验，谈谈我国养老机构未来发展的趋势。

2. 阐述我国养老服务模式的主要类型及其优势与不足。

3. 请结合某市的情况，对某市社区居家养老和机构养老现状撰写一份调研报告。

更多练习

（李　曲　何荣荣　庄淑涵）

第六章　老年人的心理卫生与精神障碍护理

教学课件

案例

【案例导入】

　　苏奶奶，68 岁。高中文化，退休教师。老伴过世，和儿子住在一起。苏奶奶近 2 年记忆力明显变差，出门经常忘记带钥匙，常常因为找不到家里的物品向家人求助；日常生活基本能自理，偶有小便失禁；总感觉没有精神，进食较少，身体瘦弱；不愿外出，不喜欢活动，常常坐在沙发上发呆，情绪低落、少言寡语；有时不明原因发脾气，偶有推打家人或对于照顾出现反抗的情况。入院前 2 天，在楼下徘徊、无目的行走，被邻居发现并联系家人送回。评估检查：MMSE 评分 18 分，头部 CT 检测提示轻微脑萎缩。

【请思考】

1. 该老年人的护理诊断有哪些?

2. 该老年人可实施的护理措施有哪些?

【案例分析】

第一节　老年人的心理卫生

伴随着中国的社会经济持续进步,人口老龄化速度加快,老年人健康问题越来越凸显为社会问题。心理健康在老年群体的身体健康中起着至关重要的作用,不仅影响到老年人的幸福感,也与社会和谐发展息息相关。如何提高老年人的生活质量,保障他们的身心健康,使老年人能够愉快地安度晚年,已成为心理健康工作的重要研究方向。

一、老年人的心理特点及影响因素

(一) 老年人的心理特点

1. 感知觉　步入老年期,机体各系统趋于衰退,在老年期的心理变化中,感知觉变化最明显,表现为视觉退化、听力下降,味觉、嗅觉、皮肤觉出现不同程度的退行性变化。如视觉功能下降易产生否认心理,出现焦虑、抑郁现象;听觉功能下降造成沟通交流障碍,易产生孤独、无价值感等不良心理反应。

2. 记忆　老年人的记忆具有以下特点。

(1) 初级记忆保持较好,优于次级记忆:初级记忆又称为短期记忆,是指对刚刚发生的事情或画面进行即刻的回忆。次级记忆又称为长期记忆,是指学习的材料经过复习或精细复述在头脑中长久保持的记忆。对老年人而言,初级记忆保持较好,且不受年龄限制;而在对次级记忆的处理中,可因加工能力的问题导致后来的记忆受限。

(2) 再认能力比回忆能力好:当过去的经验或曾经记得的事物再次出现在眼前时,对其进行辨认的过程称为再认。把曾经经历而当前并未作用于自身的事物在头脑中呈现出来的过程称为回忆。因此,回忆的难度大于再认。

(3) 对有逻辑联系内容的记忆较好:老年人是以有意识的记忆为主导,对有意义或内容上有逻辑关联的信息记忆较好,对内容无关联的机械记忆衰退较明显。

(4) 日常生活记忆保存良好:老年人对于日常生活记忆保存较久,减退较慢,并无显著年龄差异,尤其对与自己工作生活有关的记忆保存良好。日常生活记忆跟人生经验积累有关,这种记忆能力关系到老年人的生活质量。在记忆老化的过程中,老年人可在一定程度上运用人生经验补偿因年龄增长带来的记忆减退。

（5）远期记忆保持比近期记忆好：老年人近事易遗忘，对往事的回忆准确而生动。老年人对年轻时发生的事件记忆清晰，而对近期发生的事情记忆保持较差。

3. 智力　美国心理学家卡特尔（Cattell）和霍恩（Horn）将智力划分为"流体智力"和"晶体智力"。

（1）流体智力是一种以生理为基础，与基本认知过程有关的能力，如记忆、知觉、运算速度、推理能力等。流体智力是与生俱来的，反映了个体大脑的基本能力，包括信息处理速度。成年后，流体智力随着年龄增长减退较早，老年期下降更为明显。

（2）晶体智力是人们在后天学习当中逐渐积累起来的、用于解决问题的信息、技巧、策略等。晶体智力受到教育、经验及个体所处文化背景的影响。健康成年人晶体智力并不随增龄而减退，可以在一生中得到不断发展。

4. 思维　是人脑对客观事物的间接的、概括的反映，是人类认知过程的最高形式，是更为复杂的心理过程。随着年龄增长，老年人的感知觉和记忆力会逐渐衰退，这会导致他们的定义、逻辑推理及处理问题的能力下降，特别是思维敏捷度、流畅性、灵活性、多样性、独立性及创新性相较于年轻人会降低，但存在个体差异。有些老年人思维仍然很清晰，特别是在处理他们所了解的、与专业相关的问题时，他们的思考能力依旧表现出色。

5. 人格　是指个体在对人和一切事物适应时所外显的有别于其他人的行为模式和习惯方式，以及背后隐藏或外显的心理机制。个体的人格具有独特性，一旦形成，往往持久稳定，难以改变。老年人的人格改变主要与其认知功能下降、衰老、疾病、心理社会因素和环境因素的影响有关。老年人人格改变多为主观、敏感、多疑、固执，部分产生偏执、孤独、冷漠。老年人的人格分为以下5种类型。

（1）成熟型：这类人格的老年人有人生智慧，热爱生活，理解现实，面向未来充满信心；淡泊宁静，坦然接受老年生活，对家庭、他人态度都是积极的；有独立见解，善于分析问题，富有创造力，具有良好的思想品质。

（2）安乐型：这类人格的老年人能够接受退休后的角色变化，选择适合自己的休闲生活；依赖性比较重，无论是物质上还是精神上都期待别人帮助；比较满足于现状，心境平和，知足常乐，但是一旦得不到家庭和社会帮助，不能像"成熟型"老年人那样容易生存。

（3）防御型：这类人格的老年人回避老化这一自然现象，设置较强的自我防御，通过不停地继续工作和参加社会活动，抵制机体衰退带来的不安。他们生活单调，自我封闭，独立性强，刻意追求目标，渴望得到重视和赞扬。

（4）愤怒型：这类人格的老年人充满攻击性，对社会的变革和新生事物都看不惯，对周围的世界和他人充满敌意，常将愤怒、挫败、恼恨发泄在他人身上；自制能力差，常抱有对立情绪，对他人不够宽容大度。

（5）颓废型：这类人格的老年人常将过往的不幸归结于自身，否定自己、责备自己，把自己的一生看成失败的一生。这类老年人被动、悲观，往往充满绝望感。

6. 情绪与情感　人的身心健康和各种心理活动都是在一定的情绪与情感的调节与控制下完成的。老年人由于退休、社会地位下降、经济收入减少、健康状况下降、经历应激事件，易产生消极情绪、孤独感、衰老感、自卑感。如果老年人遭遇不良情绪困扰，很难短时间从困扰中走出来。老年人比较注重内心体验和人际关系，注重细节，因而一点小事就可能影响老年人的情绪、情感，由于情绪敏感，易产生猜疑、嫉妒心理。

7. 意志行为　随着增龄，老年人克服困难的勇气和毅力减弱，表现为犹豫不决、意志削弱、缺乏果断性。部分老年人由于体力及精力的不足，会出现信心不足、意志消沉或自暴自弃等变化。

（二）老年人心理变化的影响因素

1. 机体功能衰退　随着老年期生理功能减退，老年人各器官出现障碍及病变，如慢性疾病逐渐加重或新发疾病，感知觉和记忆力不同程度的下降，对事物的判断力减退，导致老年人心理承受能力减弱，常表现为手足无措、神经功能紊乱、消极心理、性格改变等。

2. 社会地位的变化　老年人退休标志着职业生涯结束，社会性职业消失，生活范围退居到家庭之中。部分老年人由于社会地位的改变适应不良，容易出现萎靡不振、意志消沉、情绪忧郁、心神不定和严重的失落感。

3. 健康状况　有些疾病会对老年人造成直接或间接的心理影响，如脑动脉硬化、脑缺血导致脑功能减退，表现为记忆力减退，晚期导致脑卒中、认知症等疾病，产生孤独、悲观、绝望等心理状态。

4. 家庭关系　家庭生活氛围直接影响老年人的心理健康，如家庭结构改变、家庭成员之间的矛盾、生病无人照顾、代际矛盾等都会影响老年人情绪，使老年人心理负担加重，出现孤独、焦虑、寂寞、烦闷、无助感，严重影响心理健康。

5. 文化影响　老年人长期生活在传统的社会文化背景中，思想观念相对保守，难以适应现在的文化现象，与社会脱节、难以融入，受到较大的冲击，产生孤独感、挫败感。

6. 经济收入减少　老年人退休后，经济来源减少，会因为经济问题形成较沉重的心理压力，变得谨小慎微，沉默寡言。

7. 生活事件　老年人经常因为无所事事而感到沮丧、孤寂、精神懈怠、生活混乱，逐步变得懒惰，加速了衰老的进程。有的老年人经历人生重大事故、婚姻不稳定及亲友离世等，这些因素会加剧负性心理变化。

（三）老年人心理发展的主要问题

1. 角色变化与社会适应的冲突　老年人退休前忙碌于工作事业、生活琐碎、子女教育等，而退休后从主角变成配角或从属，一时无法适应角色的转变。不同职业群体的老年人对退休感受不一样，从事体力工作的老年人会好一些，他们可以适应角色的转变。但对退休前有较高社会地位的老年人而言，退休是重新社会化的巨大挑战，广泛的社会联系减少，心理落差较大，从而造成角色转变与社会适应的冲突。

2. 老有所为与衰老的冲突　价值理念和理想追求较高的老年人，他们渴望"退而不休""老有所为"，希望在离开职场后能再次为社会作出贡献。然而，由于机体衰老或身患多种疾病，记忆、感知、思维等心理能力有一定的变化，这就形成了志向与衰老之间的矛盾，使老年人陷入深深的困扰、焦虑和抑郁中。

3. 老有所养与经济保障不充分的冲突　老年人由于生理上的局限，无法通过工作获得较多的薪资报酬，尤其缺乏经济收入、社会地位不高的老年人，更容易担心晚年经济和生活护理上缺乏足够的保障，由此产生自卑心理，处事小心，易于伤感，从而带来很多苦恼。

4. 安度晚年与生活变故的冲突　每个老年人都渴望安度晚年、健康长寿，但实际生活中的意外打击、重大变故与老年人的美好愿望，形成比较强烈的对比与深刻的矛盾，足以击垮老年人的身心健康。老年人害怕子女担心，长期压抑，导致内心自我封闭，疏远社会，逐渐形成孤独的生活习惯和行为模式。老年人丧偶后，如果缺乏足够的支持和陪伴，会给老年人带来比较明显的精神痛苦。

（四）老年人的心理需求

1. **健康需求** 这是老年人普遍存在的心理状态，由于身体功能减退，老年人害怕衰老、疾病、死亡。老年人的身体状况直接影响老年人的心理健康，家人应多与老年人进行交流，开阔其心胸。构建医疗保健服务体系，为老年人提供优质高效的医疗卫生服务。

2. **依存需求** 老有所养是指老年人丧失全部或部分劳动能力和经济来源时有子女等后代赡养和照护。老有所养是老年人最基本、最低层次的需要，人到老年对家庭有一种强烈的依存心理，其安全感最主要是来自子女和社会的关心与照护。在生活上，老年人希望自己在丧失劳动能力或无经济来源时，子女能够给予照顾和扶助，从而保证自己衣食无忧、有舒适居所、老有所依，在精神上希望有子女陪伴和关心。

3. **和睦需求** 老年人重视家庭关系，希望年轻人尊敬、孝顺，家庭和睦、邻里关系融洽。良好的家庭关系和社会关系可以改善老年人心情，应该重视老年人的精神慰藉，满足老年人的心理需求。

4. **尊敬需求** 随着年龄的增长、退休后地位的变化，老年人容易产生失落感，更加渴望得到他人的尊重。老年人希望家人在做任何决定的时候能够询问或听从自己的意见，肯定自己的过去，把自己当成榜样，特别希望得到晚辈的肯定、鼓励和恭敬，家人应该给予老年人更多的尊重，使老年人内心得到安慰。

5. **求知需求** 老年人退休后，社会角色发生变化，与社会接触少，无形中会产生莫名的空虚感，所以其对继续学习的需求仍然比较强烈，他们把学习作为一种新的生活方式，希望不断获取新的知识和技能，以增强适应时代发展的需要。

6. **交往需求** 多层次的交往是老年人正常的心理需要。老年人为排除生活中的寂寞感，喜欢在一起聊天。老年人愿意寻找有共同爱好的人进行交流、切磋某方面的技艺。为了获得更多的信息，丰富自己的知识，老年人们也需要广交朋友，更希望通过与家人的沟通满足相互作用的需要。

7. **自主需求** 老年人希望掌控自己的生活，能够自主进行决策，为自己的生活做主，保持存在感。为了满足老年人这一需求，应给予他们足够的自主权，不过度干涉老年人的生活。

8. **情感需求** 老年人随着年事增高，希望与家人谈心，与晚辈沟通，互相尊重、信赖，建立密切关系，这是最好的感情交流。特别是一些丧偶及患有身体疾病的老年人，更应关心、体贴、安慰、开导他们，使老年人保持心胸开阔、乐观向上的心态，减轻其孤独、恐惧的心理。

二、心理健康定义及老年人心理健康标准

（一）心理健康定义

心理健康（mental health）是一个复杂的概念，国内外学者对此各有不同的解释。1948年，第三届国际心理卫生大会将心理健康定义为："所谓心理健康，是指在身体、智能及情感上与他人的心理健康不相矛盾的范围内，将个人心境发展成最佳状态。"世界心理卫生联合会将心理健康定义为："身体、智力、情绪十分调和；适应环境，人际关系中彼此能谦

让；有幸福感；在工作和职业中，能充分发挥自己的能力，过着有效率的生活。"老年人心理健康不仅意味着没有心理疾病，还意味着个人的良好适应和充分发展。2018 年《中国老年人心理健康评估指南》中指出心理健康是指个体内部心理和谐一致，与外部适应良好的稳定的心理状态，具体包括 5 个维度：认知效能、情绪体验、自我认识、人际交往和适应能力。

（二）老年人心理健康标准

关于老年人心理健康，中外学者提出了不同的标准，至今尚没有统一的定义。美国心理学家马斯洛和米特尔曼提出的心理健康的 10 个标准有较广泛的影响力，被公认为是"最经典的标准"。其内容包括：①充分的安全感。②充分了解自己。③生活目标切合实际。④与外界环境保持接触。⑤保持人格的完整与和谐。⑥ 具有一定的学习能力。⑦ 保持良好的人际关系。⑧能适度地表达与控制情绪。⑨在不妨碍团体利益的前提下，有限度地发挥自己的才能与兴趣爱好。⑩在不违背社会道德规范下，个人的基本需要得到一定程度的满足。国外研究范围较为广泛，在日常生活、家庭护理、临床心理健康等方面均有涉及。

我国老年心理学家许淑莲教授把老年人心理健康标准概括为以下 5 条：①热爱生活和工作。②心情舒畅，精神愉快。③情绪稳定，适应能力强。④性格开朗，通情达理。⑤人际关系适应性强。

 知识拓展

中国健康老年人标准

2022 年 9 月 28 日，国家卫生健康委员会发布了《中国健康老年人标准》，该标准于 2023 年 3 月 1 日正式实施。标准中，明确了对"健康老年人"的 9 点要求，有助于社会和个人帮助老年人实现更高的生活质量和生命质量。健康老年人定义：指 60 周岁及以上生活可自理或基本自理的老年人，在躯体、心理、社会三方面都趋于相互协调与和谐的状态。

中国健康老年人应满足以下要求。

1. 生活自理或基本自理。
2. 重要脏器的增龄性改变未导致明显的功能异常。
3. 影响健康的危险因素控制在与其年龄相适应的范围内。
4. 营养状况良好。
5. 认知功能基本正常。
6. 乐观积极，自我满意。
7. 具有一定的健康素养，保持良好的生活方式。
8. 积极参与家庭和社会活动。
9. 社会适应能力较好。

三、老年人常见的心理问题与护理

由于老化导致生理、心理及社会适应等改变，伴随各种慢性疾病、生活事件增加，老年人不能很好地适应这些改变，会产生一系列心理问题。常见的焦虑、抑郁问题与后述部分老年期焦虑症、抑郁症在病因、表现、预防、护理方面相似，本节不进行介绍。

（一）孤独

孤独（loneliness）是一种心灵的隔膜，是一种被疏远、被抛弃和不被他人接纳的情绪体验。孤独感是个体心理层面的主观体验，也是衡量个体心理健康的关键指标之一。随着老年人口数量的不断攀升，加之该群体更易遭遇活动能力下降、亲人离世等负性事件，老年人孤独已成为重要的公共卫生问题。由于孤独感导致的各种疾病数量在不断上升，因此，消除老年人的孤独感是一个不能被忽视的社会问题。

1. 原因　①退休，活动范围缩小。②空巢家庭。③体弱多病，社会活动减少。④家庭、社会支持不良。⑤丧偶、离异、未婚。⑥消极的认知方式和情绪体验。

2. 表现　孤独使老年人伤感、固执、消极、情绪低落，对事情提不起兴趣，难以感受快乐、愉悦，出现无助、沮丧的负面情绪，导致悲观失望、精神不振、自我封闭。身体免疫功能降低，易患病或疾病复发。部分老年人会由孤独转化为抑郁症，甚至产生自杀念头。

3. 预防与护理

（1）家庭支持：子女营造良好的家庭网络，提供更多的支持和关心。和父母同住一城的子女，可以经常回家看望、陪伴，身在异地的子女，即使是定期的电话联系，也会让父母感到被照顾。在互动过程中，老年人接受成年子女给予的情感支持增多，子女与父母间的亲密度增加，老年人的孤独感就会减少，幸福感也会提升。支持丧偶的老年人重组家庭，互相照顾、互相扶持，更注重精神沟通和精神关爱。

（2）社会支持：社会需要对老年群体提供充分的照顾与支持，创造良好的适老环境，提供有力的外部支持，充分调动老年人能动性，为尚有工作能力和学习要求的老年人创造工作和学习的机会。积极营造爱老、敬老、孝老的家庭氛围与社会环境，充分发挥社区和家庭的积极作用。社区机构设立老年活动室、老年日间服务中心等，为老年人提供生活照料、心理咨询、心理疏导等服务，有效缓解老年人的孤独感。

（3）积极参与社会活动：鼓励老年人积极参加社会活动，扩大社会交往，缓解、消除孤独寂寞，从心理上获得生活价值感的满足。微信等社交平台的出现，给老年人的社交创造了新的可能性，缩短了人与人之间的距离，即使行动不便，老年人也能和周围人保持联系并建立起新的人际关系，以减少内心的孤独感。

（4）学会自我欣赏：老年人要看到自己的长处和优势，自信、愉快地生活，积极、优雅地参与到社会活动中。培养良好的兴趣爱好，有利于积极向上的精神追求，保持愉快的心情。

（5）坚持运动：运动锻炼是促进老年人心理适应能力的良好形式，坚持简单易行的体育锻炼，可以提高身体健康水平，减缓身体功能衰退，抵抗老年疾病的侵扰，调整负面情绪，消除精神压力和孤独感。

（二）自卑

自卑（inferiority）即自我评价偏低，认为自己软弱无能，什么事情都做不了，是一种消极的情感体验。当自尊需要得不到满足，又不能实事求是地分析自己时，就容易产生自卑心理。暮年不是自卑的理由，如果能调整好自卑心理，充满信心，老年人就会发现自己和年轻人一样朝气蓬勃。

1. 原因　①生活能力下降。②疾病引起的自理能力和适应环境的能力丧失。③退休后角色转换障碍。④家庭矛盾、家庭经济窘迫、不和睦等。⑤不安全感。⑥接受新鲜事物少。

2. 表现　自卑的老年人缺乏自信，优柔寡断，抓不住各种成功的机会，享受不到成功的喜悦。原本通过付出努力就能实现的目标，也因为"我不行"而选择放弃，怯于与人交往，进而自我封闭。他们领略不到生活乐趣，看不到人生的希望，不敢去憧憬美好的明天。一些老年人因为疾病导致生活能力下降，一时难以适应生活改变，以及窘迫的经济状况等，从而产生自卑感。

3. 预防与护理

（1）创造良好的社会心理环境：鼓励老年人积极适量地参加一些社会活动，挖掘潜能，得到一些自我实现，增加生活的价值感和自尊。

（2）鼓励老年人做力所能及的事情：培养广泛的兴趣爱好（如书法、音乐、戏剧、绘画、集邮等），参加徒步旅行、游戏、种植等活动，丰富晚年生活。根据自身能力安排日常生活，劳逸适度。

（3）正确对待衰老：老年人需要乐观看待一切，遇到病痛挑战时，要树立战胜疾病的信心和勇气，用科学的态度去面对。

（4）遇事无争，修养心境：人到暮年，做到安心处世、光明磊落、性格豁达，不自寻烦恼，不争强好胜，保持泰然自若、心平气和、宽厚待人的心理，处理好各方面的人际关系。

（5）结交朋友，学会倾诉：要扩大生活领域，结交朋友、建立友谊，宣泄郁闷、互相安慰，交往中通过启迪、帮助、咨询，能让心情舒畅，对保持心理平衡起到重要的作用。

（三）退休综合征

退休综合征（retirement syndrome）是指老年人由于退休后不能适应新的社会角色，以及生活环境和生活方式的变化而出现焦虑、抑郁、悲哀、恐惧等消极情绪，或因此产生偏离常态行为的一种适应性心理障碍。这种心理障碍往往会引发其他生理疾病，影响身体健康。调整好退休后的生理和心理平衡，提高对退休后的适应能力，是保障健康的重要环节。

1. 原因

（1）职业因素：职业差异会影响老年人退休后的角色转变。从管理岗位退休的老年人，容易受到名誉、地位不如从前，人际交往群体发生改变，生活重心转移等负性生活事件的影响，巨大的落差会打击老年人的自尊心，使其产生焦虑、恐惧感。

（2）人格因素：平时工作繁忙、事业心强、好胜且善于争辩、严谨和固执的老年人退休后容易出现心理问题。

（3）个人爱好：某些老年人退休前有广泛的兴趣爱好，他们在退休之后就可以充分享受闲暇时光，晚年生活不亦乐乎；反之，退休前无特殊爱好的老年人容易发生心理障碍，他们退休后失去了精神寄托，生活枯燥乏味、缺乏情趣、阴暗抑郁，所以容易出现孤独、空虚、忧郁的异常心理。

（4）性别因素：男性退休后，活动范围由"外"转向"内"，比女性更难适应退休后的各种变化，因此心理平衡较难维持。

（5）价值感缺失：有些老年人退休后丧失价值感，意志消沉，唉声叹气，会产生无助、无用、无能、无望的负性情绪，若不能及时调整，久之会导致心理失衡。

（6）人际关系缺乏：老年人人际交往较好，家庭成员、经常往来的亲戚朋友、有着良好关系的团体成员，以及各种社会关系网，都能给老年人提供社会支持。反之，不善交际的老年人容易引发退休障碍，感到苦闷、孤独，情感需求不能满足。

2. 表现

（1）焦虑：表现为心烦意乱、惶惶不安、小动作，由于注意力不集中而常做错事；性格变化明显，急躁冲动，容易发怒；做事缺乏耐心，对任何事情都不满或多疑；出现紧张、恐惧，伴有出汗、心悸等躯体症状。

（2）抑郁：表现为忧伤、郁闷、沮丧、退缩、内向、萎靡不振；对未来生活感到悲观失望，自信心下降，有强烈的失落感、孤独感、无用感；缺少激情和兴趣，茫然不知所措；不愿与人主动交往，害怕见陌生人；对过去感兴趣的活动索然无味，懒于做事，力所能及的事情也不愿意做。

（3）躯体表现：出现头痛、头晕、失眠、多梦、胸闷、气短、周身疲乏、腹部不适等症状，检查无躯体疾病，药物治疗无明显改善，影响正常生活。

3. 预防与护理

（1）正确看待退休：退休是老年人休整、休闲的时段，把退休看成人生路上的另一个拐点，是人生又一次选择和转变角色的机会，是一个自然、正常、不可避免的过程。老年人要充分理解新老交替的规律，泰然处之地对待退休生活。

（2）做好退休前心理准备：退休前要在感情上、行动上接受即将到来的现实，协调好各种关系，保持稳定的情绪和良好的社会适应能力，以积极乐观的心态对待退休。老年人要减少职业活动，转移个人生活重心，增添新的生活内容，主动及早地寻找精神依托。根据自己的精力、生活阅历、性格特点、身体条件，做好角色转变的准备，使自己退而不闲。

（3）重建退休后的生活：科学安排家庭生活，建立规律的生活习惯和饮食习惯，戒除不良嗜好，适时活动。提高自助能力，鼓励老年人发挥余热，为社会继续作出贡献，实现自我价值。

（4）培养兴趣爱好：老年人根据自身情况和经济条件，丰富退休生活。学习和参加一些文化活动，如读书看报、手工制作、摄影、园艺、烹调、弹琴、健身、旅游等，丰富精神生活，陶冶性情，增进心脑健康，减少孤独、空虚感，使老年人的晚年生活充实而富有朝气。

（5）建立良好的支持系统：支持系统包括社会支持和家庭支持，前者是以往工作时积累的社会资源，而后者来自老年人共同生活、朝夕相处的亲人，两者对老年人的社会适应非常重要。对老年人来说，社会资源是走出家庭获得认可的桥梁，家庭支持是老年人实现自身价值的基础。老年人回归家庭后，只有家庭和睦、关系融洽、充满关爱的家庭氛围才能给老年人以充足的信心和勇气。开展社区活动，增加退休人员活动场所，提供必要的社会文化服务，尽快进入退休适应期。针对有严重心理疾病的老年人进行社区随访，提出干预政策。

（6）必要的药物和心理治疗：老年人出现身体不适、心情不佳、情绪低落时，应该主动寻求帮助，切忌讳疾忌医。对于患有严重焦虑不安和失眠的老年人，可在医师的指导下用药，同时接受心理治疗。

（四）空巢综合征

"空巢家庭"是指家中无子女或子女成年后相继离开家庭，只剩下老年人独自生活的家庭。随着社会老龄化趋势的加深和家庭结构的变化，越来越多的老年人因无子女或子女离家外出工作、学习等原因，处于空巢状态。生活在空巢家庭的老年人由于人际关系疏远、缺乏精神慰藉容易产生被疏离、被舍弃的感觉，从而出现孤独、空虚、寂寞、伤感、精神萎靡、情绪低落等一系列心理失衡症状，即空巢综合征（empty nest syndrome）。

1. 原因

（1）缺乏陪伴：空巢老年人的子女常年不在身边，老年人会有明显的孤独感，或是思念子女。他们渴望子女的陪伴，也体谅子女在外工作的辛苦，不愿将思念之情直接表达出来，而是埋藏在心底，久而久之不良情绪或心理状况得不到疏解，就会出现空巢综合征。

（2）性格因素：有些老年人由于本身性格方面的缺陷，对生活兴趣索然，缺乏独立自主、振奋精神、重新规划晚年美好生活的信心和勇气。

（3）角色缺失：子女成年离家求学、就业或者结婚，父母亲的角色开始部分缺失或完全丧失，他们会感到孤独、彷徨，很难适应，调节不好就会造成严重的心理压力。

2. 表现

（1）消极情绪：子女因求学、工作、婚嫁等原因脱离原生家庭，父母由多年形成的紧张、规律的生活转入松散、无规律的生活，缺少了来自子女的情感和心理慰藉，他们无法很快适应，体验到不快乐、担忧、孤独，表现为情绪不稳、烦躁不安、无所适从、消沉抑郁等。

（2）孤独悲观：处于空巢期的老年人，他们会由于缺乏与子女、亲友的交流，感到寂寞和孤独，特别是独居丧偶的老年人，孤独感更为明显。若老年人同时身患疾病，甚至会产生厌世的心理及自杀行为。

（3）躯体化症状：受"空巢"应激影响产生的不良情绪若强烈或持久地反复体验，可导致一系列躯体症状和疾病出现。如睡眠障碍、头痛、乏力、心悸、气短、消化不良，诱发或加重高血压、冠心病、消化性溃疡等疾病，严重者会引发老年认知障碍。

3. 预防与护理

（1）做好心理准备，未雨绸缪：积极正视"空巢"带来的家庭情感危机，老年人要做好充分的思想准备，学会独处，克服生活方面的困难，减轻对子女的依赖，规划好子女离家后的生活方式。

（2）夫妻扶持，重建家庭关系：建立新型家庭关系，应及早将家庭关系的重心由纵向关系（亲子关系）向横向关系（夫妻关系）转变，适当减少对子女的感情投入，夫妻之间给予更多的关心、体贴、安慰，培养共同的兴趣和爱好。支持丧偶老年人再婚，使晚年不再孤独。

（3）情感支持：如果一方因"空巢"而失落、焦虑，另一方要尽可能地关心体贴，多与对方沟通交流，不要冷淡对方。子女也要常与老年人进行感情和思想交流，多回家与老年人团聚，让家中重现往日的热闹和温馨，注重尊亲、悦亲。也可以请一些过得快乐且充实的老年人开导和影响对方，引导他们参加一些老年人的活动，鼓励其重新走入社会，开拓自己的人生空间。

（4）健康运动：多参加体育活动，这是老年人放松身心的重要方式，如慢跑、打球、瑜伽、太极拳等，不但能改善身体功能、情绪，对心理健康也有积极作用。

（5）培养爱好：鼓励老年人参加心理宣教活动，培养广泛的兴趣爱好，如阅读、写作、绘画、书法、舞蹈、园艺、棋类等，可以有效预防心理疾病。丰富自己的生活，开阔视野、陶冶情操，缓解孤独和思念情绪。

（6）社会支持：加强社会支持系统建设，充分发挥社会支持系统的作用，加快养老保障制度的完善，建立健全社区服务与教育干预系统，为老年人建立起广泛的社会支持网络。改善空巢老年人的经济状况、居住条件及保障安全，从根本上给空巢老年人提供良好的居住环境，维护其心理健康。依托社区，定期电话联系或上门看望空巢老年人，转移空巢老年人孤独、寂寞情绪。建立扶助制度，重点帮扶救助空巢老年人中的独居、高龄、女性、农村老年人等弱势群体，这不仅需要社区的参与，还需要全社会的努力及关注。

（7）经济支持力：保证老年人正常收入来源，子女给予必要的经济支持，老年人的财产合理转化为可支配收入来源。

（8）对症下药，心病医心：发生较严重的"空巢综合征"，应及时寻求心理或精神科医师的帮助，接受规范的心理治疗或药物治疗。

（五）高楼住宅综合征

高楼住宅综合征（high-rise residential syndrome）指老年人因长期居住于城市的高层闭合式住宅里，很少与外界交往，也很少到户外活动，从而产生一系列生理和心理异常反应的综合征。多发生于退休后长期居住于高楼、较少外出的老年人中。

1. 原因　老年人由于高龄、疾病导致身体活动受限，若家庭和社会支持不够，老年人居住在高楼中无法下楼，外界交往和户外活动减少，不利于老年人的身心健康。

2. 表现

（1）生理方面：老年人长期宅在家中不爱活动，难以适应外界气候变化，出现体质虚弱、四肢无力、脸色苍白、消化不良、全身疼痛等。

（2）心理方面：老年人长期生活在高楼封闭环境中，缺乏外界的信息，常感百无聊赖、精神空虚，出现性格内向、易怒、情绪不稳、消极、紧张和沮丧等症状，严重时可因孤独、抑郁失去生活信心，产生自杀倾向。

（3）社会方面：老年人居住在高楼住宅里，社会交往减少，对周围环境也变得陌生，老年人不愿意或不能与邻居往来，久而久之心理上会感到不适。

3. 预防与护理

（1）加强体育锻炼：重视室外活动，可以根据自己的爱好、条件、身体情况和季节选择运动项目，注意运动适量，循序渐进，并持之以恒。行动不便的老年人，可在专业照护者陪同下外出活动。

（2）增加人际交往：提升社交互动，拓宽人际关系，常与邻居互动、交谈，以增进彼此的理解，加深友情，开阔胸怀。经常下楼，和其他老年人共同练习太极拳、做老年操等，锻炼身体，消除孤独感。播放自己喜爱的音乐，到花园、树林中多呼吸新鲜空气，采用积极主动的方式消除疲劳，保持良好的身体状态。

（3）确保居住环境空气清新：每天要保持一定的开窗时间，以便让居住环境的空气能够进行有效的对流和交换，改善空气质量。

（4）合理膳食，加强营养：老年人在冬季要多食用富含优质蛋白质的食物和新鲜蔬菜水果。富含人体必需氨基酸和各种营养成分的饮食，不仅便于消化吸收，还可增强老年人耐寒和抗病能力。

（5）简易的穴位按摩：空闲时可对印堂穴、太阳穴，以及耳前、耳后等处的穴位进行按摩，这样不仅能使人的精力得到恢复，健康状况也会有所改善。此外，还可接受中医相关咨询和调养。

（6）加强心理疏导：对出现不适应的老年人应及时给予心理辅导和治疗。

四、老年人心理健康维护与促进

（一）老年人心理健康维护与促进的原则

1. 适应原则　人们对环境的调整和协调，不只是简单的顺从和妥协，更重要的是积极主动地改变环境以满足个体需求或自我调整以满足环境需求。在这个过程中，会遇到任何可能影响环境平衡的因素，特别是在社会环境中的人际交往，这会对老年人的心理健康产生重要的影响。老年人应该主动地调整自我与周围环境的关系，降低环境中的负面影响，掌握如何处理人际关系，挖掘自我的潜力，以达到心理上的最优状态，从而获取快乐和平静的情绪。

2. 整体原则　人类是一个由生理、心理、社会、精神和文化构成的有机整体，各个部分相互作用、相互影响，任何一部分的功能变化都可能引发其他部分的功能变化。而各方面功能的正常运转，又能有效地推动整体功能的最大化，从而维持最佳的健康状态。所以，在维护老年人心理健康时，我们不能只看重心理的重要性，而忽视其他因素如疾病对老年人健康的影响。帮助老年人建立良好的生活习惯，为老年人提供优质的社会支持，有助于促进老年人的心理健康。

3. 系统原则　系统是由一些相互关联且相互依赖的元素构建的，并根据特定的架构和规则形成一个具备特定功能的有机整体。人类在社会环境中，始终与自然、社会文化和其他个体互相影响。所以，提升精神心理健康需要认识到人类不仅仅是一个生命体和社会实体，同样还拥有独立的认知、敏锐的思维、多元的情绪和丰富的精神世界。人类所生活的环境也同样是一个包含了历史进程的复杂结构。因此，我们必须全面地、深入地、分层次地思考并处理各种问题，包括自然、伦理、生态、人际关系等，这样我们才可能实现内部和外部环境的均衡。

4. 发展原则　心理健康是一个动态发展的过程，人在各个年龄段、各个时期、各种身心状态或者变化的环境中，其心理状态都具有可塑性和可变性。因此，我们需要以进步的视角动态地理解和促进老年人的心理健康，我们需要关注他们目前的心理健康状况，并对他们的过去经验给予关注，以便预见未来的心理健康发展方向。

（二）老年人心理健康维护与促进的对策

1. 树立正确的健康观、生死观　老年人通常对自身的健康状况持消极评价，并且容易因为疾病而深感忧虑。他们经常质疑是否得了不治之症，甚至在生病后会有强烈的恐慌情绪。老年人如果过度关注身体的不适，可能引发疑病症、焦虑、抑郁等精神心理问题，对健康十分不利。所以，我们要协助老年人准确理解并评估衰退、身体健康，以及死亡，让他们建立正确的健康观、生死观，保持积极、豁达、开朗的心境，理智对待疾病，战胜对死亡的恐惧，坚韧抵御疾病，促进病情稳定与康复。

2. 做好退休的心理调节　当老年人达到一定年纪，他们会从职场中退休，这是一个自然、正常且无法避免的过程。退休必然会带来社会角色、地位、人际关系等多方面的转变。因此，我们需要协助指导老年人适应社会角色的转变，为退休做好心理上的准备，正确看待退休，做好行为准备如快退休前适当减少工作量。老年人应该认识到退休是人生新阶段的开始，培养新的兴趣爱好，使自己退而不闲，转移退休后不良的情绪，避免退休综合征的发生。

3. 健全老年人医疗保健防护体系　医疗保健是老年人众多需求中最显著和重要的需求，加大对人口老龄化的医疗保健和护理服务的投入，健全医疗保健防护体系，定期为老年人进行体格检查、开展健康教育讲座和家访，为老年人提供便利、高效的全面卫生服务。为老年人提供充足的医疗资源和资金支持，保障老年人的基本医疗权益。

4. 妥善处理家庭关系　家庭是老年人晚年生活的核心环境，维护好家庭中两代人或多代人之间的人际关系十分重要。保持良好的家庭氛围，让每一位家庭成员都能相互尊重、相互爱护，对于保持老年人的身体健康大有裨益。

（1）亲子沟通与协调：首先我们要认识到，社会在不断发展，年轻人与老年人在生活态度和价值观上存在很大差异，子女要多从老年人的角度和立场考虑问题，多关心老年人的感受，以关怀理解消除代际隔阂，达成代际和睦，提高老年人的幸福感。老年人生活经验丰富，处事能力强，子女可以积极请教老年人，向他们学习人生经验和智慧，这样的交流可以提升老年人的价值感和自尊。老年人也可以虚心向子女学习新知识、新思想，与时俱进，建立和睦代际关系。

（2）家庭成员多关心、体谅老年人：家庭成员相互支持和家庭成员所持有的积极情感对老年人的生活质量有重要影响。家庭和睦和良好代际交流，会给予老年人极大的精神鼓励，使老年人感受到自己的能力，提升自尊感。家庭成员遇事要主动与老年人商量，对于不同意见，耐心听取，维护老年人的尊严。

（3）推动老年人和家庭成员的情感交流：鼓励老年人积极改善与家庭成员的关系，在享受生活的同时，也要关注下一代。家庭成员应该主动建立尊重、敬仰和爱护老年人的责任观念，为他们提供必要的生活照护和精神安慰，达成抚育和赡养的平衡。教导孩子们尊敬老年人的同时，也需要珍视与老年人相处的时光，让家庭成为老年人心灵的港湾。空巢家庭中，老年人需要适当地接受子女已经结婚成家，离开他们居住的事实，而非过分寄予厚望，依赖子女的照顾。善于运用现代化的交流方式与子女沟通，尽快将父母和孩子的关系由纵向的关系转变为横向的夫妇关系。子女也要经常去拜访或者联络老年人，让父母能够尽享生活的欢愉，减少老年人罹患心理健康问题的风险。维护夫妻之间的深厚感情，彼此关怀、呵护、包容、调整，同时也需要维护一种和睦、快乐的情绪沟通。

（4）支持丧偶老年人再婚：老年人丧偶以后，如果有合适的伴侣，一方面需要他们勇敢地打破传统的思想观念，去寻找新的生活；另一方面，子女也应该给予他们理解和支持。老年人再婚后的互相陪伴和照顾，能够给予对方更多的安全感，弥补老年人的心理需求，使老年人的情感有所寄托，消除老年人孤独感、寂寞感，稳定老年人心理健康。

5. 注重日常生活中的心理保健

（1）培养多元化的兴趣爱好：例如，书法、绘画、下棋、摄影、园艺、烹饪、旅游、垂钓等，既能够提升个人品质，又能使晚年的生活丰富多彩，还可以有效地帮助老年人摆脱失落、孤独、抑郁等不良情绪，促进身心健康。老年人应坚持学习，活跃思维、增长知识、充实生活，使自己保持良好的心理状态。

（2）提倡健康的生活方式：保持饮食、作息规律，避免吸烟和饮酒。积极参加各种社会活动，可以提升人脉关系，帮助老年人战胜负面情绪。

（3）增强自我照护能力：利用老年人的个体优势，通过健康教育，采取不同的措施，最大限度地保障老年人的自我照护能力，巩固和强化其自我护理能力，避免老年人对他人的过度依赖，进一步提升老年人的生活自信，确保老年人的尊严。

6. 营造良好的社会支持系统　随着社会变革，社会福利制度有效地改善了老年群体的生活品质。帮助老年人实现生命价值，为老年人营造良好的社会心理环境，推动健康老龄化趋势，促进社会和谐稳定地发展，是下一步养老工作的重点。

（1）树立和发扬尊老敬老的社会风气：尊老敬老是中华民族的传统美德，爱老敬老是全体公民的共同义务。要深入研究老年人的心理特点，以促进老年人身心健康发展为目的，继续加强宣传教育，弘扬尊老、敬老新风。具体方式如下：①通过公众号、微信群、广播等社交媒体，大力宣传先进典型，充分发挥示范作用。②组织志愿者深入社区和养老机构，积极参与助老惠老志愿服务。③鼓励儿童和青少年尽自己所能为老年人做一些事情，以此培养他们尊老、爱老的思想品质。④举办形式多样的文娱活动，展示老年人热爱生活、积极向上的精神风貌。⑤为社区的老年人提供如疾病防治、保险建议、营养建议、运动训练建议和日常生活照顾等服务，这将有助于他们重建精神和社会功能。

（2）心理咨询和心理治疗：在老年人面临如焦虑、抑郁等深度精神困扰的情况下，应及时地提供精神援助，可以缓解甚至消除老年人的不良心理因素，增强他们的适应性，保持健康的心理。常见的疗法包括心理疏导、暗示疗法、转移疗法、行为疗法、想象疗法等。

（3）优化相关法规：根据各地经济社会发展的实际情况，结合老年人群的结构和养老需求，完善各项权益保护条例和实施细则，特别要强调老年人的生活保障、精神赡养、社会保险、医疗保险、社会福利和社会救助等方面的具体规定。

（4）建立多种类型老年服务机构：如医养结合机构、养老机构、老年公寓、老年大学、老年医疗保健中心等，为老年人提供个性化、系统化的服务。

7. 特殊老年人心理健康维护与促进

（1）给予失独老年人必要的心理慰藉：失独老年人经历了极其痛苦的精神、心理创伤，可能出现悲痛、失落、怀念儿女、逃避现实、深深的内疚、对健康忧虑等消极情绪。失独老年人作为一个弱势群体，需要社会的支持与帮助来摆脱心理困境。通过完善养老救助体系，使失独老年人老有所养、老有所依。专业社会工作者可以进入社区为失独老年人做心理辅导活动，使失独老年人感受到来自全社会的关爱。建立专业的医护团队，定期对失独老年人进行心理疏导，提供精神帮助，为失独群体开通免费心理咨询服务。加强社区成员之间的交流，增进他们之间的感情，让失独老年人在社区生活中找到快乐感、归属感，从而减轻他们的孤独感，走出心理阴霾，融入社会，提升生活质量、幸福指数。

（2）解决失能老年人长期照护需求：失能老年人是指由于疾病、伤残或衰老等原因而失去部分或全部生活自理能力，需要依赖他人提供不同程度照护的老年人。失能老年人由于日常活动能力受损，容易产生抑郁、焦虑心理，生活满意度会降低。近年来我国政府确定了"优先发展社会化养老服务"的战略，并明确提出要建立"以居家为基础、社区为依托、机构为支撑"的养老服务体系。要进一步完善社区服务系统，提高社区居家养老服务供给的精准化与个性化程度，引导老年人参与日常社会活动及自我照顾，不断增强康复信心，缓解负面情绪，提高失能老年人的生活满意度。要加强推进医养结合程度，推动医疗资源与养老服务资源深度融合，强化健康基础服务，满足老年人在照护工作中被理解、被尊重、被支持的需求，促进失能老年人心理健康。

第二节　老年人常见精神障碍与护理

一、老年期抑郁症患者的护理

老年期抑郁症（geriatric depression）泛指存在于老年期（≥60 岁）这一特定人群的抑郁障碍，既包括老年期首次发作的抑郁障碍，也包括老年期前发病持续到老年期或老年期复发的抑郁障碍，还包括老年期的各种继发性抑郁障碍。狭义的老年期抑郁症特指老年期（＞60 岁）首次发病的原发性抑郁障碍，以持久的抑郁心境为主要临床表现。通常病程较长，具有缓解和复发的倾向，部分病例可发展为难治性抑郁症。

抑郁症是老年人最常见的精神疾病之一。中国老年人抑郁症患病率为 15.9% ~23.6%，社区低于养老院或医疗机构，农村高于城镇。目前，全国地市级以上医院对抑郁症的识别率不到 20%，患者就医率仅为 10%，老年期抑郁症漏诊率高达 70% ~90%。本病以高患病率、高致残率、高自杀率为特点，已经成为严重影响人类生活质量和社会经济发展的公共卫生和社会问题。

（一）护理评估

1. 健康史

（1）老年期抑郁症常见评估内容。

1）评估患者营养状况、睡眠情况、生活自理能力、排泄情况；个人成长发育史、生活方式、家族史等。

2）评估患者是否有急、慢性疾病，如动脉硬化、高血压、卒中、帕金森病、认知障碍、糖尿病、慢性疼痛、电解质紊乱等。

3）评估患者有无情绪低落、易激惹、幻觉、妄想、自杀意念等。

（2）老年期抑郁症常见发病因素有以下 4 点。

1）遗传因素：老年期抑郁症与遗传基因、家族史有密切关系。抑郁症患者家庭成员罹患抑郁障碍的概率明显高于一般人群，说明此病具有明显的遗传倾向。

2）生化异常：增龄引起中枢神经递质改变，如 5-羟色胺（5-hydroxytryptamine，5-HT）功能活动降低、去甲肾上腺素（norepinephrine，NE）代谢产物水平降低，与抑郁障碍发作有关；单胺氧化酶抑制药（monoamine oxidase inhibitor，MAOI）抑制单胺氧化酶，防止 5-HT 降解，具有抗抑郁作用。

3）神经内分泌功能失调：抑郁障碍患者可见下丘脑－垂体－肾上腺（hypothalamic pituitary adrenal，HPA）轴和下丘脑－垂体－甲状腺（hypothalamic pituitary thyroid，HPT）轴昼夜分泌节律改变。

4）环境因素：应激性生活事件等原因可诱发老年期抑郁症。

2. 临床表现　老年期抑郁症的临床表现与中青年相比有较大的临床变异，症状多样化，趋于不典型。

（1）疑病性：患者常以一种不太严重的躯体疾病开始，担心疾病恶化，甚至担心得了不治之症，出现不安、焦虑、抑郁情绪，主动要求治疗，反复去医院就诊，进行各种检查。老年人对正常躯体功能过分关注，应考虑到老年期抑郁症的问题。

（2）焦虑、抑郁和激越性：老年人常会用"没意思、心里难受、自己是多余没用的人"这样的词汇表达忧伤情绪，常伴有严重焦虑症状。害怕发生灾难，甚至会感到无法平静，整天都在惶恐中度过。夜晚失眠，或是常常回想过去的痛苦经历，责备自己做错了事，从而引发了家庭以及其他人的悲剧，感到愧疚。对周围的事情没有任何热情，轻者喋喋不休诉说体验，严重者大声喊叫、揪头发、撕衣服，甚至有可能产生冲动性自杀行为。

（3）隐匿性：即躯体症状化，老年人否认抑郁症状而表现为躯体症状，大部分患者各种主观躯体不适症状十分突出，如睡眠障碍、疼痛、心悸、胸闷、胃肠不适、便秘、食欲缺乏、体重减轻、周身乏力等，因抑郁症状为躯体症状掩盖，又称"隐匿性抑郁症"。

（4）迟滞性：通常以随意运动缺乏和缓慢为特点，影响躯体及肢体活动，伴面部表情减少、言语阻滞。表现为闷闷不乐，愁眉不展，兴趣索然，思维迟缓，对于提出的问题，往往不能立即答复。思维内容贫乏，患者大部分时间都沉默寡言，行为反应迟钝，重则双目凝视，情感淡漠，对周围的变化毫不关心。

（5）妄想性：以疑病妄想和虚无妄想最为常见，其次表现为被害妄想、关系妄想、贫穷妄想、罪恶妄想等。

（6）认知损害：认知功能障碍是老年期抑郁症常见症状，80%的患者有注意力不集中或出现记忆力下降的主诉，存在比较明显的认知障碍，如计算力、记忆力、判断力、理解能力下降。国外称此种抑郁为抑郁性假性认知症，一部分患者出现不可逆认知障碍。老年人出现认知损害时应及时就诊并进行鉴别诊断。

（7）自杀倾向：自杀是老年期抑郁症最危险的症状。重度老年期抑郁症患者内心十分痛苦，自杀观念频发且牢固，自杀计划周密，实施成功率较高，是抑郁发作时最危险的病理意向活动。孤独、酒精中毒、疑病状态、激越、谵妄等也是导致自杀的危险因素。

（8）季节性：有些老年人具有季节性情感障碍的特点。至少连续两年秋季或冬季起病，在春季或夏季缓解。

3. 辅助检查　可采用标准化评定量表进行评估，如老年抑郁量表（GDS）、老年精神评定量表（psychogeriatric assessment scales，PAS）、汉密尔顿抑郁量表（HAMD）、抑郁自评量表（self-rating depression scale，SDS）、贝克抑郁量表（Beck depression inventory，BDI），其中GDS较常用。实验室及影像学检查可明确是否有组织器官的器质性改变。

4. 心理－社会状况　老年期如遭遇丧偶、离婚、婚姻不和谐、严重躯体疾病、家庭成员患病等负性生活事件，对老年期抑郁症发病有一定影响。此外，具有神经质性格的人比较容易发生抑郁症。老年人的抑郁情绪还与应对挫折与压力的调节方式及效果有关，积极的认知应对、社会支持系统等有利于保持身心健康。

（二）护理诊断

1. 睡眠型态紊乱　与抑郁症状所致睡眠障碍有关。

2. 营养失衡：低于机体需要量　与缺乏对食物的兴趣有关。

3. 沐浴、更衣、进食、如厕自理缺陷　与兴趣丧失、无力照顾自己有关。

4. 社交隔离　与抑郁情绪、缺乏人际交往有关。

5. 有自杀行为的危险　与抑郁症状、自我评价过低、消极观念有关。

（三）护理措施

治疗护理目标：采取个性化原则，减轻患者抑郁症状，减少复发的危险，提高生活质量，促进身心健康，降低医疗费用和死亡率。治疗原则：个性化治疗，以药物治疗为主，辅以心理支持治疗、社会干预综合治疗，对药物治疗无效、有严重自杀行为的患者可考虑无抽搐电休克治疗。具体护理措施有以下 5 个方面。

1. 日常生活护理

（1）加强睡眠护理：睡眠障碍是抑郁症患者最常见的症状之一。指导患者有规律地生活，合理安排活动与睡眠时间，减少卧床时间，睡前不做剧烈运动，为患者创造舒适安静的休息环境。睡前按摩安眠、神门、内关、三阴交等穴位可以促进睡眠。入睡前喝温热牛奶、温水泡脚、洗温水澡等。避免观看引起情绪变化的电视节目或参加引起情绪剧变的活动。入睡困难的患者可以听一些催眠曲或做松弛训练。对早醒者给予安抚，必要时遵医嘱给予助睡眠药，延长睡眠时间。

（2）加强营养：抑郁症常导致老年人食欲缺乏，有些老年人因食欲缺乏或自责自罪观念而拒食。饮食方面要注意均衡营养成分的摄取，选择老年人喜爱的食物，并变换饮食种类，符合老年人口味的同时尽量保持食物的清淡。多吃高蛋白、富含维生素的食物。对于进食少或违拗的患者，要耐心劝说、喂食，必要时给予鼻饲或静脉营养。

（3）注意个人卫生：抑郁症患者因情绪低落无力照料日常生活，要协助其完成自理，养成良好的生活习惯。改善消极状态，鼓励患者建立生活信心。对于重度抑郁的老年患者要悉心照料，做好清洁工作。对于长期卧床者，要加强皮肤护理防止压力性损伤的发生。

2. 药物护理

（1）密切观察药物疗效和可能出现的不良反应，目前临床上主要的抗抑郁药物见表 6-1。

表 6-1　临床常用抗抑郁药物

分类	中文通用名	不良反应
选择性 5-羟色胺再摄取抑制药（serotonin-selective reuptake inhibitor，SSRI）	氟西汀、帕罗西汀、氟伏沙明、舍曲林、西酞普兰、艾司西酞普兰	不良反应少，最大优点在于抗胆碱能及心血管系统不良反应轻微，老年患者易耐受，可长期维持用药
5-羟色胺和去甲肾上腺素再摄取抑制药（serotonin-noradrenalin reuptake inhibitor，SNRI）	文拉法辛、米那普仑、度洛西汀、左旋米那普仑	恶心、口干、头晕、困倦等，高剂量时可引起血压升高，在使用时需逐渐增加剂量，并注意监测血压改变
去甲肾上腺素和特异性 5-羟色胺能抗抑郁药（noradrenergic and specific serotonergic antidepressant，NaSSA）	米氮平	过度镇静、食欲增加、体重增加、口干等
三环类抗抑郁药（tricyclic antidepressant，TCA）	多塞平、阿米替林、丙咪嗪、马普替林、氯米帕明等	有明显的抗胆碱能作用和对心脏的毒性作用，且与其他药物相互作用较多，不良反应较为严重，这些药物临床应用较少

（2）联合用药：结合个体情况慎重选用，对难治性老年期抑郁症可优先考虑。小剂量联合第二代抗精神病药物，如利培酮、喹硫平、阿立哌唑、氨磺必利等治疗，同时应监测肝、肾功能，以及血糖、血脂指标，注意药物之间的相互作用，缓慢加量，密切观察对药物

的耐受程度。

（3）坚持服药：耐心说服患者严格遵医嘱服药，不可随意增减药物或自行停服，做好解释教育、规劝工作，提高服药依从性。密切观察药物不良反应，首次发作的老年抑郁患者痊愈后需要继续服药治疗至少12个月，再次发作者相应延长药物治疗时间。用药期间应避免饮酒、驾驶或进行其他危险运动。

3. 严防自杀

（1）及时识别自杀意图的强度和可能性：密切观察，是否有焦虑不安、失眠、沉默少语，或情绪转变、言语表情不自然，以及在危险处徘徊、交代后事、书写遗嘱、反复叮嘱重要事项等，要及时给予心理上的支持，加强防范，避免意外发生。妥善保管好药物，以免患者一次性大量吞服，造成急性药物中毒。

（2）提供安全的环境：房间布置应安全、安静、简洁，墙壁以明快色彩为主，加强设施安全检查。做好危险品收集管理，一切危险物品如刀剪、玻璃制品、铁器、绳索等均妥善保管。

（3）严格执行护理巡视制度：对于有强烈自杀企图的患者要专人24小时不离视线看护，必要时经解释后予以约束，以防意外。在夜间、凌晨、午间、节假日等护理人员少的情况下，要特别注意防范。早醒者要劝其继续入睡，避免单独活动，加强巡视。

4. 心理护理

（1）建立良好的治疗性护患关系，高度理解和同情患者，保持稳定、温和、接受的态度，放慢语速，避免生硬、简单的语言或者一副无所谓的表情，尽量不使用"你不要……""你不应该……"等训斥性语言。关注患者优点，及时给予肯定和支持，提高患者自信心。不要过分认同患者的悲观感受，以免强化抑郁情绪。通过非语言沟通模式传递关心和支持，如静静地陪伴、关切爱护的目光注视、轻轻地抚摸等，往往能使患者从中感觉到支持、爱护，可以起到安抚的作用。

（2）耐心倾听，设法打断"负性思考"，培养正性认知方式，改善患者消极状态，鼓励患者将内心痛苦表达出来，通过帮助情绪表达和疏泄减轻患者内心痛苦，支持重建生活信心。鼓励患者调节情绪，以积极乐观的心态克服不良情绪，解决生活中的实际困难，提高应对心理压力的能力。对自罪患者启发以往积极、成功、高兴的事情，指导患者以积极心态面对未来。对疑病妄想患者予以短期关注，不需事事过分关注。

（3）对实施过自杀行为的患者不要歧视和埋怨，要了解自杀前后的心理状态，做好评估，完善护理措施。

（4）通过怀旧治疗方法引导患者回顾生命过程，注重生命中快乐和有意义的生活片段，通过回忆产生熟悉感和愉悦感，交流过程也能提高患者语言表达和互动能力，有助于患者提高自尊和自我效能。

（5）创造和利用各种个人或团体人际接触的机会，以协助患者改善人际互动技巧，建立健康的人际交往能力。

5. 健康指导

（1）向患者及家属做好健康宣教工作，介绍疾病相关知识，用通俗易懂的语言向患者及家属讲解维持药物治疗的重要性和常见的不良反应。

（2）讲解疾病复发可能出现的先兆表现，如情绪不稳定、睡眠不佳、疲乏、烦躁等，及早识别复发症状，及时就诊，定期复查。

（3）保持生活规律，有良好的睡眠和健康的饮食，积极控制躯体疾病。

（4）鼓励患者主动参加家庭和社会活动，克服性格弱点，对患者的进步给予正向鼓励和肯定。患者要面对现实，合理安排生活，常动脑，不间断学习，按照自己的志趣培养爱好。积极参加体育锻炼，培养乐观生活的积极态度。

（5）指导家庭给予患者更多的关心和照护，子女重视父母身心健康，主动关怀，让患者感受到子女对他的关心，避免患者产生孤独感，尽早发现患者心理健康问题。

（四）护理评价

1. 患者情绪低落得到有效控制，未发生伤人、自伤、自杀行为。

2. 患者基本生活需求得到满足，饮食恢复，生命体征平稳。

3. 患者睡眠得到改善，精神面貌良好。

4. 患者日常生活自理。

5. 患者及家属对疾病知识及应对技巧了解并加以运用。

6. 患者能积极面对现实，自信心和自我价值感增强，能重建和维持人际关系和社会生活。

二、老年焦虑症患者的护理

焦虑（anxiety）是一种内心紧张不安、预感到似乎将要发生某种不利情况而又难于应付的不愉快的情绪体验。但焦虑并不意味着都是有临床意义的病理情绪，在应激面前适度的焦虑具有积极的作用，它可以充分地调动身体各脏器的功能，适度提高大脑的反应速度和警觉性。

老年焦虑症（anxiety disorder in the elderly）指首次发病在 60 岁以上，个体由于达不到目标或不能克服障碍的威胁，导致自尊心、自信心受挫或内疚感增加而形成的一种紧张不安带有恐惧的情绪状态。适度的焦虑有益于老年人更好地适应外界变化，利于自我调节保持身心平衡，而持久过度的焦虑则会严重影响老年人的身心健康。老年焦虑症原本是较易治疗的心理疾病，但因识别率低，导致精神致残、自杀率高，成为影响老年健康的一大问题。

（一）护理评估

1. 健康史

（1）老年焦虑症常见评估内容。

1）评估患者既往史、家族史、治疗情况、用药情况、某些药物不良反应，以及其他辅助检查资料等。

2）评估患者健康状况，如生命体征、睡眠情况、进食情况、排泄情况、躯体功能情况。

3）评估患者有无抑郁、焦虑、恐惧、易激惹症状；有无头痛、头晕、恶心、呕吐等多种躯体不适症状。

（2）老年焦虑症常见发病因素。

1）遗传因素：有研究表明，广泛性焦虑障碍一级亲属发病率未增加，惊恐发作一级亲属患病率比普通人群高，提示惊恐发作遗传效应更为明显。

2）生物学因素：研究发现 γ-氨基丁酸（GABA）能、NE 和 5-HT 等神经递质和促肾上腺皮质激素释放激素通路与焦虑的生物学直接相关。

3）环境因素：人际关系、社会活动改变、躯体疾病、创伤性事件、家庭情感支持降低等，可成为焦虑症的诱发因素。

2. 临床表现　以广泛性焦虑障碍和惊恐发作最为常见。

（1）广泛性焦虑障碍：是一种慢性焦虑障碍，对多种境遇过分焦虑和担忧，同时伴有不安、肌肉紧张和行为的改变。表现为容易悲伤、哭泣；运动性不安，如来回踱步、静坐不能甚至颤抖；有时可见眼睑、面肌或手指震颤，眉头紧锁；常伴有皮肤苍白、呼吸困难、出汗、口干、心悸、胸闷、头晕、耳鸣、胃肠功能紊乱等自主神经系统症状。

（2）惊恐发作：也称急性焦虑，表现为恐惧、担心，感到心悸、胸闷、胸痛、压迫感、呼吸困难、窒息感，患者因此惊恐万分，有濒死感。双手可见细小震颤，出现口周与手指、足趾针刺及麻木感。一般历时 5～20 分钟，很少超过 1 小时。老年人在发作期后仍有余悸，多数老年人由于担心发病时得不到有效控制而产生回避行为，如不敢单独出门，不敢到人多热闹的场所，逐渐发展为场所恐惧症。

3. 辅助检查　可采用标准化评定量表对焦虑严重程度进行评估，如汉密尔顿焦虑量表、焦虑自评量表、老年焦虑量表、贝克焦虑量表、状态-特质焦虑问卷。

4. 心理-社会状况　恐惧未来、内心的痛苦体验、精神运动不安，以及伴有自主神经功能失调等，都会对心理健康产生负面效应。过度持久的焦虑可使老年人身心严重损害，加速衰老，丧失自信心，增加失控感。家人情感支持降低，导致人际交往减少，社会活动改变，回避社交场合，逐渐对周围环境失去兴趣。

（二）护理诊断

1. 焦虑　与担心焦虑症状发作有关。

2. 恐惧　与无法控制恐惧的情绪有关。

3. 社交隔离　与对社会交往活动恐惧、回避有关。

4. 有自杀行为的危险　与焦虑恐惧症状持续时间长，产生抑郁情绪有关。

（三）护理措施

治疗护理目标：认真分析产生焦虑情绪的具体原因，有针对性地进行心理疏导，缓解其焦虑情绪，减轻精神负担，提高治疗信心，增强治疗依从性，降低复发率，恢复社会功能，提高生活质量。治疗原则：采取个性化治疗、药物治疗结合支持性心理治疗、认知行为治疗、生物反馈治疗、放松疗法等。

1. 日常生活护理

（1）保障安全：分析发生焦虑的诱因，进行针对性心理疏导和支持，消除顾虑。密切观察患者情绪变化，对有焦虑、抑郁、自杀、自伤倾向的患者，注意防范。改善环境，做好安全检查，加强危险品管理，避免环境中其他不利因素，防止患者发生意外情况。

（2）提高舒适度，满足基本生理需求：给予健康照护，加强营养，满足饮食、睡眠、排泄等基本生理需要。提供舒适生活环境，减少外界刺激，良好的环境有利于老年人身体健康，对心理恢复有一定的帮助。对有躯体不适主诉的患者，及时反馈给予相应处理。

2. 正视焦虑恐惧症状或接受症状　建立良好的护患关系，主动关心患者，以真诚、友善的态度关怀、体谅和尊重患者，采用陪伴技术，给予安全感。理解患者的感受和体验，尊重患者的痛苦感受，调动患者主动性，给予情感支持。帮助患者学会放松技术，指导其采用肌肉放松、腹式呼吸法、冥想等放松技巧缓解焦虑情绪带来的紧张恐惧与不适感。指导患者转变认知或不正确的看法，从而使其改善或消除适应不良的情绪和行为。重建正确的疾病概念和对待疾病的态度，转移注意力，尽量忽视症状。对疾病的发生、发展情况进行适当的讲解，帮助分析疾病症状和导致不良心境的原因和危害性，使患者认识到对自身疾病的过度关注和忧虑无益于恢复身心健康。鼓励患者积极参加运动和力所能及的活动，消除精神紧张，减轻心理压力，改善情绪，注意运动频率、时间、方式、运动量、强度等，有躯体疾病的老年人，要在医师指导下运动。对主诉躯体不适的患者，鉴别心理问题躯体化现象，对于器质性疾病要及时反馈，给予相应处理。

3. 提高应对能力，恢复社会功能 尊重患者人格，使其感觉到被重视，有助于缓解焦虑。共同探讨压力源及诱因，制定适合患者的压力处理策略，提供安全的医疗环境和条件让患者学习和培养新的应对策略。不断提升患者的技能和优点，忽略他们的弱点和功能上的问题，这样可以提高他们的自信心并缓解他们的无助和无效的感觉。用行为示范方法，让患者学会应对压力，帮助患者提高自我照护能力，增强对社会的适应能力。指导家庭成员营造良好、有爱的家庭氛围。

4. 惊恐发作护理

（1）急性发作期间：患者在惊恐发作时，照护者须镇静、沉稳，态度和蔼，立刻帮助患者脱离诱发惊恐发作的因素或所处环境。同时耐心倾听和安抚，对患者表示理解和尊重，必要时专人陪护，陪伴患者直到发作缓解，为其创造有利的治疗环境。发作时将患者和家属分开或隔离，稳定家属情绪，以免互相影响，加重病情。当患者表现为挑衅和敌意时，应适当予以限制，并针对可能出现的问题采取相应的护理措施。

（2）间歇期间：关注患者思想动态，指导患者及家属了解惊恐发作及其生理影响知识，尤其是注意观察诱发因素，帮助患者战胜惊恐。运用心理学技术，帮助患者缓解发作时的不适感和恐惧感，稳定其情绪。做好家属思想工作，争取家庭和社会的理解和支持。

5. 药物治疗 根据药理特性和代谢特点合理选药，从小剂量开始，逐渐加量，注意药物不良反应。

（1）广泛性焦虑障碍的药物治疗：新型抗抑郁药 SSRI（如艾司西酞普兰、帕罗西汀、舍曲林等）、SNRI（如度洛西汀、文拉法辛），以及 5-羟色胺部分激动药（如丁螺环酮和坦度螺酮）等被推荐作为广泛性焦虑障碍药物治疗的首选，尤其是长期治疗安全有效。苯二氮䓬类（如阿普唑仑、地西泮和劳拉西泮等）虽然抗焦虑疗效肯定，但因为不良反应、耐受性，以及长期使用的安全性等问题，不作为首选，但可以短期使用，以快速控制焦虑症状。其他抗抑郁药起效后，苯二氮䓬类药物剂量需缓慢减少，以免产生药物依赖。

（2）惊恐发作的药物治疗：药物治疗可以缓解惊恐发作的频率和发作的严重程度，也可降低预期性焦虑、恐惧性回避，改善总体功能。目前推荐首选抗抑郁药，选择较多的包括 SSRI（如氟西汀、帕罗西汀、氟伏沙明）、SNRI（文拉法辛及其缓释剂）和 NaSSA（米氮平）。抗抑郁药物通常起效较慢，因此在治疗初期常合并苯二氮䓬类药物（如阿普唑仑）迅速控制焦虑与惊恐。

6. 心理治疗 解释性心理治疗是将疾病相关知识向患者进行宣教，从而减轻患者心理压力，配合治疗。认知行为治疗可以矫正患者对于焦虑的错误认知，减轻焦虑躯体症状，包括认知重建疗法和焦虑控制训练。暴露疗法可以纠正患者对于惊恐发作的错误认知，减少患者惊恐发作。

7. 健康指导　向患者提供疾病相关知识，耐心解答患者提出的各种问题对缓解焦虑非常重要。指导患者保持良好心态，正视焦虑心理，学会自我疏导。树立消除焦虑心理的信心，充分调动主观能动性，运用注意力转移，及时消除焦虑。感到焦虑时，可以运用自我放松方法、冥想等放松技巧进行调节，让自己快乐、轻松、自信。建立规律的睡眠和饮食习惯。

（四）护理评价

1. 患者了解疾病相关知识，焦虑恐惧症状减轻或消除，未发生意外事件。

2. 患者情绪稳定，基本生理需求得到满足。

3. 患者保持良好心态，学会自我疏导、自我放松。

4. 患者社会功能恢复，不完全依赖他人，获得尊重。

三、老年认知症患者的护理

认知症，原称老年期痴呆（senile dementia），属于《精神障碍诊断与统计手册》DSM-5中描述的重度神经认知障碍（major neurocognitive disorder），是发生在老年期由于大脑退行性病变、脑血管性病变、感染、外伤、肿瘤、营养代谢障碍等多种原因引起的，以认知功能缺损为主要临床表现的一组综合征。为防止产生病耻感，根据多个国家和地区命名情况，此处采用认知症命名。认知症主要包括阿尔茨海默病（Alzheimer disease，AD）、血管性认知症（vascular dementia，VD）、混合性认知症和其他类型认知症，如额颞叶变性、路易体病、HIV 感染、帕金森病、酒精依赖、神经梅毒、创伤等引起的认知症。其中以 AD 和 VD 为主，占全部认知症的70%～80%。

AD 是一种常见的神经退行性疾病，起病隐匿，临床特征主要为认知障碍、精神行为异常和社会生活功能减退。阿尔茨海默病也是认知症的主要病因，病理改变以老年斑、神经元纤维缠结、神经元减少为主要特征。常见于65 岁以上老年人，通常散发，女性多于男性。临床病程通常10 年左右。

VD 是由脑血管病变造成显著的脑组织损伤导致的认知障碍，是 AD 之后第 2 位常见的认知症。VD 大多起病于60 多岁或 70 多岁，男性多于女性。患者多伴有高血压、糖尿病、高血脂、肥胖、吸烟、酗酒、动脉硬化、心血管疾病、卒中等。

根据我国国家统计局 2023 年数据显示，我国 60 岁及以上人口为 2.8 亿，约占总人口的19.84%，其中 65 岁及以上人口为 2.1 亿，约占总人口的 14.86%，我国已快速进入了深度老龄化社会。人口老龄化带来了老龄相关失能、认知障碍和疾病的快速增加，给社会和家庭带来沉重负担。其中，AD 是老年期认知症最常见的类型，是导致老年人丧失日常生活能力的最常见的疾病之一。我国目前 AD 患者约 983 万，给家庭和社会带来沉重的医疗、照料和经济负担。认知症已成为当前医疗费用最昂贵、最致命和负担最重的疾病之一，严重影响我国公众健康和社会可持续发展。对于认知症的防治和相关研究应引起全社会的高度重视。

（一）护理评估

1. 健康史

（1）AD 常见评估内容。

1）评估患者有无脑外伤、高脂血症、高血压、糖尿病、抑郁症等病史，有无脑卒中、中枢神经系统感染、癫痫等神经系统疾病史，以及心、肺、肝、肾疾病史等。

2）评估患者是否有日常生活能力下降、精神行为症状、认知功能减退症状，以及既往检查、治疗情况。

3）评估患者性格特点、受教育及学习情况、吸烟、酗酒、有无药物滥用等。

4）评估 AD 的危险因素。①遗传因素：家族史是 AD 的重要危险因素，一级亲属中存在 AD 患者会明显增加个体发展为 AD 的风险。致病基因和风险基因对 AD 发病起重要作用。我国 13.2% 的家族性阿尔茨海默病（FAD）家系携带 *PSENs/APP* 错义突变，3.71% 的家系携带 *PSENs/APP* 基因同义突变/非编码区变异。散发性 AD 患病风险 60%～80% 来自遗传因素，*ApoEε4* 等位基因是最常见的风险基因。②神经递质障碍：神经递质异常，包括乙酰胆碱、单胺、氨基酸类及神经肽等，其中乙酰胆碱随着疾病进展迅速下降，影响记忆和认知功能。③β 淀粉样蛋白（amyloid β-protein，Aβ）代谢异常：Aβ 生成和清除失衡是神经元变性和认知症发生的始动因素，可诱导 tau 蛋白过度磷酸化、炎症反应、神经元死亡等一系列病理过程。④高龄：年龄是 AD 发生最重要的危险因素，AD 发生率和患病率随着年龄增长增高。⑤性别：研究显示女性的大脑比男性更容易受到伤害，女性患 AD 的风险较高。

（2）VD 常见评估内容。

1）评估患者有无心律失常、心肌梗死、充血性心脏病、偏头痛、贫血、抑郁症。

2）评估患者是否吸烟、饮酒、多饱和脂肪酸摄入过多、独居、丧偶、未婚、喜食甜食、体力活动少。

3）评估 VD 的危险因素。①遗传因素：主要表现在遗传异质性和基因多态性方面。②脑血管病危险因素：高血压、糖尿病、高脂血症、高同型半胱氨酸血症。③脑血管病：脑卒中、短暂性脑缺血发作、脑白质病变。

2. 临床表现　AD 和 VD 具有不同的发病机制和临床表现（表 6-2）。

表 6-2　AD 与 VD 的鉴别

项目	AD	VD
起病	隐匿	起病迅速，常有高血压病史
病程	缓慢持续进展，不可逆	呈阶梯式进展
认知功能	可出现全面障碍	有一定的自知力
早期症状	近记忆障碍	脑衰弱综合征
人格	常有改变	改变不明显
精神行为症状	失眠、焦虑、抑郁、幻觉、妄想、激越、游荡、尾随等	抑郁、淡漠、精神运动迟缓、幻觉、情感脆弱、易激惹、哭笑无常等
神经系统体征	早期多无局限性体征	存在局限性症状和体征
CT	弥漫性脑皮质萎缩	多发梗死、腔隙和软化灶
Hachinski 评分	≤4	≥7

VD 临床表现通常以突然起病、波动或阶梯样病程和局灶性神经功能缺失为主。随着病情进展会出现明显的认知功能受损和精神行为症状。

AD 起病隐匿，早期不易发现，病情逐渐进展。核心症状表现为 3 个方面：认知能力下降，日常生活能力逐渐下降，精神症状和行为障碍。无论病程长短，均需要有人在身旁照护与陪伴。

AD 一般根据临床过程分为 3 个阶段。

（1）第一阶段：轻度。首发症状为近期记忆减退，对近期事件的记忆下降，难以学习新知识，忘记约会和事务安排。语言交流能力下降，词不达意，找词困难。注意力不集中，忘记正在做的事，在不熟悉的环境中很难找到方向。社会生活能力受损，处理复杂家务如管理财务、购物、安排及准备膳食等出现困难。判断力下降，不能准确判断事情对错。计算力减退，很难完成 100 连续减 7。工作能力减退，对过去熟悉的工作力不从心，回避竞争。情绪不稳，有抑郁、退缩、焦虑、偏执、急躁、易怒等表现，行动迟缓，对社交活动变得淡漠。这一阶段的老年人在他人提示或督促下基本生活如吃饭、穿衣、洗漱、如厕等能自理，此病程可持续 3～5 年。

 知识拓展

衰老性良性健忘和认知症记忆障碍

两者区别见表 6-3。

表 6-3　衰老性良性健忘和认知症记忆障碍的区别

项目	衰老性良性健忘	认知症记忆障碍
原因	正常衰老	疾病引发
症状	一时想不起某件事	忘记自己曾做过
理解能力	能正确理解时间和地点	错误判断时间和地点
幻想/妄想	没有	有些患者有
人格	精神状态正常 没有行为异常和人格改变	有精神状态和行为障碍变化 有时会出现人格改变
日常生活	基本可以自理 没有特殊照护需求	出现自理障碍 需要专业照护服务

资料来源：中国老龄协会. 认知症老年人照护服务指南（基础版）[M]. 北京：华龄出版社，2020.

（2）第二阶段：中度。记忆力进一步下降，近期记忆减退更为严重，记不住地址，忘记亲人名字。注意力和计算力明显受损，不能完成 20 连续减 2。定向力进一步下降，时间、地点、人物都记不清，在熟悉的环境中也容易迷路。由于失用，日常生活能力下降，需要协助料理，难以完成家务活动。由于失认，患者逐渐不能认识自己的亲人，最终不认识自己。判断力下降，逻辑思维能力下降，对危险估计不足。言语功能明显退化，思维变得无目的，内容空洞或赘述，经常前言不搭后语，导致别人难以理解。此期精神和行为症状比较突出，常表现为情绪不稳、暴躁、激越、幻觉、妄想、徘徊、游荡、病态收集行为、刻板、脱抑制行为及睡眠障碍等。本期是护理最困难的时期，需要专人照护，病程在 3 年左右。

（3）第三阶段：重度。认知功能大范围受损，记忆完全丧失，记忆错乱。无法交流、思考问题，丧失语言交流能力。日常生活完全依赖，长期卧床，大小便失禁，进食困难，肌肉挛缩，逐渐丧失行走能力。表情淡漠，缄默不语，呈植物人状态。此期精神行为症状逐渐减轻或消失。常并发体重下降、营养不良、吸入性肺炎、压力性损伤、尿路感染等。大部分患者在进入此期后 2 年内死于并发症。如护理及营养状况较好，无其他合并躯体疾病，可延长生存时间。

3. 辅助检查

（1）脑结构影像：AD 患者脑 CT 检查的突出表现是皮质性脑萎缩和脑室扩大，伴脑沟裂增宽。颞叶特别是海马结构的选择性萎缩是 AD 的重要病理变化，MRI 比 CT 能更早地探测到此变化。对于 VD 患者，CT 或 MRI 检查发现有多发性脑梗死或多发性腔隙性脑梗死。

（2）采用 Hachinski 缺血量表（Hachinski ischemia scale，HIS）可对 AD 和血管性认知症进行鉴别（表 6-4）。

表 6-4　Hachinski 缺血指数量表（HIS）

序号	临床表现	分数	序号	临床表现	分数
1	突然起病	2	8	情感脆弱	1
2	阶梯式恶化	1	9	高血压病史	1
3	波动性病程经过	2	10	卒中病史	2
4	夜间意识模糊明显	1	11	合并动脉硬化	1
5	人格相对保存完整	1	12	局灶性神经系统症状	2
6	情绪低落	1	13	局灶性神经系统体征	2
7	躯体性不适的主诉	1			

注：总分≤4 分，支持阿尔茨海默病；总分≥7 分，支持血管性认知症。

（3）实验室检查：排除甲状腺功能异常、维生素 B_{12} 及叶酸缺乏、贫血、神经梅毒等可能影响认知功能的躯体疾病。

（4）生物标志物：AD 检查 CSF 中淀粉样 Aβ42 蛋白水平下降，T-tau 蛋白和 P-tau 蛋白水平升高。

（5）基因检测：通过血液标本中的 DNA 可完成基因检测。基因突变常为导致家族遗传性认知症的主要病因。

（6）神经心理测验：画钟测验、MMSE、MoCA、长谷川痴呆量表可用于评估认知功能；韦氏记忆量表和临床记忆量表用于评估记忆功能；韦氏成人智力量表进行智力测评；神经精神问卷 NPI 主要评估精神和行为问题。

4. 心理 - 社会状况　认知症患者缺乏主动性，活动减少，对周围环境兴趣减少，常感到孤独、寂寞、羞愧、抑郁，消极厌世，甚至有自杀行为。需评估家庭支持系统，认知症患者病程长，有自理缺陷、人格障碍，可有精神和行为障碍，会出现幻觉、妄想等异常行为，需要家属投入大量的时间和精力来照顾患者，对家庭和社会造成巨大负担，当付出与效果不成正比时，有些家属会丧失信心，甚至对患者产生冷淡、厌恶的情绪。

（二）护理诊断

1. 沐浴、更衣、进食、如厕自理缺陷　与认知功能障碍有关。

2. 睡眠型态紊乱　与环境改变、情绪不稳、躯体不适有关。

3. 语言沟通障碍　与认知功能障碍有关。

4. 有受伤的危险　与感觉障碍、精神运动行为改变有关。

5. 照护者角色紧张　与缺乏照护经验、照护者压力源、照护者休息不足、照护活动过多、被照护者照护需求增加、被照护者不稳定的健康状况等有关。

（三）护理措施

治疗护理目标：改善或保持患者认知功能，延缓认知衰退，控制患者精神行为症状，减少症状发生，保持患者社会功能，提高生活质量，减少照护者负担，降低疾病给患者及照护者带来的苦恼与伤害。治疗原则：药物和非药物治疗。重在早预防，早期发现，早期诊治，以及相关疾病预防性治疗。

1. 日常生活护理

（1）一般护理

1）衣着护理：衣物单独存放，只放简单应急衣服，避免过多导致患者选择错误。穿衣件数不宜过多，宜简单、实用、宽松、舒适，方便穿脱，按穿着的先后顺序叠放。衣服最好选用拉链设计，衣裤长短合适。袜子选择柔软、透气、吸湿、排汗为原则。鞋子选择以大小适宜、透气、防滑、减震、轻便、舒适为原则。指导患者参与穿脱衣服过程，并且告诉患者正确的方法和步骤。说服患者接受合适的衣着，出现错误时不要责备，否则会增加患者不安和焦虑，甚至发生攻击行为。疾病晚期，照护者要手把手指导患者穿衣、袜、系扣子等，尽量保持患者自理能力。

2）饮食护理：保持健康、平衡的饮食来支持认知症患者获得足够的营养，饮食营养丰富、清淡、易消化。提供良好用餐环境，选择适宜老年人使用的餐具，一日三餐定时定量，忌过饥过饱，尽量保持患者以往饮食习惯，选择营养丰富、荤素搭配，多吃水果、蔬菜，督促摄入足够的水分。进食必须有人看护，食物无刺、无骨、易消化，食物最好切成小块。鼓励患者自己进食，延缓功能衰退，缓慢进食，不催促患者，以免发生呛咳、噎食。根据患者牙齿和咀嚼功能给予合适的饮食种类，如流食、半流食或软食。进食困难的患者必要时由护理人员给予喂食，喂食速度宜慢、食物要碎，喂食要在清醒时进行，一次不宜喂食太多，抬高床头或协助坐位，防止呛咳或误吸。吞咽功能障碍的患者必要时鼻饲或静脉输液，保证营养和水分的摄入。协助清洁口腔，保持口腔舒适，义齿安装正确并每天清洗。避免暴饮暴食，防止消化不良，注意患者情绪。有不停进食需求的可以给予少量饼干、水果等，不宜过多，以免影响正常进食。

3）生活护理：督促、协助做好患者个人卫生处理，帮助老年人养成良好的卫生习惯。沐浴时注意水温，体谅患者情绪，不勉强脱衣，做好沟通，争取患者配合，如拒绝，了解原因后给予患者恰当解释，可以由患者亲近、信赖的人与之沟通，重视保护老年人隐私与舒适度。洗手间内外张贴醒目标识，定时引导患者如厕，尽量采取坐位，避免疲劳。保持大便通畅，及时处理便秘情况。失禁患者保持会阴部皮肤干燥清洁。卧床患者保护皮肤，定时翻身按摩，促进血液循环，防止发生压力性损伤。进行肢体关节被动活动，保持肢体功能位，防止关节畸形和肌肉萎缩。

4）睡眠护理：创造安静、舒适的睡眠环境，减少外界刺激。避免在睡眠时间实施操作，减少对老年人自然睡眠周期的干扰。根据患者病情、治疗情况建立个体化作息时间表，白天尽量安排患者参与一些兴趣活动，减少白天睡眠时间，保证夜间睡眠质量。建立良好的睡眠–觉醒模式，在困倦时上床休息，调整卧床时间达到适度的睡眠时间，提高睡眠质量。患者烦躁时，给予轻声安慰，予床档保护。夜间患者吵闹，不要突然开灯，切勿与之争执，可对患者轻声解释，再劝说患者入睡。睡前做好门、窗、水、电等安全检查，防止意外发生。夜间仔细巡视，对严重睡眠障碍者给予药物干预。

（2）自我照护能力的训练：解决日常生活活动问题，最大限度地提高独立性、功能性和参与性。根据患者能力、兴趣、职业制定个性化的活动。轻度认知症患者，提醒督促患者主动完成购物、家务等日常生活活动。中度患者给予充分时间，鼓励独立完成家务，避免时间压力和紧迫性压力。重度患者训练洗脸、吃饭等基本能力。加强对照护者生活护理技能训练等相关知识培训。

（3）加强重度老年人的护理：晚期认知症患者要专人护理，给予更人性化、更细腻的照护，如温柔的唤醒和轻柔的触碰。提供以舒适和愉悦为主的照护，如香薰、按摩、多感官刺激体验。进食困难者，应采用少量多次喂食的方式保证营养摄入。长期卧床者，注意大小便的护理，保持皮肤清洁，定时翻身，协助轻微活动，应用气垫床，防止压力性损伤。喂食避免呛咳，防止肺部感染，指导鼓励老年人有效咳痰，痰液排出不畅给予叩背排痰或吸痰。补充水分，防止尿路感染，做好管路护理。口腔护理，保持口腔的清洁与湿润。疼痛的患者，遵医嘱给予镇痛药。关注患者舒适度，维护其尊严。持续评估以更新护理措施。

2. 用药护理　用药原则是低剂量起始，缓慢增量，增量间隔时间稍长，尽量使用最小有效剂量，个体化治疗，注意药物间的相互作用。

（1）AD：胆碱酯酶抑制药（cholinesterase inhibitors）盐酸多奈哌齐、重酒石酸卡巴拉汀、加兰他敏，N-甲基-D-天冬氨酸受体阻断药（N-methyl-D-aspartate receptor antagonists，NMDA）盐酸美金刚。

（2）VD：认知改善药物有盐酸多奈哌齐、加兰他敏、重酒石酸卡巴拉汀、盐酸美金刚。积极控制、治疗心血管疾病，药物有尼麦角林、奥拉西坦、银杏叶制剂、尼莫地平等。

（3）在使用促认知药物后精神症状和行为障碍无改善时可酌情使用抗精神病药物，如奥氮平、利培酮、喹硫平和阿立哌唑。使用时应遵循单药、小剂量、短期原则，并监测认知变化。

（4）服药注意事项：患者服药时应有人陪伴，坚持执行"发药到手，看药到口，送水咽下，服药到胃，看后再走"的服药原则，防止患者在无人护理时吐药或藏药。拒绝服药者还可以将药研碎拌在饭中服下。卧床、吞咽困难的患者将药物研碎后溶于水中服用。昏迷的患者由胃管注入药物。注意药物不良反应，发现问题及时与医师沟通，调整治疗方案。

3. 认知功能训练

（1）记忆力训练：鼓励患者积极读书、看报，做一些简单的智力游戏。帮助其认识目前生活中的人和事，并通过行为、语言、声音、照片等多种方式的刺激，以此来恢复或增强他们的记忆能力。对于严重记忆障碍患者，通过编写日常生活活动计划、制订作息计划、挂放日历等，帮助其记忆。在日常生活中提醒患者记下时间、日期，可以让患者反复去往常去的地点。

（2）定向力训练：在患者活动场所设置固定、醒目的标志，反复训练。

（3）分析和综合能力训练：如进行拼图游戏、临摹简单图像等，让患者对一些图片、实物、单词做归纳和分类。

（4）理解和表达能力训练：与亲属朋友交谈、写日记、看图说话等。通过听故事或阅读进行语言理解能力训练。

（5）执行能力训练：在患者自理的情况下做力所能及的事情，给予指令性任务，过程中避免责备和强迫。

（6）计算力训练：认识数字，做数字游戏、简单的数学题目、购物等。

（7）益智类活动训练：根据患者兴趣爱好，选择适合的活动，规律、定时、定量进行训练，可以做手指操，延缓认知功能减退。

（8）日常生活能力训练：包括整理房间、穿衣、进食、整理个人卫生、出现问题处理等。

4. 安全护理

（1）预防跌倒：加强风险评估，住院患者床头设置防跌倒、坠床标识。呼叫器和经常使用的物品置于患者伸手可及处，避免室内物品位置变动。楼梯走廊明亮，颜色对比鲜明，楼道、走廊、洗手间等应有扶手，门槛平坦。确保地面平整、防湿、防滑，无障碍物阻挡。叮嘱患者穿防滑软橡胶底鞋，站立时缓慢行动，不要突然改变体位。安装足够照明工具，有条件的环境可以安装地灯。床铺高度以坐床时脚跟正好着地为宜，便于老年人上下床。下肢肌力下降、步态不稳者，选择合适的辅助用具，并陪伴防止受伤。意识障碍患者使用床档保护。

（2）预防烫伤、烧伤：水龙头用不同颜色区分冷、热出水口。患者饮用水温度适宜，热水瓶应安全放置，防止烫伤。不要让患者单独承担家务，以免发生烧伤、火灾等意外。

（3）预防自杀：与患者建立良好的治疗性关系，给予心理支持，鼓励患者表达内心想法，帮助患者建立认知模式及应对技巧，改善消极情绪。杂物柜子上锁，禁止危险品带入，防止患者在幻觉或妄想的支配下或因不愿给家人增加负担发生自杀、自伤或伤人。自杀高风险患者出现抑郁、徘徊、拒食或者心情豁然开朗等情况时，加强看护，给予足够重视，避免患者单独活动。意外事件多发生于夜间、周末、节假日、中午及照护者忙碌时，给予高度关注，加强防范。

（4）预防走失：室内空间有醒目辨认标志，使用简单文字，保证患者找到自己的房间及洗手间等。门锁安置在患者不易察觉的地方，最好安装门禁系统，门被打开会发出提示声音（招呼语音或音乐）。如果患者坚持要外出，应陪同前去，不能让患者单独外出，更不能让患者单独留在房间。患者佩戴 GPS 智能定位手环，或患者手腕上、随身佩戴有身份识别信息的手链及标签，以防患者走失后不能及时与家属取得联系，降低因迷路造成的各种意外风险。保持环境稳定性、社交性，当患者要到一个新地方时，应有人陪同，直至患者熟悉新的环境和路途。为徘徊游走的患者提供可游走的场地，可以设置环形走廊，光线充足，避免因光线问题跌倒。遇住院情况，带领患者反复熟悉周围环境，强化记忆。对于容易走失的患者，多观察、多交流，寻找原因，积极采取预防措施。

（5）特殊症状的护理：对有高风险的患者，评估患者发生冲动行为的可能性，掌握前驱期症状，如踱步、双手握拳、言语挑衅等行为，严密观察病情动态。安置患者在便于观察的房间，环境安静，减少不良刺激，保持周围环境安全，及时评估不安全因素，避免患者和照护者受伤害，管理好各种危险品。积极识别诱发因素，及时了解患者需求，合理满足，避免与患者发生正面冲突。为患者护理时，要格外留意他们的情绪变化，当患者不愿配合治疗护理时，不要强迫患者，可稍待片刻，等患者情绪稳定后再进行。鼓励患者正确表达和宣泄情感，告知发生风险行为可能产生的后果。当患者出现激越行为时，冷静对待，不与患者争辩，尝试由信任的人给予安抚。不能用禁止、命令式语言，更不能在患者有激越行为时将其制动、约束或锁在房间内，避免增加患者心理压力使病情加重。由幻觉、妄想引发的，要认可患者的感受，移除引发因素，转移话题，引导其做感兴趣的事情转移注意力。交流时，保持同一高度，不要大声喊叫。对环境带来的刺激使用多感官刺激疗法干预精神行为症状。

5. 心理护理

（1）关心、理解、陪伴：对待患者真诚、亲切、安慰、支持、鼓励。遇到情绪悲观时，应耐心询问原因，予以解释，并注意患者情绪变化，保护患者自尊心。鼓励家属多陪伴患者，让其参加力所能及的社会、家庭活动，在思想和情感上多沟通，减少老年人孤独、寂寞感。

（2）沟通技巧：说话时的语速应缓慢而委婉，便于认知症患者理解。对患者保持尊重，仔细听他们说话，适当点头，积极回应，使用鼓励、赞赏、肯定性语言，帮助其建立自信心。不要旁若无人地议论患者，避免不舒服的问题和使用刺激性语言，如不能说愚笨、呆傻等词语。当患者做错事时，不要责备。与认知症患者交流时，采用简短易懂的字句，用语准确、严谨、精练，避免使用专业术语。认知症患者的形象思维能力强于抽象思维，语言加图片更易使其理解，如运用小标签或留言字条，贴于显眼的地方提醒患者防止遗忘或记错。一次问一个问题，尽量使用封闭式提问，患者回答是或否即可。当患者语言沟通困难时，适当的非语言沟通突出其重要性，适当的手势、温柔的触摸和微笑有助于传递信息。当患者沉默时应守护在其身边，让患者将情绪宣泄出来，减轻其心理压力，通过适时的沉默表达对患者的关心和尊重。

6. 照护者的支持与指导　认知症病程较长，各期都需要照护者对患者进行护理，尊重照护者和家庭成员，倾听他们的意见。开展家庭教育，加强照护者培训，内容包括以人为本的护理理念，以及疾病相关知识、法律与伦理问题等，提高照护水平。为照护者提供心理干预，减轻心理负担，促进心理健康，提高照护者的耐心和包容程度。鼓励照护者学会自我放松方法，合理休息，以保持良好的身体和精神健康，在适当的时候给予情感支持让他们宣泄不良情绪。通过组织医患家属联谊会、照顾者自助团体等，促进照护者交流。通过专业心理支持，及时缓解照护者负性情绪，促进积极心理。

7. 社区服务　定期组织老年人开展认知症筛查和专题活动，结合实际情况为认知症老年人提供上门服务，建立家庭服务网络，成立同盟会促进交流。建立友好社区环境，提供无障碍设施，还可以提供喘息服务和托管服务。

 知识拓展

以人为本的照护理念

汤姆·基特伍德（Tom Kitwood）教授曾经提出"以人为本的照护"的十大重要原则。

1. 无批判地接受每位老年人的独特性。

2. 尊重每位老年人过去的经历与学识。

3. 认识到每位老年人都有情感、社交、身体和精神方面的整体需要。

4. 和老年人保持沟通，既需要灵活性和横向思维，也需要接受他的观点。

5. 要确保老年人感觉自己是受欢迎和被接纳的。

6. 创建一个社区的感觉，让老年人有归属感，感觉到他们适合生活在这个地方，而且别人对他们有良好的期待。

7. 通过恰当的照护，消除不必要的约束，极大化地赋予老年人以自由。

8. 允许并尊重老年人在力所能及的范围内对照护环境作出贡献。

9. 创造和保持一个互相信任的环境，保护痴呆患者，不要让他们受到欺凌、剥削和其他形式的虐待。

10. 关注老年人积极的一面，比如他们还保存的能力，以及他们还能做什么。

资料来源：陆林，沈渔．精神病学［M］．6 版．北京：人民卫生出版社，2018.

8. 健康指导

（1）早期筛查、诊断、治疗：加强对全社会普及有关认知症的预防知识和轻度认知障碍知识，提高对认知症的认识。通过全社会参与防治认知症，提高家庭成员预防认知障碍的健康知识水平。加强高危因素筛查，无法排除时可进一步推荐到高级认知中心以早期明确诊断。轻度认知障碍和认知症患者在早期接受系统的干预和治疗，可显著缓解病情的进展。定期随访，提供相应健康指导和咨询服务。加强宣传以提高老年人群对视觉障碍、听力损伤和听力康复的认识，及时筛查和治疗。

（2）早期预防。

1）认知症要尽早进行预防，至少从 40～50 岁开始做起。有效预防可以减轻疾病经济负担和社会照护压力，提高老年人生活生命质量。

2）针对高危人群预防，如高血压、糖尿病、血脂异常、身体低活动、抑郁、睡眠障碍、肥胖、代谢综合征、吸烟、低教育水平相关认知下降等，通过有效管理危险因素，有助于延缓认知症的发生。

3）保持健康的生活方式，戒烟限酒，避免肥胖、精神心理刺激，控制压力，积极治疗疾病，控制心血管疾病风险。劳逸结合，保证充足睡眠。鼓励老年人进行终身学习，提高认知储备。树立积极的生活态度和信念，保持心理健康。

4）增强认知刺激疗法和认知训练，可以提高总体认知水平，在执行功能、注意力、语言、记忆力等方面都有提高。对有脑外伤史的老年人尽早进行认知康复训练。

5）适宜的体育锻炼，多样运动结合，建议老年人群进行智力活动（如书法、绘画、演奏乐器、广场舞等）、体育锻炼（如有氧运动、耐力训练、太极拳）和社交活动（如参加生日聚会、集体度假旅游等），有助于预防 AD 发病。

6）保持膳食平衡、品种多样。国内外研究显示，多种健康饮食模式被证实可减缓老年人认知功能下降，如地中海饮食（Mediterranean diet，MD）、终止高血压膳食疗法（dietary approaches to stop hypertension，DASH）和地中海-DASH 干预神经退行性病变膳食模式（Mediterranean-DASH intervention for neurodegenerative delay，MIND）。MIND 饮食强调天然植物性饮食的摄入，是专注于脑健康的饮食模式，主要包括 10 种健康食物（绿叶蔬菜、其他蔬菜、坚果、浆果、豆类、全谷物、鱼类、家禽、橄榄油和葡萄酒）及 5 种限制类摄入食品（红肉、黄油或人造奶油、奶酪、糕点或甜食、油炸食物或快餐）。

7）家庭成员与父母多交流，常探望，减少父母孤独感。夫妻间多鼓励，督促参与各项活动。子女积极主动监督和督促父母及时治疗各种慢性疾病。

（3）加强患者照料，提高生活质量：尽力维持患者生活自理能力，让需要照料的患者保持残存能力，获得最大的个人满足。创造良好的生活和活动环境，多与患者进行情感沟通和交流，维护其尊严，支持患者独立自主，在保证安全的情况下鼓励患者做感兴趣和力所能及的事情，增强患者自信心，促进病情缓解和康复。

（4）指导患者家属掌握病情变化，如患者出现情绪激动、冲动、自伤、自杀、幻觉、妄想等表现时要及时就医。

（四）护理评价

1. 患者摄入足够的营养，保证水、电解质平衡。

2. 患者睡眠改善。

3. 患者最大限度地保持日常生活自理能力，生活质量提高。

4. 患者未发生走失、冲动、伤人、毁物行为，掌握预防受伤的方法和知识。

5. 患者社会功能改善，保持良好社交能力。

本章小结

思考题

1. 陈奶奶，65 岁。近日来主诉后背疼痛，全身乏力，无法入睡，心情很差，对什么都提不起兴趣，甚至产生轻生的念头，因后背疼痛反复到医院检查。体格检查：体温 36.5℃，脉搏 88 次/分，呼吸 23 次/分，血压 110/80mmHg，身高 165cm，体重 60kg，无器质性疾病。

（1）该患者最可能的诊断是什么？

（2）最适合该患者使用的评估量表是哪一个？

（3）护理该类患者最需要关注的、最严重的问题是什么？

2. 杜爷爷，65 岁。最近害怕、紧张，总感觉有不好的事情发生，一躺床上就心悸、胸闷，总感觉心里难受，入睡困难，严重时整夜睡不着觉，白天萎靡不振。

（1）请问该老年人的主要心理问题是什么？

（2）最适合该老年人的评估量表是哪一个？

3. 张奶奶，72 岁。高中文化，事业单位退休。于 1 年前开始健忘，买菜忘记把菜带回来，常找不到家里放置的物品。总是怀疑别人拿她东西，因此打骂家人。经常情绪化，有时突然哭泣，诉说儿时不容易，有时沉默不语，独自呆坐，有时不停整理自己衣物，有时乱穿衣服，对于纠正反而生气，乱扔东西。经常走错居室，找不到洗手间。检查 CT 提示脑萎缩，MMSE 15 分。

（1）该老年人的疾病诊断是什么？

（2）该老年人处于疾病的何种阶段？

（3）针对此期的老年人应该如何护理？

更多练习

（颜 浩）

第七章　老年人的安全风险与应对

教学课件

学习目标

1. 素质目标

（1）尊重发生意外事件的老年人，具有同理心和关爱老年人的护理情怀。

（2）具有安全意识，重视安全对老年人的重要性，增强社会责任感。

2. 知识目标

（1）掌握：跌倒、呛噎、走失的概念，老年人的用药原则，老年人常见药物不良反应，以及引起老年人跌倒的相关因素。

（2）熟悉：老年人用药指导的方法、老年人常见意外伤害的防范措施。

（3）了解：常用的老年人安全风险评估工具。

3. 能力目标

（1）模拟老年人发生意外伤害的情景，完成老年人居家安全、用药安全的相关护理指导。

（2）针对常见的老年人意外伤害制定预防护理措施，并对老年人进行相关指导。

案例

【案例导入】

　　王爷爷，89 岁，独自如厕时跌倒，主诉右侧膝关节及髋关节剧烈疼痛，无法移动，护工发现后立即送医。既往史：高血压 15 年，长期服用降压药，双眼白内障，严重影响视力。老伴去世，儿女在国外定居，无法陪伴身旁，平时在家由护工照顾，半年前曾有一次居家跌倒史。体格检查：T 36.6℃，P 80 次/分，R 22 次/分钟，BP 162/95mmHg。辅助检查：X 线检查示左侧股骨转子骨折。

【请思考】

　　1. 导致该患者跌倒的危险因素有哪些?

　　2. 为预防该类患者发生跌倒,护士应采取哪些防范措施?

【案例分析】

　　随着年龄增长,人体各器官功能逐渐衰退,老年人的安全状况逐渐下降。生理功能出现障碍、思维混乱、记忆力减退、行动迟缓、感官反应迟钝、视力下降等退行性变化,都增加了老年人面临的安全风险。此外,部分老年人对于意外伤害的预防和应对知识了解不足,存在许多错误的认知,使得本可避免的意外事件频繁发生。

　　为了减少老年人常见的意外风险,如跌倒、呛噎、坠床、烫伤、走失等,需要全社会共同努力,采取有效的防范措施和应对策略。这包括但不限于增强老年人的安全意识,普及意外伤害预防和应对知识,以及提供必要的照护和支持。只有这样,我们才能为老年人创造一个更加安全、健康的生活环境。

第一节　老年人常见意外事件与防范

一、跌倒

　　跌倒(fall),是一种不能自我控制的意外事件,指个体突发的、不自主的、非故意的体位改变,使身体倒在地上或者更低的地方。跌倒在老年人群中发生率较高,是老年人最常见的伤害。中国每年至少有 2000 万老年人发生跌倒,60~69 岁老年人每年跌倒发生率为 9.8%,70~79 岁为 15.7%,80 岁以上者为 22.7%,每增长 10 岁,跌倒发生率会升高 0.5 倍左右。跌倒是我国 65 岁及以上老年人因伤害死亡的首位原因,是导致老年人创伤性骨折的首要原因,也是老年人因伤到医疗机构就诊的首要原因,65 岁及以上老年人跌倒死亡率为 58.03/10 万。

　　老年人跌倒可能引发骨折、头部损伤等严重后果,对其身心健康和生活质量造成严重影响。此外,跌倒也会给老年人及其家人带来极大的痛苦和照护负担。随着年龄增长,老年人跌倒的风险、因跌倒受伤和死亡的风险都在逐步增加。因此,对于年龄较大的老年人来说,预防跌倒尤为重要。

(一) 主要危险因素

　　跌倒是一个复杂的现象,它涉及多种因素的相互作用。跌倒的发生不仅与个人的身体状况有关,还与环境因素、心理状态等多方面的因素紧密相关。跌倒发生率随着危险因素的增加而增加,医护工作者需要对跌倒的危险因素进行深入了解,以便及时采取措施进行干预,降低跌倒的发生率。

1. 年龄 根据研究数据显示，65 岁及以上的住院老年患者在跌倒方面的风险显著增长，并且随着年龄增长而递增。特别值得关注的是，80 岁及以上的住院老年患者面临着极高的跌倒风险。这一现象主要归因于老年人生理功能的退行性变化。随着年龄的增长，老年人的本体感觉和前庭功能逐渐退化，导致平衡能力显著下降。同时，感官系统的退化也使得老年人的视觉分辨率和视敏度急剧降低。此外，中枢神经系统及骨骼肌肉系统的退行性变化对老年人的智力、反应能力、反应时间、步态、肌力、肌张力等方面都产生了不良影响，进一步削弱了他们的活动能力和耐受力，从而增加了跌倒的风险。

2. 疾病 多种急性和慢性疾病均可导致生理功能的异常改变，这些改变可能涉及感觉输入受阻，以及中枢神经系统和肌肉协调性受损，导致患者身体和精神的功能储备下降，进而增加跌倒的风险。例如，退行性骨关节病、脑卒中、帕金森病、高血压、冠心病、心房颤动、心源性晕厥、偏瘫、老年认知症、抑郁症、梅尼埃病、白内障、青光眼，以及骨骼肌肉疾病等，均可能对患者造成影响。

3. 药物 一些药物因其对人体意识、精神、视觉、步态及平衡等方面的影响，可增加跌倒的风险。首先是精神类药物，如抗抑郁药、抗焦虑药、催眠药及抗惊厥药等；其次，降压药、利尿药及血管扩张药等也可能导致跌倒；此外，如降糖药、非甾体抗炎药、镇痛药、多巴胺类药物及抗帕金森病药物等也存在引发跌倒的潜在风险。在使用这些药物时，患者应特别小心，并在必要时寻求医师的指导。

4. 心理因素 情绪低落、心理压抑、焦虑不安，以及由此引发的社交障碍，均可增加个体跌倒的风险。特别是沮丧情绪可能削弱老年人的专注力，与其潜在的心理状态混乱相互关联，共同导致其对环境风险的感知和应对能力下降。此外，对跌倒的恐惧亦会降低个体的活动能力，限制行动范围，影响步态和平衡，进而增加跌倒的风险。

5. 跌倒病史 研究表明，曾经跌倒过的老年人在未来再次跌倒的风险会有所增加。具体而言，再次跌倒的发生率最低可达 16%，最高可达 52%。此外，这些跌倒老年人再次跌倒时的场景和方式存在惊人的相似性。因此，对于有跌倒史的老年人，在其入院时应给予特别的关注和重视。

6. 环境因素 老年人对周围环境的适应能力下降，70% 以上的跌倒发生在家中，10% 左右发生在楼梯上，下楼比上楼更常见。室内环境下昏暗的灯光、湿滑或不平坦的地面、存在障碍物、家具高度和摆放位置不合适、楼梯台阶设计不当，以及卫生间缺乏扶栏和把手等，都可能增加跌倒的风险。户外环境因素同样不可忽视。如台阶和人行道缺乏修缮、雨雪天气导致地面湿滑、人行道拥挤等，都可能引发老年人跌倒。此外，居住环境的改变、穿着和行走辅助工具不合适、从事家务劳动（如照顾小孩）等都可能增加跌倒的危险。

7. 社会因素 在老年人跌倒的发生中扮演着重要角色。其中包括老年人的教育和收入水平、卫生保健水平、获取社会服务和卫生服务的途径、室外环境的安全设计等。此外，老年人是否独居、与社会的交往和联系程度等也会对跌倒的发生产生影响。

（二）紧急处理

在老年人跌倒后，首要任务并非立即扶起，而是应冷静地评估其意识状态，仔细观察是否存在外伤、出血或骨折等表现。应依据现场的具体情况，采取适当的急救措施。

优先判断老年人意识状态：老年人在跌倒时是否神志清楚，有无昏迷、晕厥；有无抽搐；有无大小便失禁，是否能回忆跌倒的原因及过程。

1. 老年人意识不清 应立即拨打急救电话或启动院内急救流程，同时协助患者平卧在平坦安全的地面。评估患者的身体状况，首先应判断患者有无呼吸、心搏、大动脉搏动，若没有应立即行心肺复苏；若有呕吐，迅速将头偏向一侧，清理口腔、鼻腔中的呕吐物，保持呼吸道通畅。若有抽搐，身体下垫软垫，防止意外肢体损伤，必要时使用牙垫，防止舌咬伤。

2. 老年人意识清楚

（1）首先询问老年人跌倒情况及对跌倒过程是否有记忆。若患者无法回忆，提示可能发生晕厥或脑血管意外，需要行 CT、MRI 等检查以明确诊断。同时应询问是否有剧烈头痛，观察是否有口角歪斜、言语不清、手脚无力等脑卒中迹象，如有，处理过程中应特别小心，以免加重病情。

（2）判断是否有外伤、骨折。如有外伤出血，应先压迫止血，再用干净纱布或衣物包扎。检查着地部位是否有明显的压痛、肢体是否畸形，有无异常关节活动或骨摩擦音。如四肢骨折，应就地取材，用小夹板或树枝固定伤肢，搬运时保持平稳，避免因颠簸导致骨折断端血管神经二次损伤；如怀疑脊柱损伤，不要搬动患者，等专业救护人员到场后进行救治，搬运时应保持脊柱轴线的稳定，避免脊柱扭曲、转动。如无骨折，只是局部剧烈疼痛、红肿、皮肤紫、关节不能活动，可能为急性扭伤。应该立即停止活动，局部制动，冷敷 10 ~ 20 分钟，2 天以后热敷或局部按摩，抬高患肢，或局部贴伤湿镇痛膏，喷云南白药，疼痛剧烈者可口服镇痛药。腰部扭伤的患者应卧硬板床休息，局部冷敷，外贴膏药，疼痛剧烈时口服镇痛药物，休息 2 ~ 3 天后适当进行按摩或者热敷。

（3）若老年人一般情况良好，应指导老年人正确地自行起身方法，使其克服因跌倒而产生的恐惧心理，影响日后活动能力。具体方法：让老年人休息片刻，等体力恢复以后，缓慢转为俯卧位；双手支撑地面，弯曲膝关节，抬起臀部、转为跪立姿势；观察周围有无椅子、床或台阶等支撑物，爬行至支撑物，双手扶住椅面；以椅子为支撑，尽力站起来。如果仍有头晕的情况，应保持坐位，直到无头晕症状再站起来。

（三）预防与护理

我们必须充分重视老年跌倒问题，并将预防作为首要任务。预防的核心在于确保老年人在进行日常活动和行使自主功能时，能够在不受阻碍的前提下，尽可能地降低跌倒的风险。

1. 确立高风险人群，加强预防性措施 经过全面评估，确定老年人在活动能力、跌倒史、身体健康状况、精神健康水平、听力和视力状况，以及生活环境等方面存在的潜在风险。应用跌倒危险因素评估表筛选高危老年人并做出标记，以便采取更完善的防护措施，有效预防跌倒。

2. 适度的锻炼和平衡能力的训练 通过系统性的体育锻炼，可以有效强化肌肉力量，进而改善肢体的柔韧性和灵活性，提升平衡感，并增强行走的稳定性。此外，锻炼还能缩短反应时间，从而降低老年人跌倒的风险。对于老年人而言，根据个人兴趣和身体状况，选择适合的运动方式至关重要，例如，散步、慢跑、广场舞和太极拳等。为了进一步提高平衡能力，老年人还可以进行平衡训练，包括静态和动态平衡的练习，如坐位平衡训练、立位平衡训练，以及椅子起立 - 坐下的训练等。

3. 创造安全的生活环境 为确保老年人的生活环境安全，需着重考虑以下几点。首先，室内的地面设计应避免高低不平，并尽可能去除台阶和门槛，保证过道的通畅，同时避免杂物堆积，以预防老年人因视力问题而跌倒。其次，对于居室内的走廊、卫生间、楼梯和拐角等暗处，应保持适当的照明亮度，防止老年人因视线不清而摔倒。此外，家具的选择应避免有棱角的款式，并尽量不采用浅色、玻璃或镜面家具，以减少潜在的伤害风险。老年人的座椅设计应充分考虑其起立时的便利性，沙发不宜过于凹陷、松软或过低。卫生间应配置坐便椅和扶杆，以辅助老年人起身。床铺的选择则以棕垫为佳，其高度应适中。对于地面材料，防滑性能至关重要，木质地板是较为理想的选择。门口地面最好设计成无门槛，以减少摔倒的风险。在浴室中，地面和浴盆内应铺设防滑垫，确保老年人在沐浴时的安全。浴室和厕所内应设置扶手，便于老年人稳定身体。最后，沐浴区应配置用于穿脱衣服的座椅，以增强老年人的自主沐浴能力。为确保在紧急情况下能迅速救援，浴室及厕所的门宜设计为向外开启。

4. 防治引起跌倒的疾病，合理用药　有效控制慢性疾病是预防跌倒的关键环节。在治疗时，应尽可能使用最低药物剂量，以降低老年人的多种药物联合使用率，并密切关注药物联合使用可能引发的不良反应。对于任何可能增加跌倒风险的药物，老年人应避免使用或谨慎使用，以防范药源性跌倒的发生。定期对老年人的用药情况进行复查，及时停用不必要的药物。

此外，解决视力问题（如白内障）、治疗直立性低血压、补充钙剂和维生素 D 也是预防跌倒的重要措施。患有高血压、冠心病、糖尿病、直立性低血压的老年人，应积极治疗原发病，并详细询问晕厥史，帮助他们识别可能的危险因素及发病的前驱症状，以掌握发病规律，并据此采取相应的护理措施。

在药物使用方面，老年人服用镇静安眠、降血糖、降血压、利尿药物时，应增加观察频率，注意用药后反应。同时，对于平衡功能障碍，以及听觉、视觉障碍的老年人，也应给予特别的关注。平衡功能障碍的老年人可以通过步态锻炼来改善状况，行走时可以辅助使用器具，如拐杖、助步器、轮椅等。但需注意，拐杖使用不当也是引起跌倒的原因之一，因此应选择合适的长度，底部应安装防滑垫。轮椅的高度也要适中，并具备良好的刹车系统，以便于操作。

最后，对于跌倒高危人群，其日常生活和外出活动一定要有专人陪同，以确保安全。

二、呛噎

呛噎（choke），指异物阻塞咽喉部或卡在食管的某一狭窄处，甚至异物误入气管而引起的呛咳，可导致呼吸困难甚至窒息。一旦发生呛噎窒息，平均生存时间只有 6~8 分钟。任何年龄阶段都可发生，但由于生理及某些病理原因，约75%发生于老年人。呛噎在 65 岁以上的老年人中发生率较高，并且发生迅速，是老年人猝死的常见原因之一，正确预防及应对老年人呛噎的发生至关重要。

（一）主要危险因素

1. 生理因素　随着年龄增长，老年人的咽喉黏膜、肌肉逐渐出现退行性变化或神经通路障碍，导致协调功能下降。这减弱了机体防止异物进入气道的反射性动作，增加了发生呛噎的风险。此外，老年人牙齿脱落，影响了食物的嚼碎过程，同时食管黏膜萎缩和蠕动能力下降，也增加了进食时发生呛噎的可能性。

2. 疾病因素　上消化道出现功能性和器质性改变，如上消化道肿瘤（食管肿瘤、胃癌等），可能导致食物在口咽部因食管梗阻或吞咽动作失调而发生呛噎。此外，其他系统性疾病，特别是那些影响吞咽功能、咽喉部反射及肌群活动协调性的疾病，如心脑血管疾病、阿尔茨海默病等，也可能增加呛噎的风险。老年人群是呛噎的高发人群，尤其是那些存在意识障碍或精神疾病的老年人。

3. 药物因素　导致食管下段括约肌松弛的药物均可引起呛噎，如茶碱类、钙通道阻滞药、麻醉镇静药物等。

4. 其他因素　①食物。容易引起老年人呛噎的食物有不易咀嚼的食物（鸡蛋、排骨、干硬的馒头等）、黏稠的食物（汤圆、蛋糕、果冻、芝麻糊、粽子等）、稀薄液体（水或汤等）。②进食体位及方法不当。长期卧床的老年人，进食时体位过低；老年人进食过快，咀嚼不充分；鼻饲的体位及鼻饲方法不正确都能导致呛噎。③陪护人员缺乏护理知识。陪护人员对发生呛噎的严重性认识不足，预防呛噎发生的知识不足。

（二）紧急处理

腹部冲击法（海姆利希手法）：在处理异物卡喉的情况时，必须采取恰当的急救措施。针对意识清醒的老年人，应确保其头部略低，嘴巴张开以便异物吐出。救援人员应站在老年人身后，双臂环绕其腰部，一手握拳并将拇指置于老年人上腹部（肚脐上方两横指处），另一手握住握拳的手。随后，迅速向上向后猛烈挤压老年人的上腹部，每次挤压后随即放松，重复此动作 5~6 次（图 7-1A）。

若老年人意识不清，应立即将其就地仰卧在地板上，头部转向一侧并后仰，以确保气道畅通。救援人员跪于老年人一侧，一手掌根置于其腹部脐和剑突之间，另一手置于其上，迅速有力地向内上方冲击 5~6 次（图 7-1B）。

在特殊情况下，老年人可将腹部俯于凳子靠背上且上半身悬空，通过猛压腹部，迫使膈肌上移压迫肺部，从而使肺内气体外冲并将气管内食物冲出。重复此动作 5~6 次（图 7-1C）。

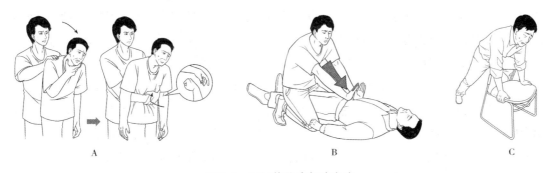

图 7-1　不同体位腹部冲击法

（三）预防与护理

1. 正确评估老年人　针对存在较高呛噎风险的患者，需特别加强洼田饮水试验的评估与监测。洼田饮水试验是一种被广泛应用于临床的吞咽功能与吞咽障碍程度评估方法。让患者端坐，喝下 30ml 温开水，观察所需时间及呛咳情况。评价如下：1 级，5 秒内能 1 次顺利将水咽下；2 级，5 秒内分 2 次以上将水咽下而无呛咳；3 级，5 秒内 1 次咽下但有呛咳；4 级，5~10 秒内分 2 次以上咽下并有呛咳；5 级，10 秒内不能将水全部咽下并频繁呛咳。1

级为正常，2级为可疑异常，3~5级为异常。

2. 预防老年人呛噎的措施　预防呛噎，除了要及时治疗各种诱因疾病之外，还应配合以下的护理措施。

（1）饮食管理：老年人饮食应遵循"四宜"原则。即食物应柔软易消化、进食速度宜慢、饮酒量宜适度、心态宜保持平和。在用餐时，应全神贯注，避免谈笑风生，以防止误吸和呛噎。对于需要辅助进食的老年人，应耐心喂食，避免催促。食物选择上，尤其是针对吞咽困难者，推荐半流质食物，如粥、蛋羹、菜泥、面糊、烂面等，以方便咀嚼和吞咽。同时，应避免摄入黏性较大的食物，如年糕、汤圆、粽子等，以及干硬食物如饼干、肉干等，这些都可能增加咀嚼和吞咽的难度。此外，容易引起呛咳的汤水类食物也应谨慎食用，最好加工成半流质食物，以减少呛噎的风险。在进食姿势上，建议选择坐位或半卧位，若病情限制无法抬高床头，可采用患侧卧位。对于偏瘫的老年人，应在其患侧肩部垫上枕头，使食物从健侧咽部进入，以减少食物反流和呛噎的可能性。

（2）口腔护理：进食后，为了保持口腔的清洁和卫生，避免食物残渣引起呛噎及口腔感染等各种健康问题，可以采取温水漱口来清除口腔内的食物残渣，冲洗掉口腔中的食物残渣和细菌，保持口腔的湿润和清洁。除此之外，还可以采用消毒棉球轻拭的方法。使用消毒棉球时，可以将其蘸上适量的消毒液或清水，轻轻擦拭口腔内的各个部位，包括牙齿、舌苔和颊黏膜等，适合于清理难以通过漱口清除的食物残渣，如牙缝中的食物残渣。

（3）健康教育：针对老年人群及其陪护人员，必须强调饮食安全的重要性，并深入解析呛噎风险的严重性和具体表现。为确保老年人的安全，陪护人员应保持稳定，并尽可能与护士保持密切协作，共同预防呛噎的发生。在紧急情况下，双方需迅速响应，及时采取救援措施，以最大限度地保障老年人的生命安全。

在喂食过程中，务必控制每勺饭量，避免过多，同时减缓喂食速度，确保老年人有足够的时间进行咀嚼和吞咽。对于部分口唇闭合不全、颊肌力量较弱的老年人，护士应将食物精确放置于舌根附近，待其咽下后再继续喂食。针对吞咽困难的老年人，可考虑采用鼻饲法。当老年人出现大声喊叫或嗜睡状态时，应暂停喂食，待其情绪稳定或清醒后再继续。鼓励老年人在进食时保持细嚼慢咽的习惯。一旦出现恶心、呕吐等不适反应，应立即停止进食。在喂食过程中，要密切观察老年人的面部表情，一旦发生呛噎，需立即采取应对措施。

（4）康复训练：针对神志清晰的老年人，推荐进行一系列口腔周围肌肉功能训练，以增强其口腔、颜面肌及颈部屈肌的肌力。具体训练方法：①咽部冷刺激。使用冰冻棉签轻轻刺激咽部，指导患者轻轻进行吞咽动作。②空吞咽。每日三餐前进行空吞咽训练，每次持续20分钟，共进行3次。③舌运动操。包括舌水平运动、后缩运动，反复进行30次。此外，进行舌侧方运动，将舌体向左右口角摆动30次，然后向口腔顶部做上翘、伸平动作30次。在训练过程中，可以使用勺子或压舌板给予阻力，使舌头进行抵抗运动。④唇运动体操。包括张大嘴、微笑露齿等动作，同时反复发出"八、八、拍、拍"的声音并进行吹气练习。这些动作有助于预防唇部僵硬，保持最佳生理外形，并防止口腔内的液体和食物外流。每个动作需保持唇位置持续5~10秒，每日进行2次。⑤咳嗽训练。鼓励患者进行咳嗽练习，以建立排除气管异物的防御反射，预防肺炎的发生。对于重度吞咽障碍的患者，建议采用鼻饲方式进行喂养，并在间接摄食训练1~2周后评估吞咽功能。当吞咽功能好转后，可尝试经口进食。

三、坠床

坠床指个体由床上跌落至地面的现象。在老年人群中，此现象尤为普遍，对其身心健康和生命安全构成了不可忽视的潜在风险。据权威研究数据显示，65 岁及以上的老年人群中，每年有 20%～30% 的人至少会经历一次坠床事件。此类事故可能引发骨折、脑震荡等严重身体损伤。因此，深入探究老年人坠床的内在原因，采取有效的预防措施，并熟练掌握应对策略，对于提升老年人的生活质量至关重要。

（一）主要危险因素

1. **年龄因素**　年龄与老年人发生坠床密切相关，随着年龄的增长，全身各器官都会发生退化。

2. **疾病因素**　心脑血管疾病患者，尤其是高血压和脑卒中患者，发生坠床的风险最高。此外，神经系统疾病，如脑膜炎、脑炎、脑外伤、癫痫及肝性脑病等，均可能引发谵妄，进而增加患者发生坠床的可能性。

3. **药物因素**　药物影响是导致老年人坠床的重要因素之一。一些常用药物如抗胆碱能剂、抗癫痫药物、抗高血压药物、抗帕金森病药物、强心苷、西咪替丁、胰岛素、阿片类、水杨酸类、类固醇等，可能会产生头晕、嗜睡、谵妄等不良反应，会使老年人失去平衡或反应迟钝而坠床。

4. **环境因素**　环境设施的安全性对患者的就医安全具有直接影响。若地面积水、有油渍或果皮，鞋底不防滑，台阶过高，走廊或过道存在障碍物，光线不足，日常生活用品或呼叫器放置在患者难以触及的地方，担架车、轮椅、手术床或病床等设备状况不良等，均可增加患者坠床的风险。

5. **缺乏坠床的风险防备意识**　患者缺乏必要的安全防范意识，或医护人员在操作担架车、手术床等设施时方法不当，均可能增加患者坠床的风险。

（二）坠床的预防

1. **科学评估坠床风险**　医护人员及照护人员应深刻认识到老年人坠床风险的严重性，并在第一时间识别出具有潜在坠床风险的老年患者，进而采取相应的预防措施，从而有效减少坠床事件的发生。在制定坠床风险评估表时，需综合考虑老年人的年龄、意识清晰度、定位能力、执行指令和合作能力、移动能力、听力和视力状况、药物和酒精摄入情况，以及低血压和癫痫发作等因素，以全面评估患者是否存在坠床风险。只要患者存在任何一项风险因素，均应被视为高风险患者，并采取相应的措施加以防范。

2. **进行安全教育**　对老年人及其家属进行防坠床、防跌倒的安全教育至关重要。为确保患者安全，需对存在高坠床风险的人群进行评估，并在床头醒目位置悬挂"防跌倒"提示牌，同时增设床档作为防护措施。针对那些意识清醒但肢体无力的卧床患者，必须确保其生活必需品放置在便于取用的位置，以避免在取物时不慎坠床。对于患有颈椎病并出现头晕症状的患者，指导他们在起床时先缓慢坐起，待身体适应后再下床活动，以确保安全。

3. **消除环境设施安全隐患**　病床和平车在非运转状态下，必须确保轮子已上锁，以防意外滑动。病房通道及走廊必须保持畅通无阻，严禁摆放任何障碍物，以确保患者在紧急情况下的安全疏散。卫生间内安装呼叫器，以便患者在需要协助或发生意外时，能够及时联系医务人员，得到及时的帮助。对于可能出现躁动的患者，根据需要使用保护具，限制其肢体活动，从而防止患者翻越床栏导致坠床事故的发生。在转运患者的过程中，在轮椅上安装安全带，确保患者在坐在轮椅上时能够被固定，防止转运途中发生坠落等意外情况。

四、烫伤

烫伤是生活中最常见的意外伤害之一，是由高温液体、固体或蒸气等所致的皮肤损伤。烫伤是一种常见的皮肤损伤，其引起的局部组织急性伤害对患者的身心健康具有显著影响。烫伤不仅会导致皮肤完整性受损，还可能削弱机体的天然屏障功能，进而降低抵抗力，增加全身性感染的风险。这种风险可能导致严重后果，包括残疾甚至死亡。在当前老龄化社会的背景下，老年群体的烫伤问题应当引起医护人员的特别关注，以确保他们能够得到及时、有效的医疗护理。

（一）常见原因

1. 热水袋使用不当引起烫伤　老年人在使用热水袋之前，未对热水袋的完整性进行检查，同时也未测量其中的水温，就直接将其投入使用。在填充热水袋时，往往装得过满，未排除袋内的空气，且塞子未能牢固地塞住。在使用热水袋的过程中，也未能将热水袋用布袋、布套或毛巾包裹，以防止烫伤。此外，老年人在使用热水袋时，未能仔细检查自己用热部位的皮肤状况，直接将热水袋置于所需部位，同时也未注意控制用热的时间，这增加了烫伤的风险。

2. 热水瓶爆炸、底座脱落、被绊倒等引起烫伤　老年人在日常使用热水瓶时，必须严格检查热水瓶的状况，确保其安全性能。特别需要关注热水瓶是否老化、内胆是否牢固、底座是否紧固，以及铁皮是否完好，避免因为设备问题导致的安全风险。在倒入开水之前，建议先用少量热水对热水瓶进行预热，特别是在冬季温差较大的情况下，这样可以防止瓶胆因骤冷骤热而发生爆炸，从而避免烫伤事故的发生。此外，老年人还应注意将热水瓶放置在安全位置，避免因自己跌倒而导致热水瓶破裂，从而引发烫伤。

3. 接触热源引起烫伤　开水房和锅炉区域未设置明显的防烫伤警示标识，或已有标识的可见度不足。鉴于老年人群体的特殊性，他们普遍面临着自理能力下降、步态不稳，以及平衡力减弱等问题，这些因素均增加了他们不慎接触到锅炉等高温热源从而造成烫伤的风险。此外，在使用取暖器的过程中，也存在因长时间接触而导致接触部位烫伤的可能性。

4. 老年人在使用微波、红外线照射等理疗过程中引起意外烫伤　老年人在使用微波、红外线照射理疗前未仔细检查仪器性能是否良好，灯泡是否连接牢固；使用微波、红外线照射等治疗时未熟知注意事项、使用目的；对理疗半知半解，进行理疗的时间过长；由于年纪较大，感觉及皮肤敏感性不强，自己及照顾者未引起高度重视；在理疗时，未采取舒适体位、最佳的照射距离；在理疗过程中，因疏忽大意，未及时观察局部皮肤、未随时评估仪器设备是否处于正常状态。

5. 瘫痪肢体血液循环障碍，感觉减退，在采取保温措施、日常的清洁、中药浴足的过程中，引起烫伤　如糖尿病患者、脑卒中瘫痪者、认知症患者对温度感觉能力下降和缺乏躲避危害的能力，并且无法及时正确表达自己的感受，导致老年人与照顾者之间沟通不够，常常无法及时发现老年人的局部皮肤情况。同时，家属或保姆经验不足，对这类特殊人群未详细制定保护性预防措施，导致其烫伤风险极大。

（二）预防与护理

1. 重点评估　护理人员应当加强对新入院患者的全面安全评估工作，提升安全防范意识。特别需要针对高危患者群体，如糖尿病患者、昏迷患者、截瘫患者及麻醉后存在肢体感觉功能障碍的患者，强调预防烫伤的重要性，并切实落实相关预防措施，以确保患者的安全与舒适。

2. 病房设施　为确保病房设施的安全性，加强对各项设备的定期检查，确保其完好无损。尤其要加强对开水房的管理，以防范烫伤风险。在显眼位置设置防烫伤标志，防止住院患者烫伤，杜绝护理安全隐患。

3. 健康宣教　对于烫伤高风险的患者，要及时进行识别，并向科室护士长及主管医师进行报告。在与患者及家属的沟通中，应保持耐心，采用口头和书面等多种形式，深入普及烫伤的危害性，以此来增强患者及家属的防范意识。指导患者及其家属正确使用各类生活设施。患者在洗浴时，护士或家属应协助其调节水温，建议水温控制在40℃左右，以确保舒适与安全。对于开水、热食物等高温物品，应妥善放置，防止患者意外接触导致烫伤。对于生活自理能力有限的患者，护士或家属应主动协助其取用热水瓶、开水等，并将热水瓶放置在固定且不易触及的位置，以避免因不慎打翻热水瓶而给患者带来伤害。

4. 加强动态巡视　患者使用热水袋等物品时，护士应每30分钟巡视一次，观察患者皮肤情况，做好交、接班工作。对需要做局部热疗的患者，护理人员应严格遵守操作规范，治疗过程不离开患者，并严密观察局部皮肤颜色、温度等反应，以防烫伤。

五、走失

走失（wander away）是因各种原因导致的出走、失踪事件，常发生于认知症患者中。一项历时5年的研究指出，社区40%的阿尔茨海默病患者发生过走失，并需要第三方来帮助他们安全回家。有研究表明，在美国，阿尔茨海默病患者一旦走失超过24小时，其生还的可能性只有50%。老年人走失后果严重，主要包括跌倒、车祸、受伤、住院甚至死亡等。走失的紧急处理、预防等相关内容详见第六章老年认知症患者的护理。

第二节　老年人安全用药

近年来，老年人罹患多种疾病的比例逐年上升。据统计，高达64.3%的老年人正在接受药物治疗。药物治疗在助力老年人战胜疾病、恢复健康，以及降低死亡率方面扮演着至关重要的角色。然而，受多种药物同时使用、对用药安全认知不足等多重因素影响，加之老年人肝肾功能普遍减退，药物排泄速度减缓，这使得他们更容易发生药物不良事件。因此，针对老年人的药物治疗必须格外审慎，以防范潜在的药物不良反应。

药物不良反应（adverse drug reaction，ADR）是指在常规剂量下，由于药物或药物相互作用而发生与预防和治疗目的无关的、不利或有害的反应。包括药物副作用、毒性反应、变态反应、继发反应和与特异性遗传因素有关的反应等。副作用指药物在正常剂量下可能产生的与治疗目的无关的作用。毒性反应是指药物剂量过大所引起的不良反应。常见的变态反应有皮疹、发热、血管神经性水肿、过敏性休克等。老年人由于药物动力学改变，各系统、器官功能及代偿能力逐渐衰退，耐受性降低，患病率上升，对药物的敏感性改变，药物不良反应发生率增高。

一、老年人常见的药物不良反应

1. 精神症状　老年人中枢神经系统退行性变，会引起他们对中枢神经抑制药特别敏感，包括镇静催眠药、抗抑郁药、镇痛药等。如氯丙嗪、洋地黄、降压药和吲哚美辛等药物可能诱发老年期抑郁症，严重者可引起自杀。此外，地西泮可能导致精神错乱。苯巴比妥易引起兴奋不安。对于患有阿尔茨海默病的老年人，使用中枢抗胆碱药、左旋多巴或金刚烷胺可能会加重其症状。

2. 直立性低血压　老年人血管运动中枢的调节能力降低，即使没有药物的影响也容易因为体位改变而发生直立性低血压。如在应用 β 受体阻断药及肾上腺素能受体阻断药等降压药时容易发生直立性低血压。

3. 耳毒性　氨基糖苷类抗生素如链霉素、卡那霉素、阿米卡星、庆大霉素、新霉素等，可能损害前庭蜗神经，导致眩晕、平衡失调、耳鸣、耳聋等症状。抗肿瘤药物如顺铂、卡铂、氮芥等在治疗癌症的同时，也可能对前庭蜗神经造成损害，导致耳鸣或听力下降。利尿药如呋塞米、依他尼酸，抗疟药如奎宁、氯喹，解热镇痛药如阿司匹林，这些药物使用后也可能导致听力下降，但停药后听力一般可以恢复。

4. 尿潴留　抗胆碱能药物如阿托品、山莨菪碱等，可以阻断乙酰胆碱的作用，导致膀胱逼尿肌松弛，引起尿潴留。抗抑郁药物如三环类抗抑郁药（阿米替林、氯米帕明等）和选择性 5-羟色胺再摄取抑制药（氟西汀、帕罗西汀等），可能影响神经传导，导致膀胱排空障碍。抗组胺药物如苯海拉明、异丙嗪等，可能引起膀胱颈平滑肌收缩，导致尿潴留。麻醉药物如吗啡、哌替啶等，可以抑制中枢神经系统，降低膀胱逼尿肌的收缩力，引起尿潴留。利尿药物如噻嗪类利尿药（氢氯噻嗪等），可能导致电解质紊乱，产生低钾血症，严重时会导致肌肉无力，从而间接影响膀胱的正常功能，引起尿潴留。

5. 其他毒性反应　抗生素类药物如链霉素、新霉素、四环素等，可引起肾毒性反应，导致肾功能损害。如果没有按照医师的建议正确使用，可能会出现恶心、呕吐、头痛、头晕等症状。抗癫痫药物如卡马西平、苯妥英钠、扑痫酮等，如果突然增加药量，可能导致药物中毒，出现口舌麻木、肢体抽搐等症状。镇静药物如地西泮、水合氯醛、甲氨蝶呤等，可能导致嗜睡、语言不清等症状。镇静催眠药物如安定、劳拉西泮等，可能引起心率异常、呼吸微弱等中毒现象。

二、老年人发生药物不良反应的原因

1. 用药种类多引起药物间相互作用　药物相互作用指一种药物的作用由于其他药物或化学物质的存在而受到干扰，使药物的疗效发生变化或产生不良反应。据统计，同时用药 5 种及以下者，药物不良反应发生率为 6% ~ 8%，同时用 6 ~ 8 种时升至 40%，同时用 15 ~ 20

种及以上时，发生率升至60%~80%。

2. 药动学和药效学改变　老年人药代动力学发生变化，其血液和组织内的药物浓度亦有所改变，导致药物的药效增强或减弱。当发现药物疗效不佳时，临床医师可能会考虑增加药物剂量，然而这可能增加药物不良反应的发生率。此外，由于老年人体内环境的稳定性降低，中枢神经系统对某些药物的敏感性增强，因此镇静类药物可能引发过度的中枢抑制。同时，老年人的免疫功能下降，这也可能增加药物变态反应的发生率。

3. 缺乏安全用药常识，滥用非处方药　老年患者因对安全用药知识了解不足，自我风险管理能力相对较弱。在求医过程中，部分患者易受广告及非正规医疗宣传的影响，盲目使用秘方、偏方或未经验证的治疗方法。此外，部分患者可能模仿其他病友的用药方式，或过分追求名牌、高价、新型药物，甚至擅自服用滋补药、保健药、抗衰老药和维生素等，从而增加了药物不良反应的风险。更为严重的是，部分患者可能误服假药、过期或变质药物，导致严重后果。过期药物可能导致毒性增强，使用后轻者引发不良反应，严重者甚至危及生命。因此，老年患者务必在医师指导下规范用药，确保用药安全。

4. 用药依从性差　有临床统计超过40%的老年患者未能正确用药，并因此导致治疗失败。如自行改变药量、不按时服药、擅自停药、换药或加药、合并使用处方药和非处方药等。

三、老年人用药原则

合理用药（rational administration）指根据疾病种类、患者状况和药理学理论选择最佳的药物及制剂，制定或调整给药方案，以期有效、安全、经济地防治和治愈疾病的措施。老年人罹患慢性疾病的概率较高，多种药物同时使用显著提高其不良反应发生的风险。鉴于药动学与药效学会随年龄差异而产生变化，所以老年人应用多种药物时需特别审慎。部分药物，如地西泮，其在老年患者中的表观分布容积可能增加，或药物清除率下降，从而导致血浆药物浓度升高。由衰老引起的药效学变动，可能会提高老年人对某些药物如阿片类药物的敏感性。所以老年人用药要遵循以下原则。

（一）受益原则

老年人用药必须权衡利弊，根据病情和药物性能合理选择药物品种与给药方法，以确保用药对患者有益，并注意药物的相互作用与禁忌证，预防药物过敏。老年人除急症和器质性病变外，应尽量少用药。

（二）5种药物原则

老年人由于多病共存，常常需要同时服用多种药物，过度使用药物不仅会增加经济负担，还会增加药物相互作用的风险。虽然并非所有药物相互作用都会引发不良反应，但这些相互作用无疑增加了潜在的危险性。实际上，有40%的非卧床老年人处于药物相互作用的危险之中，其中27%的老年人处于严重危险状态。因此，对于患有多种疾病的老年人，我们应该避免盲目使用多种药物，尽可能简化用药方案，尽量将用药种类控制在5种以下。在治疗时，应根据病情的轻重缓急来制订用药计划，并特别注意药物间潜在的相互作用，以确保患者的用药安全。

（三）小剂量原则

小剂量原则是指在药物治疗过程中，初始使用较小的药物剂量，然后逐步增加剂量，以达到最佳治疗效果，同时减少药物不良反应的风险。根据患者的年龄、体重、肝肾功能等因素，选择合适的初始剂量。在初始剂量使用一段时间后，如果患者没有出现明显的不良反应，可以适当增加剂量，以提高治疗效果。《中华人民共和国药典》针对老年人的用药量有明确规定，其推荐剂量为成人用量的 3/4。在实际应用中，通常建议起始剂量为成人用量的 1/4 ~ 1/3，并依据患者的临床反应逐步调整剂量，以达到最佳疗效并避免不良反应的发生。为确保老年人的用药安全，应从小剂量开始，逐步调整至适合个体的最佳剂量。部分学者提出，自 50 岁起，每增加一岁，剂量应比成人药量减少 1%。具体来说，60 ~ 80 岁的老年人用药剂量应为成人量的 3/4，而 80 岁以上的老年人则应为成人量的 2/3。总体而言，为了保障老年人的用药安全，应确保药物剂量处于最低有效量，这是老年人的最佳用药剂量。

（四）择时原则

择时原则，是根据时间生物学和时间药理学的原理，精准选择药物使用的时间点，以便提高治疗效果并降低不良反应的风险。鉴于多种疾病在昼夜之间呈现出发作、恶化与缓解的规律性变化，例如，变异型心绞痛、脑血栓和哮喘在夜间易发，类风湿关节炎在清晨容易出现关节僵硬等现象。因此，实施择时治疗时，应以疾病的发作规律、药动学及药效学的昼夜节律变化为依据，来确定最佳的药物使用时间。

（五）暂停用药原则

对老年人的用药反应需进行严密监测，一旦发现新的症状表现，应高度怀疑是否为药物不良反应或病情恶化所致。针对药物不良反应，应果断停药；而针对病情进展，则需适时调整治疗方案。在老年人出现新症状时，多数情况下，停药可能带来的益处要大于增加药物剂量。因此，在现代老年病学的实践中，适时停药已成为一种极为有效的干预手段。

四、老年人安全用药护理

（一）定期全面评估老年人用药情况

1. 老年人服药能力评估

（1）评估老年人对于药物的理解能力、记忆力，以及遵医嘱情况，包括能否清晰表述药物的服用方法，准确区分不同类型的药物，并持续按医嘱服药。

（2）评估老年人的身体功能状况，特别是视力、听力、口腔状况、手足功能，以及吞咽能力。还需评估其是否能够独立完成药物的准备工作，如从药袋或药瓶中取出药物、准确计算用量、开启和关闭瓶盖、读取刻度等动作。同时，需关注老年人是否存在吞咽困难的情况，以及因义齿使用可能引发的吞咽障碍。

（3）评估老年人的饮食习惯对其药物治疗的影响。需了解老年人的饮食是否规律，进食时间、食物种类和饮食习惯是否与药物治疗方案相匹配，以确保药物疗效的最大化。

（4）评估老年人对药物治疗的心理态度，包括其对药物效果的期待、对药物的依赖程度，以及是否存在对药物的抵触情绪或恐惧心理。

（5）评估老年人的经济状况对其药物治疗的影响。老年人是否有因经济压力而自行减少药物用量或选择低价药物的行为，从而影响其疾病的治疗效果。

2. 老年人用药史评估 详细评估老年人的用药史，包括所用药物的类型、名称、剂量，给药途径、时间、间隔、疗程及疗效等，仔细阅读既往和现在的药历。

3. 老年人病情及各系统老化程度评估 对老年人的病情进行全面评估，包括病情的轻重程度，以及是否伴随其他慢性疾病。对于患有哮喘并伴有高血压病史的老年患者，使用糖皮质激素时需特别谨慎。另外，对于心绞痛伴支气管哮喘的老年患者，如果采用普萘洛尔治疗，可能会加剧支气管痉挛。同时，还需详细评估老年患者各脏器的功能状况，尤其是反映肝功能、肾功能的重要指标，以确保药物使用的合理性和安全性。

4. 老年人用药心理社会评估 了解老年人的文化程度、饮食习惯、家庭经济状况；对当前治疗方案和护理计划的了解、认识程度和满意度，以及家庭支持情况；对药物有无依赖、期望、恐惧，以及对医师不信任、固执、强迫及妄想等心理。

5. 定期药物核对 为确保患者用药安全，核对目前所用药物、保健品及中药制品的使用方法是必要的护理措施。责任护士需定期与患者或其家属共同整理并确认正在服用的药物种类、剂量、服用方法及时间。这种定期核查旨在预防可能出现的用药不当情况，如漏服、重复服用、剂量错误或药物间的相互作用等。此外，还需特别关注老年患者，防止其擅自停用或增加药物。患者在从医院转至家中治疗的过程中，用药的正确性与规范性尤为重要。因此，在患者出院宣教中，对每种药物的详细核查与用药指导至关重要。同时，出院后的延续护理应着重关注患者在家中服药的依从性与正确性，以确保其用药安全。

6. 密切观察和预防药物不良反应

（1）为确保老年人的用药安全，必须密切关注药物可能产生的不良反应。尤其是使用降压药的老年人，应高度警惕直立性低血压的发生，并采取相应的预防措施，以避免跌倒风险。

（2）在老年人用药过程中，还要特别注意药物相互作用的发生。这种反应表现为用药后出现的特殊不良反应与预期的治疗效果相反。例如，使用硝苯地平治疗心绞痛时，如果反而导致心绞痛加重或诱发心律失常，应立即停药并及时就医。医师会根据情况调整治疗方案，同时保留剩余药物以备后用。

（3）为了确保老年人的用药安全有效，药物的初始剂量应从较小剂量开始，通常从成人剂量的1/4开始，并根据个体差异逐渐增加。在治疗过程中，应持续观察老年人的反应，一旦发生不良反应，应立即通知医师进行处理。

（4）在选择药物剂型时，应充分考虑老年人的生理特点。对于口腔黏膜干燥的老年人，服用片剂或胶囊制剂时应提供充足的水以帮助吞咽。同时，对于胃肠功能不稳定的老年人，应避免使用缓释剂，因为胃肠功能的变化可能影响药物的吸收。对于吞咽困难的老年人，应尽量选择液体剂型，如口服液或冲剂等。在必要时，也可考虑使用注射给药。此外，老年人在注射给药后应适当延长按压时间，以减少出血风险。由于老年人体温下降和血液循环减慢，使用栓剂药物时需要更长的融化时间。在接受静脉治疗时，应特别注意预防循环超负荷，并密切观察可能出现的血压升高、呼吸加快和气喘等症状。

（5）为了确保药物的有效性和安全性，应规定适当的用药时间和用药间隔。在疗效相似的情况下，应优先采用口服给药方式。同时，应避免多种药物或食物同时服用，以减少药物相互作用的风险。例如，含有钠基或碳酸钙的抑酸药不应与牛奶或其他富含维生素D的食物一起服用，以免刺激胃液过度分泌或造成血钙或血磷过高。此外，还应根据老年人的作息时间和药物特性来合理安排用药时间和用药间隔，以确保有效的血药浓度并避免药物中毒的风险。

（6）为了预防药物不良反应的发生，还应采取其他措施。首先，应加强与老年人的沟通，了解他们的用药情况，确保他们按照医嘱用药。其次，对于长期服用某一药物的老年人，应定期检测血药浓度以评估药物疗效和安全性。最后，应认真记录并保存老年人所用的药物剂量信息，以便在需要时进行查阅和分析。

（二）提高老年人用药依从性

1. 加强用药指导　药师承担着监督执行、保证用药安全有效的社会责任，故而在老年人用药安全方面，应充分发挥其指导作用。药师需与临床医师、护理人员及患者建立紧密的沟通渠道，通过举办药物咨询活动、发放宣传资料，以及提供个人和团体指导等形式，向老年患者及其家属普及老年人用药的重要性、特点、原则及注意事项，并教授他们如何正确使用和保存药物。此外，药师还应将安全用药的教育融入家庭、社区、门诊，以及住院期间和出院后的各个环节，以确保老年人用药的安全性和有效性。

2. 简化药物治疗方案　规划患者的用药方案时，应致力于制定一个既简单又易于理解的方案。首要目标是减少药物的数量、种类和服药次数，从而优化患者的用药体验。为了便于老年患者理解和记忆，还应统一服药时间。例如，对于高血压病患者，使用长效制剂每日仅需服药一次，即可确保 24 小时血压稳定。若患者服用钙通道阻滞药控制血压的同时，出现持续而轻微的低钾血症，我们可适时调整用药策略，改用具有保钾作用的血管紧张素转换酶抑制药或血管紧张素受体阻断药，以在控制血压的同时避免低钾血症的恶化，从而避免额外增加保钾药物的使用。

3. 经济合理用药　选择适合老年人的药物，需确保药物经济可负担、药效显著且不良反应较小，此举能有效提升老年患者的用药遵从性，进而实现科学、合理的用药目标。WHO 提出的合理用药准则包括以下几个方面：①开具的药物处方应与患者的需求相适宜。②要确保在合适的时间，以公众可承受的价格提供充足的药物供应。③调剂处方必须准确无误。④患者应按照准确的剂量、正确的用法和规定的用药时间服用药物。⑤必须保障药物的质量安全有效。遵循这些准则，我们可以为老年人提供更加科学、合理的用药方案。

4. 制定细化措施　为了保证按时服药可制定以下具体措施。①保留病历药历：患者完整的病历和药历，有利于定期核查用药、长期随访。有助于护士、医师、药师了解患者的病史、用药史及药物过敏史，及时发现药物不良反应和调整用药，指导患者合理用药。②药物摆放醒目：把药物固定放在醒目和每天经常能看到的位置，如餐桌上、电视机旁、卧室床头、电话旁等处，便于提醒用药。③使用特定药盒：建议制作或购买 1 周用药的小药盒，标明周几、早、中、晚、饭前或饭后服药等字样，或书写一个服药记录单等，可防止漏服药物。④设立提醒装置：利用电子钟、手表、手机或定时器，定好时间，提醒按时服药，有条件的可买一个智能电子药盒，自动定时提醒服药等，利于老年患者按时用药。

5. 建立用药支持　在医疗服务条件优越的环境下，患者能够更方便地寻求医疗帮助和获取用药指导，这将显著提高他们的治疗依从性。以城镇老年患者为例，相较于农村老年患者，他们通常展现出更高的服药依从性，这主要得益于城镇更为完善的医疗服务体系。此外，家庭和亲属的支持在提升老年患者服药依从性方面也起着重要作用。一个和睦的家庭环境，以及伴侣、子女和亲属的关爱、支持和照顾，都能够有效促进老年患者按时服药，从而在很大程度上缓解可能导致其服药依从性下降的不利因素。

6. 促进护患沟通　护理人员应当深切体会老年患者的疾苦，充分尊重其用药过程中的心理需求，强化与老年患者及其家属的沟通与交流。在交流过程中，护理人员应耐心倾听，积极提供协助，并向老年患者传授更多关于安全用药的知识。通过这种和谐融洽的护患关系，护理人员可以更全面、及时地掌握老年患者的心理状态，有效预防各类影响用药依从性的因素，从而进一步提升老年患者的服药依从性。

（三）加强用药的健康指导

1. 服从医务人员管理　老年人遵医嘱用药是确保治疗效果和降低药物不良反应风险的关键环节。医师在全面了解患者病情的基础上，会制定个性化的药物治疗方案，优先选择安全、有效且不良反应较小的药物。药师利用专业的医学和药学知识，能够及时发现并解决可能影响药物治疗效果的问题，同时为患者提供用药指导和注意事项，促进患者更为安全、合理地使用药物。因此，强调老年人应积极配合护理人员的操作与监管，确保用药的正确性和安全性。

2. 提高自我管理能力　强调非药物治疗的重要性，通过科学合理的膳食安排、适度的体育锻炼、有效的心理调适，以及建立良好的生活习惯等方式，可以有效缓解症状、减轻疾病痛苦。此外，非药物治疗还包括按摩、针灸、艾灸、理疗等多种方法，这些手段同样能够发挥治疗作用，减轻对药物的依赖。在药物治疗过程中，应避免自行购药、主动求药、随意停药、长期服药、随意换药或自主调整药物剂量等行为。在需要停药或换药时，应事先咨询医师并遵循其指导。同时，应摒弃盲目追求新药、洋药、贵药、多药，以及滥用非处方药和补药等错误观念，以科学、理性的态度对待药物治疗。

3. 提醒老年人定期向医师汇报身体情况　提醒老年人定期与医师或护士检查药物的剂量，确认是否需要减少药物剂量；尽可能减少用药种类，与医师或护士讨论症状的改善情况，确定是否可以减少药物种类；认识到经常使用且从未出现任何问题的药物也可能发生不良反应，要向医师或护士及时报告自身症状。

4. 做好居家药品管理　在老年人的居所内，为确保其健康与安全，应根据个体的健康状况和需求，合理配备一些必备药物。例如，患有高血压的老年人应随时备有降压药，糖尿病患者则应备有降糖药。同时，还需准备少量的应急药品，包括但不限于速效救心丸、硝酸甘油、云南白药喷雾剂、烫伤膏、创可贴以及退热药等。对于所有药品，都应保留其原始标签，明确标注药品名称、使用方法、用量、功效、使用禁忌和注意事项，以及药品的有效期。对于没有标签的药品，必须手写药品名称，清晰标注。内服药品与外用药品必须分开存放，为防止混淆和误用，建议对外用药品使用红色标签或红笔进行标注，并明确注明"不可口服"。药品的储存环境也十分重要，所有药品应存放在避光、干燥、密封、阴凉的地方，远离潮湿、高温和阳光直射的环境。对于某些遇热易破坏的药品，如生物制品和抗生素等，应存放在冷藏环境中，如胰岛素就需要保存在 2～8℃ 的冷藏室内。此外，中药材一般不宜存放在冰箱中。应定期整理药柜，确保所有药品都在有效期内，并弃用过期变质的药品。同时，对于国家明文规定的淘汰药品、过期药品、霉变药品及标签不全的药品，也应及时清理，以确保药品的安全有效。

5. 加强照顾者的安全用药教育　在为老年人提供健康指导的过程中，同样需要关注其照顾者的安全用药知识教育。通过培训和教育，使照顾者掌握正确的用药协助与督促方法，确保老年人在用药过程中的安全，避免因用药不当而引发的意外事件。

《世界指南：老年人跌倒的预防与管理》

2022 年版《世界指南：老年人跌倒的预防与管理》是由来自 39 个国家、96 位专家组成的世界跌倒预防指南小组制定的。该指南着眼于"以人为本"的理念，充分考虑老年人的跌倒管理需求及照顾者和其他利益相关方对跌倒的看法，并考虑指南在各照护环境和资源有限地区的适用性，结合应用电子健康技术进行跌倒预防的前沿证据，针对社区老年人的跌倒风险初筛、跌倒风险评估、跌倒风险分级管理提供新的实践指导建议。该指南通过跌倒管理流程图进行可视化呈现，为医护工作者快速、精准评估老年人跌倒风险，为跌倒风险分级管理提供便利。

该指南更新了老年人跌倒风险初筛、跌倒风险评估和跌倒风险分级管理的前沿研究证据，弥补了以往指南的不足，对医务人员、社区工作者、政策制定者、大众传媒积极参与和帮助老年群体身体活动和预防跌倒有重要指导意义。第一，该指南考虑照护环境、特殊疾病和资源有限等影响老年人跌倒风险评估和跌倒干预的独特因素；第二，该指南强调"以人为本"的理念，注重在跌倒风险评估和跌倒干预时考虑老年人的跌倒相关情况，同时融合老年人与利益相关者（如照顾者和医护工作者）的跌倒观点，为制定个性化的跌倒预防策略奠定基础；第三，该指南强调了发挥电子健康技术在老年人跌倒干预中的潜在作用，这与我国"科技养老"和"智慧康养"的养老方针相契合，对我国老年人跌倒管理具有重要指导意义。

资料来源：吴延，王广玲，聂作婷，等. 2022 年版《世界指南：老年人跌倒的预防与管理》解读［J］. 中国全科医学，2023，26（10）：1159-1163，1171.

本章小结

思考题
1. 阐述医护人员预防意外事故发生的相关措施。
2. 简述跌倒后的紧急处理措施。
3. 简述老年人的用药原则。

更多练习

（刘　超）

第八章　老年综合征与护理

教学课件

学习目标

1. 素质目标
（1）关注老年综合征给老年人带来的影响，能给予老年人更多关爱。
（2）能耐心与老年人沟通交流，用专业素养解答老年人提出的问题。

2. 知识目标
（1）掌握：老年综合征的概念。
（2）熟悉：老年综合征常见原因及诱因。

3. 能力目标
（1）能正确识别引起老年综合征的危险因素。
（2）能运用护理程序正确评估老年综合征，并提出护理问题，实施护理。

案例

【案例导入】

　　刘爷爷，80岁。因胸闷、憋喘、全身无力半年，于2024年3月入住老年病科。入院后，护士做了各方面的功能状态评估：老年人听力、视力下降，影响了正常的生活；自己不能行走，但是可以借助助行器行走100m，曾经跌倒过一次；牙齿脱落，佩戴义齿；MMSE评分20分；丧偶，长期居住在养老机构，子女每周看望1~2次。

【请思考】

　　1. 请分析刘爷爷存在哪些老年综合征？

　　2. 对于刘爷爷存在的这些老年综合征该如何进行护理？

【案例分析】

第一节　老年综合征

随着年龄增长，老年人在衰老和疾病的共同作用下容易患多种慢性疾病，导致老年疾病诊疗和健康管理难度增大。充分认识老年综合征，综合管理多种老年慢性疾病，能有效改善老年人健康问题，提高老年人生活质量，同时降低医疗成本。

一、老年综合征的概述

（一）老年综合征的概念

老年综合征（geriatric syndrome）指老年人因老化、多种疾病或多种原因（衰弱、失智、感官及运动功能障碍等）导致同一临床表现的非典型症状或非特异性综合征。常见的老年综合征包括跌倒、衰弱、吞咽障碍、口腔干燥、营养不良、尿失禁、便秘、疼痛、视觉障碍、谵妄、睡眠障碍、多重用药、肌少症等。随着年龄增长，老年人各器官和系统功能退化，同时由于多种疾病或其他病理原因会造成老年人出现一系列非特异性的症状和体征，即老年综合征。

（二）老年综合征的特点

老年综合征是由多种疾病或原因造成的老年人同一种临床表现或问题，它不是特指一种疾病，而是一组老年人特有的临床症候群的统称，它们有共同的特征。

1. 以老化为背景，危害大　老年综合征是老年人群出现的不典型衰老相关症状，发生率随年龄增长而增加。每种综合征都是由多种相关的或不相关的原因直接或间接累及多个器官和系统，一旦发生，会严重影响老年人日常生活能力，显著降低老年人的生活质量，应早发现、干预和治疗。

2. 非特异性，交互作用　老年综合征之间常常并发存在，又相互促进，甚至形成恶性循环，使病情更加复杂。如老年人因重度肺部感染导致卧床不起，就会影响其他器官或系统，造成老年人心肺功能下降、骨骼肌萎缩无力、营养不良、便秘和睡眠障碍等一系列问题，使肺部感染加重，甚至迁延不愈。所以当老年人表现出某种老年综合征时，往往会伴有一系列相关的症状，难以推断是某个具体器官系统的问题。

3. 多因一果　老年综合征是多种疾病或原因导致同一症状，与传统医学模式中单一疾病或原因导致的综合征不同，例如，典型的库欣综合征主要是由于皮质醇长期过度分泌而引起的一系列的临床表现。老年综合征可由多种因素引起，这些因素相互作用。最终造成了多种器官系统的受损，导致同一临床表现的多重因果关系，如老年人可能有认知障碍、脱水、疼痛、睡眠障碍相关疾病等多种因素的累积效应，导致跌倒、谵妄症状的表现。

二、老年综合征的评估

老年综合征是伴随老年人衰老过程中出现的一系列功能减退或功能障碍的具体表现。为了方便记忆，可用字母概括常见的老年综合征（表8-1）。

表 8-1 常见的老年人综合征及健康问题

分类	中文名称	英文名称
以"I"开头的常见老年综合征	行动不能	immobility
	抑郁症	isolation depression
	稳定性差	instability
	营养不良	inanition（malnutrition）
	认知障碍	intellectual impairment
	贫穷	impecunity
	感染	infection
	医源性损伤	iatrogenesis
	失禁	incontinence
	失眠	insomnia
	视觉和听觉障碍	impairment of vision and hearing
	免疫缺陷	immune deficiency
	肠易激综合征	irritable colon
	勃起功能障碍	impotence
以"D"开头的常见老年综合征	痴呆	dementia
	抑郁	depression
	谵妄	delirium
	吞咽障碍	dysphagia
以"P"开头的常见老年综合征	疼痛	pain
	多重用药	polypharmacy
	压疮	pressure sore
	帕金森综合征	PD's syndrome
其他	便秘	constipation
	衰弱	frailty
	晕厥	syncope
	肌少症	sarcopenia

一般疾病诊断通常不能揭示老年疾病的全貌，需要进行老年综合评估（comprehensive geriatric assessment，CGA），CGA 是现代老年医学核心内容，是用来筛查老年综合征的有效手段。采用多种方法对老年人疾病、身体功能、精神心理、经济社会支持系统进行综合评估，可以早期识别危险因素，制订护理计划，进行护理干预。干预后进行再评估来推进干预计划的实施，维护和改善老年人的健康和功能状态，CGA 的具体实施方法见第三章第五节老年综合评估。

三、老年综合征的管理

有复杂老年综合征的老年人，他们对医院、社区、门诊的照护需求更大，老年综合征是导致老年人失能和入院的重要原因，也占据了大量的医疗资源。但是临床上对于老年综合征的认识和防治还存在一些问题，缺乏标准化的管理流程。当老年人出现老年综合征，往往涉及多个系统或器官的病变，应该将针对单一疾病的治疗方案扩大到整体治疗和照护，以更好地适应个体化的患者，使治疗效果最大化。老年综合征管理策略如下。

1. 掌握老年综合征的特点　随着年龄的增长，老年综合征发生率呈上升趋势。老年人尤其是虚弱的老年人常常同时存在多种老年综合征，导致更加复杂的临床状况，所以评估往往是综合性的，预防、干预方法也是综合性的、多方面的，单一的干预方法往往是无效的。

2. 加强人文关爱、尊重生命价值　CGA是以老年人为中心，目的在于全面评估了解老年人的身心功能状况和社会环境的影响因素，更多关注老年人的功能状况和生命质量，使老年人"老而不病或老而少病，病而不残、残而不废"才是至关重要的。

3. 重视对老年综合征的宣传教育　改善传统医疗对老年综合征不够重视的局面，加强对医护人员老年综合征知识教育；开展针对老年人群和社区人群老年综合征知识的健康教育，加强自身老年综合征的关注和管理；对老年综合征的评估标准化和系统化，推动老年综合征的治疗，把此类疾病认知与治疗变成常规化和系统化的工作。

4. 制定个体化管理方案　临床开展CGA，发现潜在的疾病及危险因素，为老年人制订科学、合理和有效的预防、保健、治疗、康复、护理计划，促进老年患者各种功能状态的改善，提高老年患者的生命质量和健康期望寿命。

第二节　衰弱及其护理

一、衰弱的概述

衰弱（frailty）是一组由机体退行性变化和多种慢性疾病引起的机体易损性增加的老年综合征。衰弱是与年龄相关的生理储备能力下降，导致机体脆弱性增加、抗应激能力减退的非特异性状态。有学者将衰弱分为躯体型的身体性衰弱、认识能力型的认知衰弱、社会参与能力型的社会性衰弱。老年衰弱往往是一系列慢性疾病、一次急性事件或严重疾病的后果。高龄、跌倒、疼痛、营养不良、肌少症、多病共存、多重用药、活动能力下降、睡眠障碍及焦虑抑郁等均与衰弱有关。

衰弱患病率较高，女性患病率普遍高于男性、随着年龄增长而逐渐升高、欠发达国家和地区的患病率高于发达地区、近年来衰弱的患病率逐年增高。老年人普遍多病共存，慢性疾病导致的老年人运动减少、营养不良、肌少症、自理能力下降等均会促进衰弱的进展，同时衰弱也会导致老年人跌倒、失能、罹患慢性疾病的风险增加。可见衰弱与慢性疾病相互作用、相互影响。指导老年人早期识别衰弱及其危险因素，早期干预，可有效促进老年人健康。

二、衰弱的护理

（一）护理评估

衰弱是一种复杂的多因素引起的老年综合征，影响因素包括遗传因素、年龄、营养状况、用药情况、疾病和心理因素等。这些因素可以分为可控制的危险因素和不可控制的危险因素。

1. 健康史

（1）一般情况：主要指人口特征和生活方式，包括：年龄，年龄被认为是衰弱的独立危险因素之一；性别，女性是衰弱的易发人群，绝经后女性雌激素迅速降低，从而对肌肉力量、神经肌肉功能产生负面影响；婚姻状况，未婚和独居者衰弱发生率增高；教育程度，在受教育少和经济状况较差的人群中，衰弱患病率较高；职业、饮食习惯、生活方式也与衰弱相关。

（2）危险因素：包括可控制的危险因素和不可控制的危险因素。护理人员识别危险因素，对预防衰弱发生非常重要。

1）遗传因素：基因的多态性影响衰弱的临床表现，如非裔美国人衰弱比例是其他美国人的4倍。衰弱相关基因有白细胞介素-6（IL-6）、CXC趋化因子10（CXCL-10）、血管紧张素原（AGT）、脑源性神经营养因子（BDNF）、重组人颗粒体蛋白前体（PGRN）、成纤维生长因子23（FGF23）、角蛋白18（KRT18）、miRNA等。不同的基因型表达主要通过炎症、线粒体和细胞凋亡、钙稳态、纤维化、神经肌肉接头和神经元、细胞骨架、激素等影响个体衰弱的易感性。

2）年龄：年龄被认为是衰弱的独立危险因素之一，随着年龄增长衰弱的患病率成倍上升，这与增龄相关的器官退行性变和储备能力下降相关。

3）营养状况：营养不良是衰弱发生发展的重要生物学机制，日常营养摄入不足的老年人易发生衰弱。

4）用药情况：老年人多重用药可增加衰弱的发生。如抗胆碱药物和抗精神病药物与衰弱有关，如果过度使用质子泵抑制药可引起维生素 B_{12} 的缺乏，钙的吸收减少，导致衰弱的发生。

5）疾病：老年人的特点是多病共存，部分慢性疾病和某些亚临床问题与衰弱的患病率及发病率呈显著相关性。

6）心理因素：焦虑、抑郁、睡眠障碍等是老年人中常见的心理疾病状态，严重影响老年人的生活质量，在一定程度上可增加衰弱的发生率。

2. 衰弱的表现

（1）非特异性表现：疲劳、乏力、自主活动较差、睡眠差、食欲缺乏、夜尿增多。

（2）跌倒：平衡和步态受损是衰弱的主要特征，表现为走路不稳，容易跌倒。

（3）谵妄：衰弱老年人多伴有脑功能下降，应激时可导致脑功能失调加剧而出现谵妄。

（4）虚弱：没有精神、没有力量，以前能做的事情现在可能做不了。

3. 辅助检查 针对存在衰弱相关危险因素的老年人，可以定期开展CGA，评估老年人的一般情况、躯体功能状态、营养、精神心理、疼痛、共病、多重用药、睡眠、口腔、社会支持、居家环境等，发现可能存在的问题，进而给予早期干预，达到促进老年人健康的目的。对于长期照护机构、社区卫生服务中心、门诊可采用快速综合评估，Fried衰弱综合征标准和FRAIL量表可用来辅助筛查衰弱。

（1）Fried衰弱综合征标准：也称Fried衰弱表型，具体如下。①不明原因的体重下降。②疲乏。③握力下降。④行走速度下降。⑤躯体活动降低。无以上5条的人群为无衰弱的健壮老年人；具有1条或2条的状态为衰弱前期；满足3条或以上者可诊断为衰弱综合征。该标准适用于医院和养老机构中的老年人。

（2）FRAIL量表：是判断衰弱的标准，此表评估方法简单，更适合快速临床评估那些处于高风险群体中的老年人（表8-2）。

表 8-2　FRAIL 量表

评估内容	得分
过去 4 周大部分时间或所有时间感到疲乏	是：1 分；否：0 分
在不用任何辅助工具及不用他人帮助的情况下，中途不休息爬一层楼有困难	是：1 分；否：0 分
在不用任何辅助工具及不用他人帮助的情况下，走完 100m 较困难	是：1 分；否：0 分
医师曾告诉您存在 5 种以上如下疾病：高血压、糖尿病、急性心脏疾病发作、卒中、恶性肿瘤、充血性心力衰竭、哮喘、关节炎、慢性肺疾病、肾脏疾病、心绞痛等	是：1 分；否：0 分
1 年或更短时间内出现体重下降≥5%	是：1 分；否：0 分

注：FRAIL 量表评分标准，≥3 分为衰弱，1 ~ 2 分为衰弱前期，0 分为无衰弱。

4. 心理 - 社会状况　评估老年人有无不良心境，如焦虑、抑郁等；评估老年人经济状况、经济是否独立；评估老年人是否存在社会孤独、感到寂寞；评估老年人的社会地位等。

（二）护理诊断

1. 营养失衡：低于机体需要量　与日常能量摄入不足有关。

2. 有跌倒的危险　与平衡功能和步态受损有关。

3. 活动耐力下降　与衰弱导致的疲劳感有关。

4. 自理缺陷　与增龄、多种疾病共存有关。

（三）护理目标

1. 通过适当的锻炼和营养补充方法，老年人活动耐力增加，改善衰弱症状。

2. 衰弱程度减轻，自理能力提高。

3. 营养状况改善，适应身体需求。

4. 减少衰弱相关的不良风险，重视跌倒预防及急性病、住院或手术等应激风险管控，未发生跌倒等不良事件。

（四）护理措施

1. 饮食护理　营养在衰弱的发生和发展中起到重要的作用。营养干预是衰弱管理措施中重要的、经济有效的方式。

（1）饮食中蛋白质的摄入与老年人衰弱呈负相关，老年人每日要摄入优质蛋白质，如鱼、瘦肉、牛奶、蛋类等。

（2）摄入足够的微量元素和维生素。有研究表明，钙和维生素 D 联合补充与降低老年人跌倒风险相关，可改善衰弱状态。

（3）脂肪酸，尤其是不饱和脂肪酸的补充可以促进老年人肌肉力量和肌肉蛋白的合成能力，所以烹饪时选择不饱和脂肪酸含量高的植物油。

（4）对于存在营养不良或者营养不良风险的老年人，可在饮食基础上补充口服营养制剂改善营养状况。

2. 运动锻炼　运动锻炼是预防和治疗衰弱的有效方案，能改善躯体功能，提高生活自理能力、生活质量和心理健康，预防跌倒等事件的发生。

（1）有氧运动：包括散步、慢跑、游泳、广场舞、太极拳、八段锦、部分球类运动等。运动时间为 20 ~ 30 分钟/次。

（2）抗阻训练：包括举哑铃、拉弹力带等。还有生活中的推、拉、拽、压、举、推墙、提重物等。建议每周除了有氧运动外，坚持做抗阻训练，可以促进肌肉强化运动，锻炼肌肉力量。

（3）柔韧性训练：在有氧运动或抗阻训练后，可以进行动力性拉伸运动或静力性拉伸运动，还可以配合适当的瑜伽练习。

（4）平衡训练：包括倒退走、侧向走、单腿站立、蹲踞、下肢关节屈曲和伸展等。太极拳能有效改善老年人的平衡功能和关节灵活性，从而帮助老年人增强抗跌倒的能力。老年人平衡训练可以逐渐增加训练难度，只有坚持锻炼才能够提高老年人平衡能力。

3. 日常生活护理 老年人提倡规律的生活起居、合理的饮食、良好的卫生习惯、维持口腔健康、戒烟限酒、适当户外运动和锻炼、保证充足的睡眠和保持心理健康。鼓励老年人多晒太阳，帮助维生素 D 的吸收。

4. 多病共存和用药管理 多病共存是衰弱的潜在因素，积极治疗老年人现患共病，评估老年人用药的合理性，及时纠正不恰当用药，联合用药少而精，减少非处方药的使用。鼓励老年人定期门诊随访，一旦出现新的症状，及时就医。

5. 心理健康指导 心理健康直接影响老年人的生活质量和健康水平，减少老年人社会经济和环境中的刺激源，可延缓衰弱的进展。指导老年人通过放松、运动、参加各种社交活动等方式释放不良情绪，鼓励家属和照顾者增加陪伴时间。

（五）护理评价

1. 老年人活动力增加。
2. 老年人可进行一般的自理活动，自理能力提高。
3. 老年人营养状况改善。
4. 老年人未发生跌倒等不良事件。

第三节 肌少症及其护理

一、肌少症的概述

肌少症是随着年龄增长而出现的进行性全身肌肉减少、强度下降，以及肌肉生理功能减退的综合征。其临床表现往往缺乏特异性，表现为四肢无力、虚弱、步履缓慢、平衡障碍等，与跌倒、活动能力下降、失能、死亡等不良结局密切相关，不仅严重影响老年人的生活质量，也会带来高昂的医疗费用和经济负担。

随着深入研究，2018 年欧洲老年肌少症工作组（European Working Group on Sarcopenia in Older People，EWGSOP）将肌肉力量降低作为诊断的核心特征，如同时伴有肌肉数量和质量的降低，即可诊断（表8-3）。2019 年亚洲肌少症工作组（Asian Working Group for Sarcopenia，AWGS）认为肌肉力量和躯体功能下降均是肌肉质量下降的结果，且对预后有不良影响，因此，只要有肌肉力量或躯体功能下降，合并肌肉质量下降即可诊断。若肌肉力量和躯体功能同时下降，则为严重肌少症，并提出"可能肌少症"的概念，即肌肉力量下降和/或躯体功能下降。

表 8-3　肌少症诊断标准的比较

工作组	骨骼肌含量	肌肉力量	躯体功能
EWGSOP	肌肉质量低于健康青年人群 2 个标准差以上	握力 <30kg(男) 握力 <29kg(女)	4m 步行速度 <0.8m/s 或 6m 步行速度 <1.0m/s
AWGS	骨骼肌指数（SMI）<7.0kg/m² (男) 骨骼肌指数（SMI）<5.4kg/m² (女)	握力 <28kg(男) 握力 <18kg(女)	6m 步行速度 <1.0m/s
IWGS	骨骼肌指数（SMI）<7.23kg/m² (男) 骨骼肌指数（SMI）<5.67kg/m² (女)	—	6m 步行速度 <1.0m/s

注：IWGS，国际肌少症工作组（International Working Group for Sarcopenia）。

　　肌少症严重危害老年人的健康，主要表现在：①引起功能障碍和失能，造成老年人尊严和自信的缺失，以及生活质量的下降。②罹患骨质疏松、骨折及骨关节炎的风险明显升高。③与跌倒、衰弱等老年综合征密切相关，增加了老年人残疾发生率和疾病死亡率。④基础代谢率降低容易引起 2 型糖尿病、胰岛素抵抗、肥胖、血脂异常和高血压等。

　　肌少症分为 3 期，包括肌少症前期、肌少症期和严重肌少症期。①肌少症前期：仅有肌肉数量或质量减少。②肌少症期：不仅有肌肉数量或质量减少，还有肌肉力量或功能下降。③严重肌少症期：同时有肌肉数量或质量减少、肌肉力量下降和功能下降。

二、肌少症的护理

（一）护理评估

　　肌少症的评估方法与诊断标准密切相关，综合各类学术组织提出的诊断标准，主要包括肌肉力量评估、骨骼肌含量评估、躯体功能评估，以及平衡能力测定。

　　1. 肌肉力量评估　肌肉力量评估包括上、下肢肌力的测量，下肢肌力比上肢肌力能更好地预测肌少症，上肢骨关节疾病（如类风湿关节炎）、优势手及测量姿势等均会影响测量结果，在实际测量时应予以考虑。上肢肌力测量首选握力测量，握力测量方法：受试者手持握力手柄，掌心向里，自然站立，两臂下垂，握力计不能触及衣服和身体，用全力紧握手柄，发力至最大，一般测试两次，取最大测量结果。老年人下肢肌力测试常用椅立测试，椅立测试是计算测试者 30 秒内在椅子上站起、坐下的次数。

　　2. 骨骼肌含量评估　测量骨骼肌含量常用的方法包括 CT、MRI、双能 X 线（dual energy X-ray absorptiometry，DXA）、生物电阻抗分析法（bioelectric impedance analysis，BIA）、超声，以及小腿围的测量。CT 和 MRI 是骨骼肌含量研究的金标准，能准确区分肌肉、脂肪及其他软组织，但操作难度大且费用高；DXA 应用最广泛，能区分骨组织、脂肪、肌肉组织等，但体积大，不便携带；BIA 可以反映人体脂肪组织、内脏脂肪组织，操作简单，安全无创；超声能测量不同部位的肌肉厚度，只需受检者保持站立，检查便利、无辐射且重复性好，可广泛适用于社区筛查；小腿围测量主要用于评估老年人肌肉质量的方法，该方法简单易用，可作为临床使用和基于人群研究中检测肌少症的方法。

　　3. 躯体功能评估　步速、简易体能状况（short physical performance battery，SPPB）、定时起立（timed up and go，TUG）、400m 步行试验等测试都能反映躯体功能。步速是最为简单、快速、安全的躯体功能评估方法。步速测试是根据日常步调测试行走 6m 所需的时间，步速小于 0.8m/s，则躯体功能欠佳。SPPB 用于测试下肢肌力和体力状况，包括步速、平衡、座椅站立三部分，根据耗时计分，分数越高，躯体功能越好。TUG 用于评估躯体移动性，它计算一个人从椅子上站起，走 3m，转身，走回椅子，然后坐下需要的时间，可快速评估老年人步态、运动能力、身体虚弱程度等，用于预测老年肌少症患者的跌倒风险。400m 步行试验要求参与者完成 20 圈 20m 的测试，每圈速度越快越好，并且在测试过程中允许最多休息两次，没有完成或 ≥6 分钟才完成 400m 行走者，即为肌肉功能减退。护士需综合考虑老年人的身体状况慎重选择测试方法。

4. 平衡能力测定

（1）Tinetti 步态量表和 Tinetti 平衡测试量表：包括平衡和步态测试 2 部分，满分 28 分。平衡测试部分有 10 个项目，满分 16 分；步态测试部分有 8 个项目，满分 12 分。得分越高，提示平衡能力越好。得分在 19～24 分则预示有跌倒风险，低于 19 分提示有高跌倒风险。

（2）Berg 平衡量表：是目前使用最为普遍的平衡量表，包括站起、坐下、独立站立、闭眼站立、上臂前伸、转身一周、双足交替踏台阶、单腿站立等 14 个项目，每个项目得分为 0～4 分，共 5 个等级，满分为 56 分。得分越高，提示平衡功能越好。0～20 分，平衡功能差，患者需要乘坐轮椅；21～40 分，有一定平衡能力，患者可在辅助下步行；41～56 分，功能较好，患者可独立步行；＜40 分提示有跌倒的危险。

（二）护理诊断

1. 有跌倒的危险　与肌少症导致的身体衰弱有关。

2. 营养失衡：低于机体需要量　与胃肠功能紊乱等导致的进食减少有关。

3. 焦虑　与担心疾病预后等有关。

4. 知识缺乏　缺乏疾病相关知识。

（三）护理目标

1. 老年人的肌肉力量减退程度有所缓解，其平衡能力和行走稳定性增强。

2. 老年人的日常生活需求得到满足，营养状况得到改善。

3. 老年人的心理焦虑程度有所缓解。

4. 老年人及其家属对于疾病的状况有初步的了解。

（四）护理措施

肌少症的发生与多种因素有关，其中很多因素是不可逆的，但运动和营养干预是可行的。

1. 运动　运动能显著增加肌肉量和肌肉力量，尤其是抗阻训练。推荐老年肌少症患者进行单独的抗阻训练或基于抗阻训练的联合运动方案。抗阻训练项目包括弹力带训练、举重、卧推、重量训练、肌肉强化训练、壶铃及抗体重运动等，无法进行抗阻训练的老年肌少症患者，建议采用单独有氧运动或平衡运动，有氧运动项目包括步行、快走、慢跑、太极、健身舞、跳绳、韵律操、竞走及骑自行车等。可根据患者的身体状况，制定个体化的活动方案。目前研究证实，抗阻训练联合营养补充包括乳清蛋白、支链氨基酸、维生素 D 和 β-羟基-β-甲基丁酸盐（HMB），可显著提高肌肉力量、骨骼肌含量和躯体功能。

2. 营养　在营养干预肌少症方面，推荐对所有肌少症和可能肌少症的老年人进行营养风险的筛查，并给予积极的营养干预，尤其是足量蛋白质的补充。对存在营养不良或营养风险的肌少症患者在自由进食的同时，应及时给予口服营养制剂的补充。营养补充分为以下几类。①蛋白质及氨基酸类：建议老年人的每日膳食蛋白质摄入量在 1.0～1.2g/kg，对于明确诊断为肌肉减少症患者，建议每日膳食蛋白质摄入量在 1.2～1.5g/kg，而对合并严重营养不良的肌肉减少症患者，每日蛋白质则需要补充到 1.5g/kg 以上，并均衡分配到一日三餐中。②维生素 D 是一种脂溶性维生素，可通过核受体充当激素。维生素 D 在体内的生物合成可以在一定程度上防止肌肉出现萎缩，维生素 D 缺乏与有关衰老相关的骨骼肌组织学改变有密切关系，可以加快肌肉细胞内蛋白质的降解，最终导致老年人的肌肉减少症。维生素 D 的剂量一般为 800U/d。③HMB：以 HMB 为主要成分的口服营养剂剂量范围为1.50～3.08g/d。④其他：包括维生素 C、维生素 E、茶多酚、牛奶、豆浆、酸奶、橄榄油、鱼油、乳清干酪、大豆异黄酮等。

3. 预防并发症　为防止跌倒和损伤，尽量避免弯腰、负重等行为，同时提供安全的生活环境。骨折患者要保护受压部位，定时翻身，做主动和被动的关节活动，预防并发症的发生。

4. 心理护理　护理人员应鼓励患者表达内心感受，与其倾心交谈，明确其焦虑原因。很多老年人性格较为固执，不愿接受新思想、新事物，加上多种疾病对自身的影响，易出现悲观、挫败感等，应鼓励家庭成员对患者提供亲情支持，鼓励患者表达自身的感受和想法，主动参与到患者饮食、运动管理中，以促进老年人的身心健康。

（五）护理评价

1. 老年人和/或照顾者对引起肌少症知识初步了解。
2. 老年人的肌肉力量减退程度有所缓解。
3. 老年人对平时运动锻炼的依从性大幅提高，营养状况有所改善。
4. 老年人的心理焦虑程度有所好转。

第四节　睡眠障碍及其护理

一、睡眠障碍的概述

睡眠障碍指睡眠数量或质量的异常，或在睡眠时出现某些临床症状，也包括影响入睡或保持正常睡眠能力的障碍，如睡眠减少或睡眠过多，以及异常的睡眠相关情况。睡眠障碍是常见的老年综合征之一，睡眠障碍国际分类第三版，将睡眠障碍分为 7 类：失眠症，它是以频繁而持续地入睡困难和/或睡眠维持困难，并导致睡眠感不满意为特征的睡眠障碍，包括原发失眠和继发失眠；睡眠相关呼吸障碍；中枢嗜睡性疾病；睡眠－清醒昼夜节律障碍；睡眠异态；睡眠相关运动障碍；其他类型的睡眠障碍，如阻塞性睡眠呼吸暂停低通气综合征。

二、睡眠障碍的护理

（一）护理评估

评估的内容包括一般医学评估、精神心理评估、睡眠习惯与行为评估、社会评估、环境评估等。

1. 一般医学评估

（1）健康史：主要有年龄、性格、个体的健康状况、劳动强度、生活环境、每天睡眠的时间等。导致老年人发生睡眠障碍的原因较多且较复杂，主要包括生理因素、疾病因素、社会家庭因素、生活方式、环境因素及药物因素等。针对睡眠的一般医学评估尤其要侧重于与睡眠障碍密切相关的病史评估，对于有睡眠障碍史的患者，更应重视其主诉，应了解老年患者的入睡时间、睡眠时间、入睡后中间清醒了多长时间、入睡后中间清醒了多少次等，必要时可以观察老年患者的睡眠状态，准确记录了解睡眠行为。

（2）评估睡眠状况：评估老年人是否夜间敏感性增高，易受外界因素干扰，觉醒频繁，睡眠维持困难，睡眠断断续续；是否睡眠规律发生改变，黑白颠倒，白天睡眠时间比晚上长；是否早睡早醒，入睡困难；是否睡眠时间缩短，甚至不足5小时，浅睡眠增多，深睡眠减少。

（3）多维睡眠图：是睡眠障碍诊断公认的金标准，主要用于睡眠和梦境研究，以及睡眠呼吸暂停低通气综合征的诊断，多维睡眠图能够分析出睡眠结构、睡眠效率等睡眠各项参数。

此外，还可以应用体动记录仪和各类生化指标等，对老年患者进行针对性检查评估。

2. 精神心理评估　对于睡眠障碍的老年人还要了解有无精神症状及病程长短，包括焦虑、抑郁、心理障碍，以上疾病可引起失眠或以失眠为首发症状。长期的慢性失眠也会导致焦虑、抑郁等心理障碍。

3. 睡眠习惯与行为评估　睡眠障碍与某些不良生活习惯和行为有关，如在床上看电视、看手机、玩游戏、看书、睡前聊天、过度运动等。

4. 社会评估　睡眠障碍会使得老年人生活和工作质量下降，对老年人的身心健康造成一定的影响，可以用睡眠障碍的社会评估表进行评估。

5. 环境评估　睡眠质量还会受到睡眠环境的直接影响，不良的睡眠环境就会影响睡眠质量，良好的周围环境可以提高舒适度，进而提高睡眠的质量。睡眠的自然环境应整洁、舒适，包括光线幽暗、空气清新、通风良好和适宜的温度、湿度、寝具的舒适等。所以老年人要注意其睡眠环境，以保证睡眠质量。

针对以上问题的评估一般多基于成熟的量表开展，常用的睡眠障碍综合评估量表包括阿森斯失眠量表、匹兹堡睡眠质量指数量表（表8-4）。

表8-4　睡眠障碍评估量表

量表	测评要点
阿森斯失眠量表	患者主观睡眠障碍的自我评估，包括入睡时间、夜间苏醒、早醒、睡眠时长、睡眠质量、白天情绪、白天身体功能、白天思睡
匹兹堡睡眠质量指数量表	睡眠障碍者、精神障碍者的睡眠质量评价、疗效观察、一般人群睡眠质量的调查研究，自评与他评相结合

（二）护理诊断

1. 睡眠型态紊乱　与年龄、疾病及环境因素等有关。

2. 焦虑　与睡眠障碍导致精神紧张有关。

（三）护理目标

1. 消除引起睡眠障碍的因素，减少失眠造成的影响。

2. 心理焦虑程度有所缓解。

（四）护理措施

1. 药物指导护理　药物作为辅助治疗手段，可短期使用，一般不超过 4 周，避免长期用药，尤其慢性失眠患者，长期用药往往无效，且可导致药物依赖。常用的镇静催眠药物主要为苯二氮䓬类，该类药物可缩短入睡潜伏期，减少夜间醒转次数，使快速动眼睡眠时间缩短，但次数增加，其缺点是易形成药物依赖。苯二氮䓬类按清除半衰期长短可分为超短效、短效、中效、长效。使用时，应根据睡眠障碍的具体情况选用不同类型，如入睡困难者应选用超短效类药物（如扎来普隆）作为催眠用；夜间易醒、多梦者可用短效或中效类药物，以加深睡眠；早醒者则使用中至长效类药物，可起到延长睡眠的作用。

2. 症状管理与识别　加强患者及其家属对于睡眠障碍的知识宣教，使其正确识别睡眠障碍的症状，并采用正确的措施进行缓解，如睡前进食少量热牛奶，做好睡前个人卫生，包括洗漱、温热水泡脚、排便、提供舒适的环境、舒缓的音乐，限制摄入咖啡因和刺激性物质等。

3. 居家环境　告知家属或患者家中存在的影响老年人睡眠的环境因素，适当提供改善措施，如保持卧室干净、整洁、舒适，被褥清洁、干燥。建立规律的睡眠时间表帮助患者建立健康的睡眠习惯，并在每天相同的时间起床和睡觉。同时，避免老年人午睡过久或过晚。

4. 心理指导　多与患者沟通，并认真倾听，采用疏导、心理支持、情绪转移等心理护理方法，最大限度消除其不良情绪；充分发挥家庭－社会支持系统的作用，消除影响患者睡眠障碍的心理因素，必要时使用镇静药和安眠药。

5. 安全指导　保证患者安全，对家属和患者进行健康宣教，帮助其增加对该病的认识，增强他们的安全意识，有效防范意外的发生。

6. 运动指导　适度的身体活动可以帮助患者放松身心，改善睡眠质量，患者应在合适的时间进行运动，消除或减轻发病的诱发因素以减少发作次数，同时消除患者及其家属的焦虑心理。

（五）护理评价

1. 老年人和/或照顾者理解（并识别）引起睡眠障碍的因素，睡眠有所改善。
2. 老年人养成良好的睡前习惯，心理焦虑程度有所缓解。
3. 老年人服药依从性转好，主动了解疾病相关知识。

第五节　跌倒及其护理

一、跌倒的概述

跌倒指一种不能自我控制的意外事件，是个体由于自身或外在因素导致的突发性体位改变，造成机体不同程度的损伤。根据国际疾病分类（ICD-10）对于跌倒的定义，可以将其分为两种类型：一是由一个水平面到另一个水平面的跌倒；二是同一水平面的跌倒。跌倒已然成为全球非故意受伤致死的主要因素之一，根据 WHO 的数据，每年大约有 68.4 万因跌倒导致死亡案例，其中老年人占了绝大部分。此外，跌倒及其相关损伤不仅致残、致死，还可影响老年人的身心健康，并给家庭、社区和社会带来了巨大的压力。因此，制定如何预防跌倒策略和对已经发生的跌倒事件进行有效评估是十分重要和关键的。

二、跌倒的护理

（一）护理评估

患者发生跌倒后应尽早进行评估，第一时间评估是否有跌倒相关的损伤，以及导致跌倒的原因。

1. 健康史　收集跌倒者的年龄、性别、籍贯、社会状况等一般资料。

2. 跌倒原因评估　跌倒的原因包括内在危险因素和外在危险因素两大类。

（1）内在危险因素：内在危险因素是主要源于患者本身的因素，需仔细询问方可获知。

1）生理因素：首先，老年人大脑活动能力减弱，认知能力、肌肉力量、肌肉紧张程度、感官感知、反射速度、身体平衡能力和协调动作能力等都有所衰退，这都增加了他们跌倒的风险。其次，老年人的视觉、辨别力和敏感度随着年龄增长而逐渐减弱，使得他们在面对可能引起跌倒的环境时难以做出及时的躲避行动。听力的衰退也会对老年人产生不利影响，如出现高龄性传导性听力丧失或耳朵堵塞时，都会让他们错过跌倒风险的警示信号。由于皮肤感受器的敏感性降低和前庭器官的功能退化，老年人在行走时的平衡能力也在逐步减弱，这也进一步加大了老年人跌倒的可能性。步态的稳定性下降也是引发老年人跌倒的主要原因。老年人缓慢踱步行走，造成步幅变短、行走不连续、脚不能抬到一个合适的高度。老年人骨骼、关节、韧带及肌肉的结构、功能损害和退化是引发跌倒的常见原因。老年人骨质疏松会增加与跌倒相关的骨折的发生率，尤其是跌倒导致的髋部骨折。

2）病理因素：①神经系统疾病。脑卒中、帕金森病、脊椎病、小脑疾病、前庭疾病、外周神经系统病变。②心血管疾病。直立性低血压、小血管缺血性病变等。③影响视力的眼部疾病。白内障、偏盲、青光眼、黄斑变性。④心理及认知因素。痴呆、抑郁症。⑤其他。晕厥、眩晕、惊厥、偏瘫、足部疾病等都会导致神经反射时间延长和步态紊乱；感染、肺炎及其他呼吸道疾病、血氧饱和度下降、贫血及电解质紊乱等会导致机体的稳定能力受损；老年人泌尿系统疾病或其他伴尿频、尿急、尿失禁等症状的疾病常使老年人如厕增加或发生排尿晕厥等，从而增加跌倒的危险。

3）药品的影响：某些药品可能会对人体的精神状态和视听觉协调能力产生负面作用从而增加跌倒的风险，有可能导致跌倒的药品包括以下几类。①精神药物，如抗抑郁药、抗焦虑药、镇静催眠类药物、抗癫痫药等。②治疗心脏疾病药物，如抗高血压药、利尿药、扩血管药等。③其他的药品，比如糖尿病控制药、非甾体抗炎药、镇痛药、多巴胺、抗帕金森病药物等。

4）心理因素：沮丧、抑郁、焦虑、情绪不佳及其导致的社会隔离均可增加跌倒的风险。这些情绪会分散老年人的注意力，导致老年人对环境危险因素的感知和反应能力下降。另外，害怕跌倒也使行为能力降低、活动受限，从而进一步增加了跌倒的风险。

（2）外在危险因素

1）环境因素：①室内环境因素，如灯光昏暗、地面湿滑、有障碍物、卫生间无扶手等都可能引起跌倒。②户外环境因素，雨雪天气、台阶或人行道失修、拥挤等都会导致老年人跌倒。③其他因素，如家务劳动、不合适的穿着等。

2）社会因素：老年人的教育和经济水平、卫生保健、享受社会服务和卫生服务的途径、室外环境的安全设计，以及老年人是否独居、与社会的交往和联系程度等都会影响其跌倒的发生。

3. 既往史　老年人过去是否有跌倒史，老年人最近一次跌倒的情况；有无惧怕跌倒的心理；既往疾病及其诊治、用药等是否与跌倒有关。

4. 跌倒的状况

（1）跌倒现场评估：主要包括跌倒的环境、跌倒时间、跌倒时着地部位等。

（2）跌倒后患者状态评估：主要检查是否出现与跌倒有关的损伤，对于跌倒后的患者进行状况评估，主要是查看是否有与之相关的伤害。老年人在跌倒后容易遭受各种伤害，如软组织擦伤、骨折等。因此，需要仔细地检查他们跌倒的位置、受伤的部位，以及身体的活动程度，并且应该尽快对他们进行全面检查。

5. 辅助检查　影像学检查有 X 线检查、CT 等，根据患者需要进行影像学和实验室的辅助检查，以确定跌倒导致的伤害程度，以及可能引发跌倒的现有或潜在的健康问题。必要时进行诊断性穿刺等。

6. 心理 - 社会状况　除了解老年人的一般心理和社会状况外，还需要特别注意有跌倒史的老年人有无跌倒后恐惧心理，有这种恐惧心理的老年人常常因为害怕再次跌倒而减少活动和外出，这类老年人通常因为担心重复发生跌倒事件而不敢参与日常活动或出门，这也许会导致他们的运动能力和生活空间受限，与人交流的机会也越来越少，不但增加了老年人再次跌倒的危险，又对其身心产生负面影响，导致老年人生命质量下降。

（二）护理诊断

1. 有受伤的危险　与跌倒可能造成损伤有关。

2. 躯体移动障碍　与跌倒造成机体损伤有关。

3. 急性疼痛　与跌倒有关。

（三）护理目标

1. 老年人跌倒后得到及时处理和护理，最大限度恢复健康。

2. 老年人日常生活需求得到满足。

3. 老年人和/或家属了解跌倒危险因素，能够主动和/或被动地进行预防。

（四）护理措施

1. 紧急处理

（1）检查确认病情、判断意识状态、检查是否有骨折

1）先处理危及生命的现象：①若出现呼吸、心搏骤停，立即实施心肺复苏。②有明显外伤出血者，立即压迫止血、包扎伤口。③发生抽搐者，在患者牙间垫上硬物，防止咬伤舌头，不要硬掰抽搐的肢体，防止骨骼、肌肉损伤。④若患者口内有呕吐物，可动作轻缓地将头部偏向一侧，清理口鼻腔的呕吐物，以防误吸导致窒息。⑤若头部受伤并有耳鼻出血，怀疑有颅底骨折，要安静平卧，保持呼吸道通畅，不要用纱布或棉花堵塞，否则可导致颅内高压，并继发感染。

2）症状较轻且清醒者应询问其对跌倒过程是否有记忆，身体跌倒后有何异样，根据描述选择相应检查和处置。

（2）采取合理的搬运方式：不能随意搬运患者，以防加重病情。

（3）自我处置与救助：老年人跌倒后躺在地上起不来，时间超过 1 小时，称为"长躺"，长躺可引起脱水、压疮、横纹肌溶解、体温过低、肺炎等问题，严重者甚至会导致死亡。有不少老年人独自在家时会发生跌倒，因此，要教会老年人自救，在无人帮助的情况下，可采用"挪、翻、俯、跪、立"安全起身。对于跌倒风险高的老年人需有人照顾、避免独处，对住院的跌倒高危老年人，护士应该加强巡查，及时发现潜在不安全因素。

老年人跌倒自救

2．一般护理

（1）病情观察：密切观察生命体征、神志、瞳孔大小及对光反射，警惕颅脑外伤、休克等情况。

（2）跌倒后长期护理

1）环境护理：若患者病情好转可以下床活动，应保持病房内地面干燥、平整，无障碍物。及时清理地面的水渍、杂物等，以防患者跌倒。对于卫生间等易滑区域，可铺设防滑垫或设置警示标识，以提醒患者注意安全。

2）根据患者状态个性化护理：①根据患者的日常生活活动能力，提供相应的基础护理，满足老年人日常生活需求。②预防压疮、肺部感染、尿路感染等并发症。③指导并协助老年人进行相应的功能锻炼、康复训练等，预防失用综合征的发生，促进老年人身心功能康复，回归健康生活。

（3）心理护理：重点针对跌倒后出现恐惧心理的老年人进行心理护理。提高对老年人跌倒的认知教育，如老年人存在跌倒恐惧心理，帮助其分析产生恐惧的原因，是身体虚弱还是受以往自己或朋友跌倒的影响，对不良情绪给予耐心疏导和帮助，并共同制定针对性的措施，帮助其克服恐惧心理。

（4）健康指导：根据评估结果，指导老年人改变不健康的生活方式和行为，规避或消除环境中的危险因素，防止跌倒的发生。具体指导内容如下。

1）增强防跌倒意识：加强防跌倒知识和技能的宣教，帮助老年人及其家属增强预防跌倒的意识；告知老年人及其家属发生跌倒时不同情况的紧急处理措施，同时告知其在紧急情况发生时应如何寻求帮助等，做到有备无患。

2）合理运动：指导老年人坚持参加适宜的、规律的体育锻炼，以增强其肌肉力量、柔韧性、协调性、平衡能力、步态稳定性和灵活性，从而减少跌倒的发生。适合老年人的运动包括太极拳、散步、慢跑、游泳、平衡操等。

3）合理用药：指导老年人按医嘱正确服药，不要随意加药或减药，更要避免自行同时服用多种药物，并且尽可能减少用药的剂量，了解药物的不良反应，注意用药后的反应。用药后动作宜缓慢，以防跌倒。

4）选择适当的辅助工具：指导老年人使用长度合适、顶部面积较大的拐杖，并将拐杖、助行器及经常使用的物件等放在老年人触手可及的位置；有视觉、听觉及其他感知障碍的老年人应配戴视力补偿设备、助听器及使用其他补偿设施。

5）创造安全的环境：①保持室内明亮，通风良好，保持地面干燥、平坦、整洁；将经常使用的东西放在伸手容易拿到的位置，尽量不要登高取物；保持家具边缘的钝性，防止对老年人产生伤害；对道路、厕所、灯等予以明确标志，并将其具体方位告知老年人。②老年人衣着舒适、合身，避免过于紧身或过于宽松的服饰，避免行走时绊倒；鞋子要合适，尽量避免穿拖鞋、鞋底过于柔软的鞋、过大的鞋、高跟鞋，以及易滑倒的鞋。③病床床头设置跌倒警示牌，提醒患者及其照护人员，共同维护老年人的安全。

6）调整生活方式：指导老年人及其家属，在日常生活中应注意以下几点。①避免走过陡的楼梯或台阶，上下楼梯、如厕时尽可能使用扶手。②转身、转头时动作一定要慢。③走路保持步态平稳，尽量慢走，避免携带沉重物品。④避免去人多及湿滑的地方。⑤乘坐交通工具时，应等车辆停稳后再上下车。⑥起身、下床时宜放慢速度。⑦避免睡前饮水过多导致夜间多次起床如厕，晚上床旁尽量放置小便器。⑧避免在他人看不到的地方独自活动。

7）保证良好的睡眠质量：夜间睡眠差可导致思维和判断力下降，易发生跌倒。老年人御寒能力差，夜间经常紧闭门窗，使室内空气不流通，加之白天活动少，导致夜间入睡困难或易醒。指导老年人适当增加白天的活动，晚上保持室内空气新鲜。

（五）护理评价

1. 老年人跌倒后得到正确有效的处理和护理。

2. 老年人日常生活需求得到满足。

3. 老年人和/或照顾者理解（并识别）跌倒的危险因素，主动进行自我防护/他护。

4. 改善或消除老年人对跌倒的恐惧心理。

第六节　吞咽障碍及其护理

一、吞咽障碍的概述

吞咽是食物或液体从口腔到达胃的过程。吞咽是一个复杂的动态过程，一般可分为准备期、口腔期、咽期和食管期4个时期，无论哪一时期出现异常都可称为吞咽障碍。吞咽障碍又称吞咽困难，即指将食物或液体从口腔运送到胃内的过程中受到阻碍和困难，常伴有咽部、胸骨后或食管部位的梗阻停滞感。老年人是吞咽障碍发生率最高的群体，由口咽吞咽障碍引起的肺部感染是造成老年人死亡的主要因素之一。老年人由于身体各器官退化，容易发生脑卒中、阿尔茨海默病等可能引起吞咽障碍的疾病，吞咽障碍会引起严重后果甚至危及生命，所以对吞咽障碍患者进行管理和护理显得尤为重要。

二、吞咽障碍的护理

（一）护理评估

1. 健康史

（1）一般资料：评估患者年龄、性别、文化背景等信息。

（2）口腔功能评估：仔细检查患者口腔内结构、吞咽反射、呕吐反射、牙齿发育情况、构音发声、感知觉等。

（3）吞咽障碍相关因素

1）生理因素：老年人的组织和器官老化，如牙齿残缺，味觉、嗅觉、协调动作能力减退，都会对饮食功能产生影响。据调查，大约50%的老年人长期存在吞咽障碍，从而造成了营养不良和体重下降。

2）疾病因素：评价患者之前的病史，并了解导致吞咽困难的致病因素。例如，脑卒中后出现的主要症状是吞咽障碍，占 16.0% ~ 60.4%。脑卒中患者中，由于吞咽障碍及咳嗽反射下降导致的误吸，是造成吸入性肺炎的主要原因。此外，阿尔茨海默病患者的意识障碍越严重，其吞咽障碍的比例越高。还有一些消化系统疾病，如胃炎、反流性食管炎等也可以引起吞咽障碍。

3）药物因素：镇静、安眠药物的使用会影响中枢神经系统，导致患者出现肌张力障碍，引发言语和吞咽障碍，使用时间越长、剂量越多，症状越明显。另外，询问患者是否可以正常服药，可否直接吞下服用等，某些缓释药物，并不适合切分或嚼碎服用，否则会造成不同程度的影响。

4）进食相关因素：①食物。评估患者所用食物质地、黏度等。②体位。评估患者进食体位，尽量保持直立体位或前倾 15°，患者应坐在椅子上进食，如果其需要协助，可以使用枕头、坐垫等协助其保持坐位。如果患者被限制在床上，在整个进食（食物、液体、药物）期间至少床头抬高 60°，而且进食后需至少 20 分钟才能放低床头。如果患者实在无法保持上身抬高 60° 及以上的体位，护理人员须协助患者进食。侧卧位时应采用健侧卧位，利用重力的作用使食物主要集中在健侧口腔，减少了食物在偏瘫侧的残留。③其他因素。老年人注意力不集中，进食的食物种类不适应可能与吞咽障碍有关。有研究提示，患者吞咽障碍还可能与自理能力下降、建立人工气道等有关。

（4）吞咽障碍筛查和评估

1）筛查及评估对象：入院后所有老年患者进食之前应进行吞咽障碍筛查，特别是高龄、有认知障碍或神经系统疾病的患者，日常生活能力（ADL）下降者，口腔干燥者，正在接受治疗（如药物抗癌疗法）导致口腔干燥肿胀者，有慢性疾病（如糖尿病干燥综合征等）影响口腔或牙齿等。

2）吞咽障碍筛查：①基本筛选。观察患者意识的水平、口腔及分泌物控制能力，以及控制姿势的能力，能否坐位 15 分钟。另外可以通过患者或者主要家庭照顾者填写的进食评估问卷调查（eating assessment tool，EAT-10）进行初步筛查评分，>2 分者，需要进一步评估。②反复唾液吞咽试验。患者采取端坐位，用手指放在患者的喉结、舌骨处，使患者迅速、重复地吞咽，以感觉舌骨随着吞咽的动作而移动。在 30 秒钟之内，观察患者吞咽数及喉抬起幅度，如在 30 秒之内不到 3 次，则判定为吞咽功能异常。③洼田饮水试验。让患者端坐，喝下 30ml 温开水，观察所需时间及呛咳情况。评价如下：1 级，5 秒内能 1 次顺利将水咽下；2 级，5 秒内分 2 次以上将水咽下而无呛咳；3 级，5 秒内 1 次咽下但有呛咳；4 级，5 ~ 10 秒内分 2 次以上咽下并有呛咳；5 级，10 秒内不能将水全部咽下并频繁呛咳。1 级为正常，2 级为可疑异常，3 ~ 5 级为异常。注意事项：需要有专人负责看护；做饮水试验时，不能告知患者，避免患者紧张，影响试验分级；测试者给患者喂水或告诉家属喂水时，剂量要准确，并根据患者平时呛咳的情况决定喝水的方法，以免给患者造成不适感。

3）吞咽功能临床评估：进食评估中国专家指南推荐使用的床旁进食评估方法为容积 – 黏度测试（volume-viscosity swallow test，V-VST），可用于吞咽障碍安全性和有效性的风险评估，以帮助患者选择摄取液体量最合适的容积和稠度。选择的测试容积分为少量（5ml）、中量（10ml）和多量（20ml）；稠度分为低度（水样）、中度（浓糊状）和高度（布丁状），按照不同组合完整测试共需 9 口进食，观察患者吞咽的情况。根据安全性和有效性的指标判断进食有无风险。

安全性指标：①需要注意是否有咳嗽症状。如果有吞咽引起的咳嗽，说明有一部分食物进入了呼吸道，可能发生了误吸。②声音质量的改变。如果吞咽时声音湿润或嘶哑，则表示有漏出或误吸。③血氧饱和度明显降低。如果患者的基础血氧饱和度下降 5%，则提示发生了误吸。

有效性指标：①唇部闭合不全。唇部未充分关闭食物团会泄漏出来。②口腔滞留，说明舌体运输能力下降，影响了吞咽的效果。③咽腔滞留，说明咽腔的吞噬功能受到限制。④分次吞咽。如果不能一口吞下食物，就会减少吸收的效果。

V-VST 测试简单、安全，所需准备材料较少，敏感性 94%，特异性 88%，基于患者疾病进展情况可以重复检测，还可以帮助老年人选择是否需要接受更详尽的仪器检查（如吞咽造影录像检查、吞咽纤维内镜检查）。

其他吞咽功能评估方法：患者入院后对其进行的首次进食评估、标准吞咽功能评估、吞咽饼干试验、吞糊试验。另外，可使用一些辅助方法如颈部听诊法和血氧定量法等。

（5）营养风险评估：可以使用简易营养筛查量表进行评估。应在最初 48 小时内进行，并在患者恢复期间定期进行重新评估。还可以用体重指数（BMI）进行评估，并对独立进食能力、食欲、身体状况、精神状态等进行记录并评估。还可根据患者具体情况监测生化指标如清蛋白、前清蛋白、水、电解质、葡萄糖代谢等。

（6）评估监测生命体征：评估并监测患者有无发热或寒战、呼吸急促、心率加快、咳嗽、痰量增多或颜色变黄、低氧血症等，是否主诉气促、呼吸困难，并观察有无谵妄或意识状态改变，及时发现吸入性肺炎相关症状体征。

2. 辅助检查　主要是正确评估吞咽功能，了解可能发生呛噎的时间和诱因。可采用吞咽造影、内镜、超声波、吞咽测压检查等手段动态观察，其中吞咽造影录像检查和吞咽纤维内镜检查是确定吞咽障碍的金标准。其他检查包括吞咽测压 320 排动态立体 CT 检查、24 小时食管 pH 测定等。

3. 心理 - 社会状态评估　由于发生吞咽障碍影响患者正常进食，且进食时常会担心发生并发症，可能会危及患者的生命。当患者及其家属对此知识缺乏时会过于紧张和恐惧，所以要对患者及其家属的心理状况进行评估。

（二）护理诊断

1. 吞咽障碍　与老化、进食过快、食物过硬或过黏、疾病原因（如脑梗死、痴呆、谵妄）等有关。

2. 有窒息的危险　与摄食 - 吞咽功能减退引起误吸有关。

3. 有急性意识障碍的危险　与有窒息的危险有关。

4. 焦虑　与进食形态改变有关。

5. 恐惧　与担心窒息而害怕有关。

（三）护理目标

1. 吞咽障碍得到缓解。

2. 吞咽时发生呛噎立即处理，没有发生窒息和急性意识障碍等危险。

3. 患者焦虑、恐惧情绪减轻，配合治疗和处理。

4. 无相关并发症的发生。

（四）护理措施

1. 饮食护理

（1）食物选择：对于吞咽障碍患者，饮食调整至关重要。应根据患者的具体情况制订个性化的饮食计划，选择适当的食物质地和温度。一般来说，软食、半流质和流质食物更易于吞咽。同时，应避免食用干燥、坚硬、黏稠或刺激性强的食物，以免加重吞咽困难。

（2）进食环境准备：进食环境应该选择安静、舒适、无刺激的地方，排除一切外来因素干扰患者进食。

（3）进食体位：正确的进食姿势对于吞咽障碍患者来说十分重要。患者应保持坐直或稍微前倾的姿势，以确保食物顺利进入食管。此外，患者可以在颈部放置一个小枕头或折叠的毛巾，以增加颈部的伸展度，有助于食物下咽。

（4）进食时监护：在进食过程中，护理人员应密切观察患者的反应。如果出现咳嗽、呼吸困难或窒息等反应，应立即停止进食，并采取相应措施，如拍背、急救等。

（5）进食注意事项

1）注意力集中：老年人进餐时应精力集中，不宜谈论令人不快的事情，情绪不稳定时不宜进餐。

2）进食量及速度适宜：避免一次进食过多，应少食多餐细嚼慢咽；对于进食慢的患者，配餐员可将餐盘留下不强调在规定的时间内收回。

3）鼓励自我进食：能够自主进食的患者，护理人员应用多种方法鼓励老年人自己进食，而不是帮助其进食以减少进食时间。

4）进餐时段巡视：跨学科团队应从不同方面检查进餐的过程服务、进餐环境和老年人个人的喜好。

（6）协助喂食的方法：对于严重吞咽障碍的患者，可能需要进食辅助设备，如进食助推器或特殊的餐具。这些设备可以帮助患者更轻松地摄取食物，减少呛咳的风险。在使用这些设备时，护理人员应确保患者的安全和舒适。

2. 吞咽障碍的康复训练与治疗 康复训练与治疗手段有口腔感觉运动训练、低频电刺激、生物反馈训练、球囊扩张术、针灸与电针治疗、通气吞咽说话瓣膜（ventilator swallowing speaking valve）等。

3. 积极治疗原发病 若是因为疾病引起的吞咽障碍，应积极治疗原发病并遵医嘱采取相应措施。

4. 加强巡视和监护 加强与患者及其家属的沟通，告知吞咽障碍易发生误吸和呛噎，并在床旁标识，加强交班。

5. 心理护理 发生吞咽障碍的患者需要进行一定康复训练，患者可能会出现焦虑和担忧，因此，在进行心理功能障碍训练的同时，还要针对患者个人的认知、情绪，以及相关家属的支持等进行心理护理，使患者始终处于一个良好的状态。

6. 现场急救

（1）清醒状态下误吸异物堵塞呼吸道的急救：通常采用海姆利希手法（Heimlich maneuver）急救，步骤如下。

1）护理人员站于患者身后，协助患者站立，用双臂圈住患者的腰部。

2）一手握拳，以拳的指端置于患者胸腹下部与脐部之间。

3）另一手抓住拳头，肘关节撑开，以迅速向内和向上的力量对患者腹部进行按压。

4）重复上一步直至异物吐出。

（2）昏迷时误吸入异物堵塞呼吸道的急救方法：患者置于仰卧位，抬高肩（下方垫高），探知甲状软骨下缘与环状软骨上缘之间的环甲韧带（喉结下），稳定、准确地将一根12～18号粗针插入气管内，暂缓缺氧状态。如有需要，可协助医师行气管切开术。

7. 健康宣教　健康指导对象应包括患者及其家属。

（1）现场应急指导

1）在患者咳嗽时，应立即帮助患者俯下身，使下颌贴近胸部。

2）若有食物残渣阻塞喉咙造成呼吸道阻塞，患者需再一次俯下身来，让喂药者在其肩胛下缘或肩胛骨之间快速拍打，将残留物清除。若仍无法排出，则采取头低足高侧卧位，以利体位引流，首先要把口腔、咽、喉部的分泌物及异物清理干净，这样才能保证呼吸道的通畅。在最短的时间内，尽量自己清除阻塞呼吸道的异物，并尽快通知医师进行急救。

（2）吞咽功能锻炼：指导做好吞咽功能的训练。①可以做一些脸部的运动：皱眉、鼓腮、露齿、吹口哨、龇牙、张口、咂唇等。②舌肌活动训练：将舌头伸出，让舌头从口中向两侧猛烈地推挤，然后沿着口腔的前庭沟向外旋转。③软腭锻炼：开口后，用压舌器按压舌，并用棉签轻搓，以刺激软腭，并要求患者发出"啊""喔"声，以促进软腭的抬高，以利于吞咽。采用以上几种治疗措施，可使吞咽功能恢复或延迟其加重，防止窒息。

（3）教会患者及照顾者自救方法和步骤：参见海姆利希手法。

（五）护理评价

1. 吞咽障碍得到缓解。

2. 未发生窒息及相关并发症。

3. 焦虑、恐惧情绪减轻，能配合治疗及护理。

4. 老年人和/或照顾者掌握误吸与呛噎的自救方法和预防误吸异物堵塞呼吸道的知识。

第七节　疼痛及其护理

一、疼痛的概述

WHO 和国际疼痛研究协会将疼痛定义为：组织损伤或潜在组织损伤所引起的不愉快感觉和情感体验。慢性疼痛是指疼痛持续时间超过 3 个月，其与急性疼痛不同，急性疼痛是疾病的一个症状，而慢性疼痛本身就是一种疾病。在 65 岁以上的老年人群中，约 80% 的人至少患有一种慢性疾病，这些疾病容易诱发疼痛，目前老年慢性疼痛发生率高达 25%～50%。

疼痛被列为第 5 生命体征，是临床上常见症状之一，也是机体对有害刺激的一种保护性防御反应。慢性疼痛是老年人的常见病症，而疼痛被认为是老年人器官老化及病变的一部分。由于疼痛是一种主观感受，会受到生理、心理、个人经历和社会文化等多方面因素的影响，并且个体对疼痛的理解和认知也存在差异，因此老年人对慢性疼痛的忍耐，易引起对慢性疼痛症状诊断的延误。持续的疼痛，可严重影响老年人的日常活动能力、生活质量及心理健康。

二、疼痛的护理

（一）护理评估

1. 健康史

（1）了解病史：详细了解既往和目前是否患有可能引起或加重疼痛的疾病。既往疼痛的经历和治疗情况，目前使用哪些药物或非药物治疗，治疗的效果及不良反应等。

（2）心理-社会状况：评估疼痛对患者日常生活、饮食、睡眠、运动、社会和娱乐功能的影响，评估有无焦虑或抑郁等不良情绪反应。

2. 疼痛的状况

（1）疼痛评估的内容

1）疼痛的特征：疼痛强度、性质、部位、范围、开始发作及持续时间、发作规律、加重或缓解的因素。同时注意观察疼痛是局限性的、弥散性的还是沿神经走行分布的。疼痛的性质包括刀割样痛、绞痛、刺痛、灼痛、酸痛、压痛、胀痛、钝痛等。

2）疼痛的反应：①生理反应。严重疼痛会导致患者出现恶心、呕吐、心悸、头晕、四肢发冷、出冷汗、血压下降甚至休克等症状。这些症状是身体对于疼痛刺激的生理反应，需要及时缓解疼痛才能减轻这些伴随症状。慢性疼痛会引起患者失眠、便秘、食欲缺乏，肢体活动受限等问题，给患者的身体和生活带来巨大的负担。②心理反应。顽固性及恶性疼痛会使患者感到忧郁、恐惧、焦躁不安、易怒、绝望等情绪。心理变化不仅会影响患者的心理健康，还可能加重疼痛的程度。因此在缓解疼痛的同时，也需要关注患者的心理健康，提供必要的心理支持和治疗。③行为反应。多见于慢性疼痛的患者。不停地诉说疼痛的体验及对其影响，不断抚摸疼痛部位，甚至以暴力捶打还会出现坐卧不安、尖叫呻吟、伤人、毁物等异常行为。这些异常行为可能是由疼痛引起的情绪波动和身体不适所导致的，需要通过缓解疼痛和心理治疗进行控制。

3）疼痛的类型：①按照疼痛起病急缓和持续时间分类，分为急性疼痛和慢性疼痛。急性疼痛多由急性疾病或损伤引起，如骨折、手术等，发作快、持续时间多在 1 个月内。常伴有自主神经系统症状，如心率增快、出汗、血压升高等；慢性疼痛又称持续性疼痛，指急性疾病或损伤治愈后持续存在的疼痛，或慢性疾病导致的疼痛，起病较慢，一般超过 3 个月，如带状疱疹、糖尿病周围神经病变、骨质疏松症等引起的疼痛。一般不伴随自主神经系统症状，但常伴有抑郁等心理障碍的发生。②按照发病机制分类将慢性疼痛分为 4 类，包括伤害性疼痛、神经病理性疼痛、混合性疼痛和心理性疼痛。伤害性疼痛指由痛觉感受器受到损伤性刺激引起的疼痛，可表现为躯体痛和内脏痛。躯体痛是指源自皮肤、骨筋膜、深部组织的疼痛，定位比较明确，表现为钝痛或剧痛，如骨关节退行性变、手术后疼痛等。内脏痛是源自脏器浸润、压迫或牵拉导致的疼痛，位置较深，难以定位，表现为压榨性疼痛，可伴有牵扯痛，如腹腔脏器的炎症性疾病；神经病理性疼痛是由周围或中枢神经系统的病理生理改变引起的疼痛，疼痛性质常为放射样烧灼痛，常伴有局部感觉异常，常见于疱疹后神经痛、糖尿病周围神经病、椎管狭窄、三叉神经痛等；混合性疼痛指兼有两种以上致痛机制产生的疼痛，采用单一的治疗方法常难以缓解疼痛，需要尝试一种以上的治疗方法；心理性疼痛指疼痛的发作、强度、迁延、恶化与心理障碍直接相关。

（2）老年人疼痛的特点：老年人疼痛有其特殊性，在评估时应充分考虑。

1）疼痛与慢性疾病呈正相关：老年患者常多种疾病并存，疼痛与其所患慢性疾病的相关性高，其中任何一种疾病都可以解释老年患者的症状。伴随老年人年龄的增长，老年疼痛程度的持续性及发生率也相应增高。

2）感知性差、主诉少：老年患者对疼痛反应不敏感，而且精神因素也起很大的作用。老年人对疼痛的敏感性下降，对慢性疼痛的忍耐度增高，因此老年人较少地诉说疼痛感觉和影响疼痛的因素。多数时间对疼痛采取顺从接受态度，消极治疗，使得疼痛持续时间延长，复发率也逐渐增高。老年人对疼痛存在不正确的认识和顾虑。大部分老年人认为疼痛是衰老及疾病的必然现象，担心使用镇痛药会有很多不良反应。另外有一部分老年人不能准确识别和表达自身的疼痛。

3）药物敏感性增高、作用增强：随着年龄的增长，药物在老年人体内的吸收、分解、代谢和排泄会受到影响，会导致大多数药物的敏感性增高，药物耐受性下降，药物不良反应增加。因此老年人对镇痛药的治疗效果和不良反应更敏感。

（3）疼痛常用评估工具：疼痛的主诉仍然是公认的诊断疼痛的"金标准"，应该重视并认真对待老年人的任何疼痛主诉。疼痛评估量表是目前能够较客观评估与监测老年人疼痛的工具。量表使用中应遵循"常规、量化、全面、动态"的评估原则。老年人疼痛评估通常优选快速、简单、易操作的自我描述性疼痛评估量表。

1）五点口述分级评分法（the 5-point verbal rating scales，VRS-5）：是根据疼痛对生活质量的影响程度做出具体分级，每个分级都有对疼痛的具体描述，客观也易于患者理解。分为0~5级共6个级别。0级：无疼痛。1级：轻度疼痛，可忍受，能正常生活睡眠。2级：中度疼痛，适当干扰睡眠，需用镇痛药。3级：重度疼痛，干扰睡眠，需用麻醉镇痛药。4级：剧烈疼痛，干扰睡眠严重，伴有其他症状。5级：无法忍受，严重干扰睡眠，伴有其他症状或被动体位。

2）视觉模拟评分法（visual analogue scale，VAS）：是一种比较常用的测量工具，是单维度疼痛强度评估量表。准备一张标有直线的纸张或者一个标尺，直线长度为10cm，直线两端分别标有"无痛"（0分）和"剧痛"（10分），患者可指出代表自己疼痛强度的一点（图8-1）。该方法简单、有再现性，能用数值表达患者的疼痛程度，但需要抽象思维，对文化程度低及有认知障碍的老年人可能不适合使用。

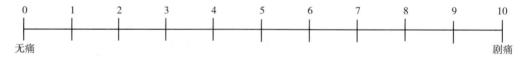

图8-1　视觉模拟评分法

3）Wong-Banker面部表情量表（face rating scale，FRS）：是单维度疼痛强度评估量表，采用从微笑至悲伤至哭泣的6种面部表情表达疼痛程度。0代表非常愉快，无疼痛；2代表微痛；4代表有些疼痛；6代表疼痛明显；8代表疼痛剧烈；10代表疼痛难忍（图8-2）。此法适合任何年龄阶段，且没有特定的文化背景或性别要求，易于掌握。尤其适用于急性疼痛患者、老年人、儿童及表达能力丧失者。

图 8-2　Wong-Banker 面部表情量表

4）疼痛日记评分法（pain diary scale，PDS）：也是临床上常用的测定疼痛的方法。由患者、家属或护士记录每天各时间段（每 4 小时、2 小时、1 小时或半小时）与疼痛有关的活动，其活动方式为坐位、行走、卧位。疼痛强度用 0 ~ 10 的数字量级表示，睡眠过程按无疼痛记分（0 分）。此方法简单、真实可靠，便于比较及发现患者的疼痛与生活方式、疼痛与药物用量之间的关系等。

5）麦吉尔疼痛问卷（McGill pain questionnaire，MPQ）：是一种多维度疼痛的评价方法，可以全面评估疼痛的强度、感觉、情感、时间等。疼痛强度测量使用 100mm 视觉模拟量表（VAS）和用 0 ~ 5 的数字描述现时疼痛强度（PPI）。MPQ 还包括身体空间位置图，患者可以指出疼痛部位。由于 MPQ 对老年人太复杂且费时，于是又设计了简化版的 MPQ（SF-MPQ），它由较少的对疼痛的描述词（11 个感觉类、4 个情感类）及 VAS 和 PPI 组成，所有描述词均用 0 ~ 3 分表示"无""轻""中""重"不同程度，适用于老年人。MPQ 应用于老年人慢性疼痛易于理解，且与其他疼痛强度量表具有较好的效度一致性，但它并不适合于文化程度低或有认知障碍者。

（二）护理诊断

1. 急性疼痛/慢性疼痛　与组织损伤和反射性肌肉痉挛、骨骼退行性变、血管疾病、糖尿病、感染等有关。

2. 焦虑　与疼痛所导致的紧张及担心治疗预后等有关。

3. 抑郁　与长期慢性疼痛并对治疗丧失信心等有关。

4. 舒适受损　与组织损伤，疼痛导致老年人生活质量下降有关。

5. 睡眠型态紊乱　与疼痛有关。

（三）护理目标

1. 老年人能正确评估疼痛，或能说出急、慢性疼痛的存在。

2. 老年人的焦虑情绪能得到缓解，能心态平和地接受疼痛现实。

3. 老年人抑郁情绪缓解，能积极面对慢性疼痛的治疗。

4. 老年人主诉身体舒适度增加。

5. 老年人能维持正常睡眠型态。

（四）护理措施

老年人疼痛的护理原则：准确、持续地对患者的疼痛进行全面评估，实施个体化的疼痛护理计划，消除和缓解患者的疼痛，提高患者舒适度，协助进行病因治疗并正确及时地用药，给予有效的社会心理支持，提升患者的生活质量。

1. 药物镇痛

（1）常用镇痛药：具体如下。①非甾体抗炎药（NSAID）：NSAID 是治疗慢性疼痛常用的药物之一，老年人使用易出现胃肠道反应。NSAID 一般用于炎性疼痛，如果仅镇痛使用，对乙酰氨基酚相对较安全。常用 NSAID 药物中，布洛芬和双氯酚酸最安全，吲哚美辛不适于老年患者。②镇痛辅助药：包括局麻药、抗抑郁药、抗癫痫药、神经安定药、糖皮质激素、N-甲基-D-天冬氨酸（NMDA）受体阻断药（氯胺酮）、B 族维生素等。临床应用最广泛的抗抑郁药物是阿米替林，该药的不良反应包括口干、便秘、低血压等。曲马多为非阿片类中枢性镇痛药，主要用于中等程度的各种急性疼痛和手术后疼痛，因其对呼吸抑制作用弱，适用于老年人的镇痛。该药不良反应为多汗、恶心、呕吐、眩晕、口干、疲劳等。芬太尼镇痛贴剂为常见外用镇痛药，适用于不能口服的患者和已用大剂量阿片类镇痛药的患者。③阿片类药物：老年人对阿片类药物的治疗作用及不良反应非常敏感，要从小剂量开始，逐步滴定至有效镇痛剂量。一些不可逆的疼痛必须是在其他镇痛方法不满意时才考虑使用阿片类药物。使用中应权衡其优点及长期使用的不良后果。加强随访评估，及时签署毒麻药应用协议。常用的包括弱阿片类可待因、强阿片类吗啡、羟考酮、芬太尼等。

（2）用药护理：WHO 推荐根据患者疼痛的剧烈程度选择适当的药物（三阶梯镇痛法）。轻度疼痛采取单独用药或合并行为疗法；中度疼痛采用弱阿片类药物或小剂量强力阿片类药物；剧烈疼痛一般使用强力阿片类药物。对于强烈的创伤或术后疼痛，可采用间歇或连续的静脉注射。脊椎麻醉能达到更快且更持久的镇痛效果。护理人员应熟练掌握相关药理知识，正确按医嘱使用镇痛药物，用药过程中密切观察老年人病情和疗效。研究显示，短暂的疼痛会导致长期的生理改变，因此应鼓励患者在疼痛加重之前进行镇痛治疗。

（3）用药指导：向患者及家属讲解用药的相关注意事项，如用法、用量、常见不良反应等。对于长期服用阿片类镇痛药导致的便秘，若通过调整饮食无法缓解，可选用乳果糖、麻仁丸等药物进行干预。对于服用多种药物的老年人，如心血管药物、降糖药、利尿药、中枢神经系统药物，应注意镇痛药与这些药物之间相互作用所带来的影响。

2. 非药物镇痛

（1）介入治疗：具体如下。①神经阻滞法：具有微创特征，能够根据患者癌性疼痛部位、疼痛程度，选择与之相符的神经阻滞方式。如因腹部肿瘤而致的癌性疼痛，多采取腹腔神经丛阻滞术。该种治疗方式借助于腹腔神经丛乙醇阻滞，有利于减轻前肠源性恶性肿瘤所致的疼痛。②皮质切除术：具有侵入性特征，对于顽固性疼痛，临床还可采取该种治疗方案，但是镇痛药、神经阻滞术等并不会对其产生影响。临床研究显示，予以骨转移癌性疼痛患者皮质切除术，患者疼痛感明显降低，不良情绪改善。究其原因，该种治疗方式可使脊神经、脊髓反射通路被破坏。通过该种方式，患者在疼痛感减轻的同时，触觉、本体感受区域也能够发挥正常功能。

（2）激素注射疗法：如坐骨神经痛的患者可通过硬膜外皮质类固醇注射治疗来改善疼痛症状。关节内注射类固醇皮质激素在短期内可以缓解骨关节炎疼痛症状。

（3）神经刺激疗法：经皮神经电刺激（TENS）、外周神经刺激（peripheral nerve stimulation，PNS）危险性低，可作为其他治疗手段的辅助。脊髓电刺激疗法（spinal cord electrical stimulation，SCS）对外周神经痛或脊髓病变（如蛛网膜炎、脊髓空洞症、多发性硬化）引起的疼痛有效，常用于口服药物治疗无效者。

（4）物理治疗：疼痛的物理治疗种类较多，包括冷疗、热疗、光疗、电疗、磁疗、超声波疗等方法。理疗有助于增加局部血液循环、镇痛、增强肌力、改善老年人的关节活动范围。但是对于有认知功能受损或皮肤感觉障碍的老年人，慎用冷热疗法。在进行物理治疗时，必须由专业医护人员进行，对理疗的时间、频率等根据患者的实际情况进行把控，且应注意力度，避免因用力过猛造成老年人不必要的损伤。

（5）放松疗法：放松疗法的主要目的是让患者肌肉处于放松状态，帮助其减轻焦虑、不适感，使其通过提高生理、心理、舒适感等方式，达到控制疼痛的目的，包括音乐疗法、催眠、冥想等。

（6）中医护理：较常见的是穴位按摩和针灸，根据疾病的部位、病情、疼痛程度等选穴，如胃痛选择内关和足三里；咳嗽、胸痛选择膻中、天突、孔最。可使用点、压、按、揉及一指禅等手法进行按摩，亦可针刺相应穴位，使人体经脉疏通、气血调和以达到镇痛的目的。

3. 康复锻炼　康复锻炼对于缓解慢性疼痛非常有效，运动可以增强肌力，活动强直的关节，延缓骨质疏松的进程，恢复身体的协调与平衡，从而改善全身状况。同时运动可以促使肾上腺素和多巴胺的分泌，多巴胺是一种神经传递物质，它传递兴奋及开心的信息，使人心情愉悦。因此应鼓励患者保持一定的活动。

4. 心理护理　长期的慢性疼痛对患者来说是身体和精神上的双重煎熬，不应逆来顺受、应充分表达疼痛感受，积极面对。护理人员应重视、关心老年人的疼痛，多与患者沟通交流，给予及时的情感、信息、评估支持，使其在尽可能短的时间树立积极心态，建立对抗疼痛的决心和信心。协助患者建立良好的家庭支持系统，同时鼓励老年人参加社会活动。

（五）护理评价

1. 疼痛得到正确评估。
2. 接受现实，焦虑情绪得到改善，恢复正常心态。
3. 积极配合治疗，增强慢性疼痛治疗信心，抑郁情绪改善，恢复正常生活。
4. 疼痛改善，身体舒适度增加。
5. 睡眠状态良好，生活质量未受到明显影响。

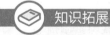 **知识拓展**

老年人慢性肌肉骨骼疼痛

老年人慢性肌肉骨骼疼痛（chronic musculoskeletal pain of the elderly，CMPE）指发生在老年人群中，病程超过 3 个月的、以肌肉骨骼系统疼痛为主要表现的慢性疼痛综合征，不包括恶性肿瘤性疾病引起的疼痛，分为慢性原发性和继发性两类。慢性原发性 CMPE 是由生物、心理和社会等多因素共同导致的、不能直接归因于已知疾病或损伤过程的疼痛综合征，主要包括慢性原发性颈痛、胸痛、腰痛和肢体痛。慢性继发性 CMPE 是源于局部或全身病因引起的骨骼（包括脊柱与关节）、肌肉、肌腱和相关软组织的持续伤害感受性刺激，也源于深部躯体损伤，包括持续炎症所致、结构改变相关和神经系统疾病相关的慢性继发性肌肉骨骼疼痛。

资料来源：纪泉，易端，张湘瑜，等. 老年人慢性肌肉骨骼疼痛管理中国专家共识（2023）[J]. 中华老年医学杂志，2023，42（10）：1141-1152.

第八节　营养不良及其护理

一、营养不良的概述

营养不良（malnutrition）是由于摄入不足或利用障碍引起能量或营养素缺乏的一种状态，伴有或不伴有炎症（代谢需求增加），导致身体成分和身体细胞质量发生改变（特别是去脂体重的降低），从而对躯体和心理功能乃至临床结局产生不良影响。

随着年龄增长，人体代谢功能均有不同程度的降低。70 岁老年人肝肾功能只有 30 岁时的 50% ~60%；70 ~80 岁老年人的骨量，女性降低 30%、男性降低 15%；到 80 岁，神经传导速度降低 20% ~30%，最大耗氧量降低 40%。有 40% 的 65 ~75 岁老年人糖耐量降低，而在 80 岁老年人中，这个数字增加到 50%。老年期机体的另一个突出变化是人体成分的改变，如肌肉萎缩、肌力减弱、体内脂肪比例增加等。因此，老年人的营养代谢、营养需要和平衡是值得关注的重要问题。营养不良会增加老年人不良临床结局的风险，如躯体功能下降、认知功能下降、抑郁、衰弱、肌少症、住院时间延长、生活质量下降、感染风险增加、死亡率上升及相关医疗花费增加。

二、营养不良的护理

（一）护理评估

1. 健康史

（1）了解病史：目前是否患有代谢亢进性疾病、消耗性疾病或吸收不良性疾病等可能造成老年人营养不良的疾病。既往所患疾病的治疗情况及服药情况，目前是否正在服用引起食欲缺乏的药物，如排钾利尿药、地高辛、秋水仙碱、奎尼丁、维生素 A 等；或引起恶心的药物，如抗生素、茶碱、阿司匹林等；或增加能量代谢的药物，如甲状腺素制剂等。

（2）心理－社会状况：经济状况的变化、丧偶、独居、与社会接触减少等社会经济因素也会影响老年人的饮食。有些老年人退休金偏低、经济拮据、节衣缩食，而致营养缺乏；丧偶、独居老年人由于缺少家庭的支持，饮食简单而单调，容易发生营养失衡；此外，受教育程度的限制，营养知识缺乏等也是造成老年人营养障碍的原因。

2. 膳食评估

（1）回顾近 3 天摄入食物的种类、数量及比例是否适宜，了解不良的饮食类型（如食用油炸食物过多、蔬菜和水果缺乏等）。

（2）注意评估老年人的食欲、用餐的时间、频次、进食的方式等。

（3）评估老年人的饮食嗜好、饮食观念、过敏的食物等。

（4）评估老年人的口腔卫生和义齿使用，咀嚼和吞咽情况，胃肠道功能状况。

3. 营养状况评估

（1）老年人的生理状况：消化系统、心血管系统、内分泌系统的老化改变影响老年人的营养状况。尤其是消化系统的老化改变与老年人消瘦最为密切。老年人味觉功能下降，多伴有嗅觉功能低下，不能或很难闻到食物的香味，影响食欲。牙齿缺失及咀嚼肌群的肌力低下可影响咀嚼功能，导致进食量不足。胆汁酸合成减少，胰酶活性降低，消化脂肪的能力降低，易引起消化不良；胃肠道排空延缓，餐后饱腹感增加，可引起食物摄入减少；体内蛋白质的分解代谢大于合成代谢、易出现负氮平衡，更新缓慢，即使较轻的诱因也易导致营养不良。此外，疾病特别是消化性溃疡、癌症、严重的心脏和肾脏疾病、糖尿病等均可引起老年人营养缺乏。

（2）人体测量：常用理想体重、体重指数（body mass index，BMI）、肱三头肌皮褶厚度（triceps skin fold，TSF）、小腿围（calf circumference，CC）、上臂肌围（arm muscle circumference，AMC）等来评估老年人的营养状况。

1）理想体重：体重是反映人体营养状况的综合指标之一。老年男性理想体重（kg）=［身高（cm）－100］×0.9，老年女性理想体重（kg）=［身高（cm）－105］×0.95。实际体重在理想体重的±10%以内为正常，低于理想体重的10%为偏瘦，低于20%以上者为消瘦。此方法并没有充分考虑个体间的差异。

2）BMI：BMI =体重（kg）/身高（m）^{2}。理想 BMI 的标准是18.5～23.9，<16.0为重度消瘦，16.0～16.9为中度消瘦，17.0～18.4为轻度消瘦，24.0～27.9为超重，≥28为肥胖。随着年龄的递增，老年人身体脂肪增加，肌肉组织减少，而 BMI 是基于体重来计算的，因此，用 BMI 评估老年人的营养健康有一定的局限性。《中国老年人膳食指南2022版》建议，老年人应当保持适宜体重，BMI 最好保持在20.0～26.9。

3）TSF：皮褶厚度是指人体一定部位连同皮肤和皮下脂肪在内的皮肤皱褶的厚度。测量方法：被测者站立，上臂自然下垂，取左上臂背侧肱三头肌肌腹中点，即左肩峰至尺骨鹰嘴连线中点上方2cm处。测量者位于被测者后方，用左手拇指和示指，从测量点旁1cm处将皮肤连同皮下脂肪沿手臂的长轴提起皮褶测量。正常参考值：男性为12.5mm，女性为16.5mm。

4）CC：又称小腿最大围，是小腿腓肠肌最膨隆部位的小腿水平围度。测量方法：被测者两脚分开同肩宽，自然站立，测试者将卷尺绕腓肠肌最粗处进行测量。注意使用无弹力卷尺，测量卷尺应与小腿中轴相垂直。用 CC 评估老年人营养状况比其他人体测量学指标更敏感。

（3）辅助检查

1）实验室检查：包括血清清蛋白、转铁蛋白、前清蛋白、氮平衡状况、矿物质在体内的水平变化和维生素在体内的水平变化等。血清清蛋白可反映机体内脏蛋白质的储存情况，是营养状况检查常用的血生化指标之一。血清清蛋白2.9～3.5g/L为轻度营养不良，2.1～2.8g/L为中度营养不良，<2.1g/L为重度营养不良。

2）人体组成分析：主要包括总体脂肪、总体水分和瘦体重测定。可以准确地反映老年人机体各组成成分的含量，从而客观地提示营养状态。

3）液体平衡测定：检查机体是否有脱水或水肿情况。监测每日体重改变可了解体液平衡状况。临床上要求记录出入液平衡，并测量血肌酐、尿素、电解质水平等。

（4）常用营养评估工具：目前用于老年患者的营养筛查工具非常多，评估工具不同应用的人群和场所也不同（表8-5）。根据《中国老年患者肠外肠内营养应用指南（2020）》的推荐及《老年人营养不良防控干预中国专家共识（2022）》的意见，对于老年住院患者推荐使用微型营养评定简表（mini-nutritional assessment short-form，MNA-SF）和营养风险筛查2002（nutritional risk screening 2002，NRS 2002）进行营养筛查。同时还可以通过公式计算老年营养风险指数（geriatric nutritional risk index，GNRI），来评估老年人的营养状况和营养风险。

表8-5　老年人营养不良或营养风险的有效筛查评估工具及应用场所和人群

内容	项目	结果	应用场所
MNA-SF	过去3个月内食物摄入减少 过去3个月内体重减轻 活动能力下降 心理创伤或者急性疾病 神经心理问题 BMI或小腿围	正常营养状况：12～14分 有营养不良风险：8～11分 营养不良：0～7分	门诊、住院、养老机构、社区
NRS 2002	体重减轻 进食量减少 BMI 疾病严重程度 年龄	有营养风险：≥3分 无营养风险：<3分	住院
MUST	体重减轻 BMI 因急性疾病食物摄入量减少≥5天	低营养不良风险：0分 中等营养不良风险：1分 高营养不良风险：≥2分	住院、养老机构
SNAQ	体重减轻 食欲缺乏 近1个月是否需要营养补充	中度营养不良：2分 重点营养不良：≥3分	住院
MST	体重减轻 食物摄入减少	营养不良风险：≥2分	门诊、住院、养老机构
PG-SGA	体重减轻 食物摄入减少 胃肠道症状 功能能力 共病及其与营养需求的关系 简短的体格检查	营养良好（A级）：0～1分 可疑或中度营养不良（B级）：2～8分 重度营养不良（C级）：≥9分	住院

注：MUST，营养不良通用筛查工具；SNAQ，简化营养食欲问卷；MST，营养不良筛查工具；PG-SGA，患者参与的主观全面评定。

1）NRS 2002：能准确地反映个体的营养风险，使用简便、快捷。分为初筛和终筛两部分。初筛包括：①BMI<18.5。②过去1周内有摄食减少。③过去3个月有体重下降。④有严重疾病。不符合以上任何一项，则结束筛查，1周后复查；初筛有一项或一项以上，则进入以下营养风险最终筛查。终筛包括：①疾病严重程度评分。②营养状况受损评分。③年龄评分。结果评定：≥3分时为有营养风险。

2）MNA－SF：是由鲁宾斯坦（Rubenstein）等人在传统MNA基础上进行设计而来，具有较高的敏感性及特异度。问卷内容由BMI<23、近来体重降低>1kg、急性疾病或应激、卧床与否、痴呆或抑郁和食欲缺乏或进食困难以上6个条目构成。结果评定：分值≥12分无营养不良风险；分值≤11分，可能存在营养不良，需要进一步进行营养状况评价。

3）GNRI：由日本学者山田（Yamada）等人于2005年提出，通过测量老年人的体重、身高、血清清蛋白水平等指标来评估营养状况。对于老年人的死亡率及预后有较好的预测效果，但若无法准确测量体重，则结果存在偏差。计算公式：GNRI＝[1.489×血清清蛋白(g/L)]＋[41.7×实际体重/理想体重(kg)]，男性理想体重＝0.75×身高(cm)－62.5；女性理想体重＝0.60×身高(cm)－40。评估结果：高营养风险（GNRI<82），中营养风险（82≤GNRI<92），低营养风险（92≤GNRI≤98），无营养风险（GNRI>98）。

（二）护理诊断

1. 营养失衡：低于机体需要量　与热量和/或摄入不足或消耗过多有关。

2. 活动耐受性降低　与营养不良有关。

3. 焦虑　与进食减少、生活质量受影响有关。

（三）护理目标

1. 老年人食物摄入增加，能保证机体所需热量、蛋白质等成分的摄入。

2. 老年人活动耐力恢复或有所改善。

3. 老年人焦虑症状缓解。

（四）护理措施

1. 一般护理

（1）饮食治疗与护理：保证合理膳食结构，均衡营养，补充足够的蛋白质和热量。

1）烹饪护理：①咀嚼能力、消化吸收低下者的护理，蔬菜要切细，肉类最好制成肉末，采用炖或煮的方法，以利于消化吸收。②吞咽功能低下者的护理，应选择有黏稠度的食物，避免呛噎，并注意合理搭配食物的种类。③味觉、嗅觉等感觉功能低下者的护理，烹调时可用醋、姜、蒜等调味品，以刺激食欲。

2）进餐护理：空气应新鲜，尽量和他人一起进餐，不能自理者由照顾者协助喂饭，掌握喂饭速度。①上肢活动障碍者的护理：使用各种特殊的餐具，如老年人张口不大，可选用婴儿用的小勺加以改造。尽量维持老年人使用筷子的能力，可用弹性绳子将两根筷子连在一起以防脱落。②视力障碍者的护理：向其说明餐桌上食物的摆放位置和种类并帮助其用手触摸以便确认，进食中应保护患者的安全，为引起老年人的食欲，应加重食物的味道和香味，可安排老年人与家人或他人一起进餐。③吞咽功能低下者的护理：进食前先喝水湿润口腔。选择合适的体位，一般选择坐位或半坐位，偏瘫的老年人可采取健侧卧位，进食过程中应有人陪伴以防发生意外。

3）鼻饲老年人的护理：食物应保持清洁，每次注食前应确保胃管在胃内，可抽胃液。每次注食前后要注入少量温开水；每次鼻饲量不应超过250ml，间隔时间不少于2小时；食物温度应适宜，一般为38~40℃。长期鼻饲的患者应每日口腔护理，根据胃管材质定期更换。经胃管喂药时必须使其完全溶解于水中；卧床老年人，注食前应抬高床头30°~50°，食后30~50分钟再恢复平卧位。

4）肠外营养的护理：当患者肠道不耐受或各种原因，如消化道出血、严重消化吸收障碍、顽固性呕吐、严重应激状态等不能进行肠内营养，或者肠内营养不能达到目标量的60%时，可考虑选用肠外营养。

5）老年人的合理饮食：①食物多样，种类齐全。谷物为主，粗细搭配；每天摄入奶类和豆制品；多吃蔬菜水果和薯类；常吃适量的鱼、禽、蛋和瘦肉；每天足量饮水、合理选择饮料。健康的成年人每日需要补充2500ml水分，主要通过饮水、食物中所含的水和体内代谢生成的水3条途径获得。老年人对水的需求不少于（有时还略高于）中青年，每日饮水最好能达到1200ml以上。但若存在肾、心、肝等功能异常情况，应根据病情及尿量限制饮水，增加益生菌摄入。②适量饮食，搭配合理。食不过量，天天运动，保持健康体重；三餐分配合理，零食要适当；减少烹调油用量，吃清淡少盐膳食；限制饮酒量，中国营养学会建议成年人一天内饮酒不超过 25g，（相当于 750ml 啤酒或 250ml 葡萄酒或 50ml 高度白酒）。

（2）控制原发病：对原发病所致的营养不良，应积极治疗原发病，以阻断恶性循环，避免加重营养不良的程度。

（3）提供相关援助：对无力自行采购和烹制食物的老年人提供相应的帮助，如送菜上门或集体用餐。注意少量多餐的原则。

（4）定期监测相关指标：如定期测量体重（半个月 1 次）；根据医嘱定期测定血清清蛋白、转铁蛋白、前清蛋白等营养相关指标。

2. 用药护理　对于服用某种药物导致的营养不良，患者及其家属可在医师的指导下尽量调整药物的种类和剂量。药物影响某些营养素的吸收和利用时，应适当增加富含该类营养物质的食物摄入。

3. 运动护理　老年人应根据自己的病情、年龄、活动耐力等实际情况进行活动，选择适合自己的活动方式，活动的时间节点可以选择在两餐之间，户外和室内相结合的形式，充足的户外活动有助于维生素 D 的合成，延缓骨质疏松，同时可以改善情绪和增进胃口。注意活动安全，避免出现运动损伤和跌倒等不良事件。

4. 心理护理　向患者讲解营养不良出现的原因，鼓励患者积极配合医师治疗原发病，有针对性地做好心理疏导，避免因精神紧张刺激而进一步加重症状。对于失去配偶或有孤独感的老年人，应给予心理及社会支持，帮助老年人妥善应对各种不良的心理刺激。鼓励老年人参加有益的社交活动，调节情绪，保持心理愉悦，增加自身社会价值和融入感。

（五）护理评价

1. 老年人食物摄入量增加，饮食结构及方式合理，营养指标恢复正常范围。

2. 老年人活动量增加。

3. 老年人焦虑症状缓解。

 知识拓展

口服营养补充

《营养不良老年人非药物干预临床实践指南》中指出，当存在营养风险或营养不良的老年人需进行营养支持时，口服营养补充（oral nutritional supplement，ONS）为首选方法。并对其进行了强证据等级推荐。ONS 是在正常饮食之外，增加一类或多类营养成分以补充膳食不足的情况或特别需要的制品（亦称膳食补充剂），既可在饮食中代替部分食物，也可作为加餐，给予额外的补充。ONS 可增加老年人能量及蛋白质摄入量、纠正老年人体重下降的情况、改善老年人营养及功能状态，并减少患病老年人并发症、降低病死率，是预防及治疗老年人营养不良的重要措施。

资料来源：中国老年护理联盟，中南大学湘雅护理学院（中南大学湘雅泛海健康管理研究院），中南大学湘雅医院（国家老年疾病临床医学研究中心），等. 营养不良老年人非药物干预临床实践指南［J］. 中国全科医学，2023，26（17）：2055-2069.

第九节　尿失禁及其护理

一、尿失禁的概述

尿失禁（urinary incontinence）指尿液不受主观意志控制而从尿道口流出。临床上通常将病因明确，一旦经过治疗，症状能得到缓解或治愈的尿失禁称为暂时性尿失禁。根据尿失禁的发生机制不同，可将其分为持续性尿失禁、压力性尿失禁、充盈性尿失禁和急迫性尿失禁 4 类。

尿失禁是老年人的常见问题，其发病率和严重程度都随着年龄和功能依赖性的增加而增加，男女均可发生。老年人为尿失禁高发人群。尿失禁会对患者的生理、心理及生活质量带来诸多的负面影响，尽管老年尿失禁对生命无直接威胁，但尿失禁会增加局部皮肤溃烂、下尿路感染、跌倒和骨折的危险；还会因异味引起孤僻、抑郁与社会脱离。老年人群尿失禁越来越成为一个重要的社会问题，是老年综合征治疗领域不可忽视的重要方面。

二、尿失禁的护理

（一）护理评估

1. 健康史

（1）了解病史：目前是否患有导致尿失禁的疾病，如下尿路梗阻性疾病、神经源性膀胱功能障碍、根治性前列腺切除术后等。既往所患疾病的治疗情况及服药情况。

（2）心理 – 社会状况：评估尿失禁对患者日常生活、饮食、睡眠、运动、经济、社会交往的影响，评估有无孤僻、焦虑等不良情绪反应。

2. 尿失禁的状况

（1）尿失禁的原因：生理、心理、药物等因素都可以是引起尿失禁的原因。①中枢神经系统疾病，如脑卒中、脊髓病变等可引起神经源性膀胱。②手术创伤，如前列腺切除术、膀胱手术、直肠癌根治术等，可损伤膀胱感觉神经及影响括约肌的运动。③尿潴留，多由前列腺增生、膀胱颈挛缩、尿道狭窄等引起。④不稳定性膀胱，多由膀胱肿瘤、结石、炎症、异物等引起。⑤妇女绝经后雌激素缺乏可导致尿道壁和盆底肌肉张力减退。⑥分娩损伤，分娩后易发生子宫脱垂和膀胱膨出，可引起括约肌功能减弱。⑦药物作用，使用利尿药、抗胆碱能药、抗抑郁药、抗精神病药及镇静安眠药等可引起尿失禁的发生。⑧心理因素，异常的心理如焦虑、抑郁等。⑨有无粪便嵌顿，以及活动情况等其他因素。

（2）共性的危险因素

1）衰老因素：高龄是老年尿失禁的独立危险因素，年龄越大，尿失禁的风险越高。老年人由于多种疾病影响，对膀胱的胀满感的反应能力变差，增加了尿失禁的风险。衰老将影响下尿路的功能，膀胱逼尿肌收缩力、膀胱的顺应性等都会随着年龄的增长而慢慢下降；老年女性的尿道萎缩而使尿道长度缩短，也将影响老年女性的排尿功能。

2）疾病因素：发病率较高的糖尿病、高血压、脑卒中等疾病都是老年尿失禁的易感因素。

3）综合因素：老年尿失禁往往是多种病因所致，临床上找到全部病因较困难。由于病因难以处理，因此尿失禁可能伴随着老年人长期持续存在。

（3）尿失禁的评估内容

1）排尿时是否伴有其他症状：如尿频、尿急、尿不尽、尿不畅、夜尿增多、突然出现的排尿急迫感等。

2）是否有诱发尿失禁的原因：如咳嗽、打喷嚏等突然造成腹压升高。

3）尿失禁发生的时间、尿失禁时的尿量及失禁时是否有尿意等。

3. 辅助检查 根据具体情况选择相应辅助检查，包括尿常规、尿培养和生化检查、测定残余尿量、排尿期膀胱尿道造影、站立膀胱造影、膀胱测压、闭合尿道压力图、动力性尿道压力图、尿垫试验、排尿记录等。必要时行膀胱压力、尿流率、肌电图的同步检查。

（二）护理诊断

1. 压力性尿失禁 与老年退行性变化（尿道括约肌功能减退、盆底肌肉松弛）、手术、肥胖等因素有关。

2. 急迫性尿失禁 与老年退行性变化、创伤、腹部手术、留置导尿管、液体（酒精、咖啡、饮料）摄入过多，以及患有尿路感染、中枢或周围神经病变、帕金森病等有关。

3. 社交障碍 与尿频、异味引起的不适、困窘和担心有关。

4. 有皮肤完整性受损的危险 与尿液刺激皮肤、辅助用具使用不当等有关。

5. 焦虑 与担心疾病预后有关。

6. 知识缺乏 缺乏尿失禁的治疗、护理及预防等知识。

（三）护理目标

1. 老年人压力性尿失禁的症状有所改善。

2. 老年人急迫性尿失禁的症状有所改善。

3. 老年人能正常参与社会交往活动。

4. 老年人皮肤完好无破损。

5. 老年人无焦虑发生或焦虑症状有所改善。

6. 老年人知晓尿失禁的相关知识。

（四）护理措施

老年人尿失禁的发生常是多种因素共同作用的结果，故在治疗尿失禁时应遵循个体化原则，针对不同的情况采取治疗措施。总目标：患者日常生活需求得到满足；行为训练及药物治疗有效；患者信心增强，能正确使用外引流和护垫、做到饮食控制及规律的康复锻炼等；患者接受现状，积极配合治疗护理，恢复参与社交活动。

1. 一般护理

（1）饮水与排泄：排尿反射需要通过尿液的刺激，每天要保证适宜的饮水量（2000～2500ml），睡前限制饮水，以减少夜间排尿次数保证睡眠。避免饮用有利尿作用的饮品，如咖啡、可乐、浓茶等。应均衡饮食，保证热量和蛋白质的供给。压力性尿失禁患者可以选择定时排尿，减少膀胱内尿量，排尿后及时清理外阴部位，保持皮肤清洁干燥。

（2）安全护理：老年人的卧室应尽量靠近卫生间，并提供夜间照明装置，以免夜间如厕时发生跌倒等不良事件。

2. 尿失禁护理用具的选择及护理

（1）失禁护垫、纸尿裤：是最为普遍且安全的方法，可以有效处理尿失禁的问题，既不影响患者翻身及外出，又不会造成尿道及膀胱的损害，也不影响膀胱的生理活动。注意每次更换时用温水清洗会阴和臀部，且注意使用时间，非外出情况时可定期晾晒皮肤，防止尿湿疹及压疮的发生。

（2）医用接尿器：此方式避免了留置导尿管引起的患者尿路感染、尿管不畅等并发症，且可反复使用，价格较低。医用接尿器分男用、女用两种，先用水或空气将尿袋冲开，男性患者将阴茎放入尿斗中，再连接好腰部松紧上的各个尼龙搭扣即可。为女性患者佩戴时要注意将接尿斗置于身体前侧，轻轻移动，使接尿斗开口与尿道口周边肌肉贴紧，以防漏尿。每天早上选择在排尿后取下接尿器，并冲洗会阴。

（3）避孕套式接尿袋：其优点是不影响患者翻身及外出。主要适用于老年男性，选择适合患者阴茎大小的避孕套式尿袋，勿过紧。在患者腰间扎一松紧绳，再用较细松紧绳在避孕套口两侧妥善固定，另一头固定在腰间松紧绳上，尿袋固定高度适宜，防尿液反流入膀胱。

（4）保鲜膜袋接尿法：其优点是透气性好，价格低廉，引起尿路感染及皮肤改变的情况较少，适用于男性尿失禁患者。使用方法：将保鲜膜袋口打开，将阴茎全部放入其中，取袋口对折系一活口，系时注意不要过紧，留有1指的空隙为佳。使用时注意选择标有卫生许可证、生产日期、保质期的保鲜袋。

（5）造口袋法：用一件式造口袋对老年女性尿失禁患者收集尿液，具有粘贴力强、柔韧性好、易在特殊部位固定应用等特点。收集袋是一个柔软薄膜袋，并有无纺布的背衬，透气性好，能吸收汗液，对皮肤无不良刺激。

（6）导尿法：用于躁动不安及尿潴留的患者，优点在于为患者翻身按摩、更换床单时不易脱落；缺点是护理不当易造成尿路感染，长期使用会影响膀胱的自动反射排尿功能。因此，护理上必须严格遵守无菌操作，尽量缩短导尿管留置的时间。

3. 协助行为治疗　行为治疗包括生活方式干预、盆底肌肉训练、膀胱训练。

（1）生活方式干预：如合理膳食、减轻体重、戒烟、规律运动等。

（2）盆底肌肉训练：尽量收缩骨盆底肌肉并保持5~10秒，然后放松5~10秒，重复收缩与放松10~20组，每组15~20分钟。平静呼吸，吸气时收缩肛门、阴道和尿道，呼气时放松，下肢肌肉和臀部不参与收缩。站立位时双脚分开与肩同宽。坐位时双脚平放于地面，双膝微微分开，与肩同宽，双手放于大腿上，身体微微前倾。仰卧位时下肢屈曲分开一定角度，放松腹部。

（3）膀胱训练：可增加膀胱容量，以应对急迫性的感觉，并延长排尿间隔时间。具体步骤：①让患者在白天每小时饮水150~200ml，并记录饮水量及饮水时间。②根据患者平常的排尿间隔，鼓励患者在急迫性尿意感发生之前如厕排尿。③若能自行控制排尿，2小时没有尿失禁现象，则可将排尿间隔再延长30分钟。直到将排尿时间逐渐延长至3~4小时。

4. 皮肤护理　观察会阴部皮肤的颜色、温度、有无皮下组织瘀血，注意阴道分泌物的量、性质、颜色及有无异味，有异常情况及时处理。保持外阴及床单位清洁，外阴擦洗2次/天。尿失禁的患者可使用尿垫，床上铺橡胶单和中单。经常用温水清洗会阴部皮肤，保持会阴部清洁，减少异味。加强营养，变换体位，以及减轻受压等也是预防措施中的重点。

5. 用药护理

（1）了解治疗尿失禁的药物：抗胆碱能药物和米拉贝隆（第一种临床可用的 β_3 肾上腺素受体激动药）是治疗急迫性尿失禁的主要药物。其他药物包括：①其他 M 受体阻断药，如奥昔布宁。②镇静抗焦虑药，如地西泮、氯丙嗪。③钙通道阻滞药，如维拉帕米、硝苯地平。④前列腺素合成抑制药，如吲哚美辛等。

（2）护理措施：指导老年人遵医嘱正确用药，详细具体地讲解药物的作用及注意事项，并告知患者不要依赖药物而要配合功能锻炼的重要性。

6. 心理护理　从患者的角度思考及处理问题，建立互信的护患关系。注重患者的感受，进行尿失禁护理操作时用屏风等遮挡保护其隐私。尊重患者的保密意愿，先征求老年人同意后，才可以就其健康问题与其亲友或照顾者交谈。向患者及家属讲解如何处理尿失禁，使用正确的方法可以有效地控制尿失禁，增强老年人应对尿失禁的信心，减轻老年人的焦虑情绪，同时顾及老年人的尊严，认真倾听老年人表达内心的困扰，帮助排解愤怒情绪、舒缓压力。

（五）护理评价

1. 患者日常生活需求得到满足。
2. 患者了解尿失禁及其处理的相关知识，能正确使用尿失禁护理用具。
3. 患者掌握尿失禁饮食控制、膀胱训练等行为管理知识和技巧。
4. 患者会阴皮肤清洁干燥，无并发症发生。
5. 患者能主动参与治疗活动，恢复社交功能。

 知识拓展

尿失禁的手术治疗

经阴道尿道无张力悬吊术主要用于治疗女性压力性尿失禁（stress urinary incontinence，SUI）。但老年女性患者常合并逼尿肌收缩功能低下，医师在进行尿道无张力悬吊术时，术后患者更易出现排尿困难或合并逼尿肌过度活动，加重尿频、尿急的症状，甚至出现急迫性尿失禁（urge urinary incontinence，UUI）。因此，术前应该进行尿动力学检查，全面评估老年人膀胱和尿道的功能状态，制定出切实可行的治疗方案。

第十节　便秘及其护理

一、便秘的概述

便秘（constipation）指正常的排便形态发生改变，出现排便困难，导致大便次数减少或便后有残便感。一般每周排便次数少于 3 次（或 2～3 天及更长时间排便 1 次）。老年人由于肠蠕动减慢，食物残渣在肠道内滞留时间过长，水分被吸收，出现粪便干硬，是老年人便秘的主要原因。此外，老年人因肌肉收缩能力减弱、排便反射迟钝、盆底结构老化、直肠黏膜脱垂等，出现粪便即使不干硬也难排出或排出不畅的症状也称为便秘。

目前慢性便秘主要根据国际公认的罗马Ⅳ标准进行诊断。便秘症状出现至少6个月，其中至少3个月有症状，且至少1/4的排便情况符合以下2项或2项以上：①排便费力感、干球粪或硬粪。②排便不尽感、肛门直肠梗阻感和/或堵塞感。③需要手法辅助排便。④每周排便少于3次。

老年人便秘主要为慢性便秘，较常见，卧床老年人更易发生。便秘不仅影响老年人的生活质量，更易出现严重并发症。轻者出现腹部不适、食欲缺乏、焦虑、失眠等症状；重者出现肠道病变、心律失常、呼吸困难等全身系统症状，甚至在排便时因腹压增高发生心脑血管意外而危及生命。

二、便秘的护理

（一）护理评估

1. 病史

（1）一般情况评估：了解老年人的年龄、性别、饮食习惯、生活方式等基本信息；了解排便次数及间隔时间、排便量、粪便性状、排便是否费力及程度等，以确定是否便秘；了解起病情况和病程、持续或间歇发作、加重及缓解的因素；了解患者既往是否出现过相关症状；是否接受过诊断性检查，以及治疗结果；已采用的治疗或护理措施及效果，包括是否使用通便药、药物名称、剂量、给药途径及效果；是否采取其他措施缓解便秘等。

（2）病因评估

1）生理因素：评估老年人是否因年龄增加出现生理改变而引起的便秘。如胃肠道分泌消化液减少；肠道菌群失调而引起的肠功能紊乱；肠黏膜萎缩及结缔组织变薄，肠蠕动及推送运动减弱；腹腔及盆底肌肉收缩乏力；肛门括约肌松弛；内脏感觉神经元减少，胃－结肠反射减弱，肛门直肠感觉功能减退等。

2）疾病因素：评估老年人共病及全身状况。了解是否存在胃肠道疾病，如肠梗阻、肠粘连、肠道肿瘤、腹腔肿瘤压迫肠管等；了解是否存在神经系统疾病和肌肉疾病，如脑血管疾病、帕金森病、痴呆、脊髓损伤、重症肌无力、皮肌炎等；是否存在内分泌和代谢性疾病，如糖尿病、甲状腺功能减退症、尿毒症、低钾等疾病；了解是否存在直肠、肛门病变，因惧怕疼痛而不敢排便，如痔疮、肛裂、肛周脓肿等。

3）药物因素：评估老年人用药情况及是否存在多药共用情况。了解正在使用的药物是否有便秘的不良反应，如铁剂、钙剂、钙通道阻滞药、含铝或钙的抗酸药、抗组胺药、抗胆碱能类药物、解痉药、利尿药等；了解是否使用镇静安眠药，如阿片类镇痛药、神经阻滞药、抗精神病药、抗抑郁药等；了解是否依赖药物排便，滥用泻药，如番泻叶、乳果糖等。

4）生活方式：评估老年人进食情况，是否因牙齿脱落而影响进食、是否存在进食量少、饮食结构不合理，如谷类和膳食纤维摄入量少等；是否存在不良饮食习惯，如辛辣饮食、饮酒、偏食等；评估老年人饮水情况，了解每日饮水量，老年人体内高渗状态调节能力差，口渴反应迟钝，是否口渴时才喝水，是否有脱水现象等；评估老年人活动情况，了解体力活动情况及腹部按摩情况，多数老年人患有慢性疾病，自理能力差，活动不便或久坐不动，甚至长期卧床；评估老年人生活起居情况，是否作息规律、是否不重视便意而出现忍便现象、是否变换生活环境等、是否养成良好的定时排便习惯等。

5）伴随症状：评估是否有呕吐、腹胀、肠绞痛等肠梗阻症状；是否有腹部包块，如粪块、肠肿瘤、肠结核等；是否便秘、腹泻交替出现等。

6）心理社会状况：评估老年人心理精神状态，是否有诱发焦虑的生活事件发生，如患病、丧偶、独居等；是否有烦躁不安、紧张焦虑、失眠等，适时可采用焦虑自评量表（self-rating anxiety scale，SAS）、抑郁自评量表（self-rating depression scale，SDS）等工具评估老年人的心理状态。

2. 身体评估　体格检查应在全身体检的基础上，按视诊、听诊、叩诊、触诊的顺序检查腹部、肛门、直肠。

（1）视诊：观察老年人的面部表情及腹胀情况。

（2）听诊：固定位置听诊肠鸣音至少1分钟，如未闻及肠鸣音，则应延长听诊时间，直至闻及肠鸣音或听诊5分钟，并注意其频率和强度。正常的肠鸣音4~5次/分。便秘时，肠鸣音减弱。

（3）叩诊：叩诊腹部以评估腹部实质脏器大小、位置及叩痛，胃肠道充气情况及腹部包块等情况，鼓音明显时说明腹部有胀气。

（4）触诊：触诊腹部有无包块，便秘者在左下腹可触诊到乙状结肠处的粪便，有时横结肠和降结肠也可触到粪块。注意包块大小、位置、形状、硬度及有无压痛。

3. 实验室及其他检查

（1）大便检查：应观察大便的形状、硬度、有无脓血和黏液等，并做大便常规检查及隐血试验。

（2）直肠指检：有助于发现直肠癌、痔疮、肛裂、直肠脱垂、炎症、狭窄、坚硬粪块堵塞、外来压迫、肛门括约肌紧张或松弛、肛门肌肉力量及自主收缩情况等。

（3）内镜检查：有无肿瘤或巨结肠等，必要时做活组织检查。

（4）X线检查、钡灌肠：正常钡剂在12~18小时内可达到结肠脾曲，24~72小时内应全部从结肠排出，便秘时可有排空延迟。排粪造影是将一种特制的糊状或水状不透X线的对比剂注入受检者直肠内，先观察肛管直肠排便前静息相，然后嘱受检者排便，动态观察肛管直肠形态在排便过程中的变化，是诊断出口梗阻性便秘的主要方法。

（5）肠道动力检查：测定肠道内容物传输速度。方法是口服20粒放射标志物，在第1~5天拍摄腹部平片，正常情况下，8小时后标志物进入结肠，右半结肠停留38小时，左半结肠停留37小时，直肠及乙状结肠停留34小时，一般3天至少有80%的标志物自行排出，否则就有便秘。

（6）肛管直肠测压：测定肛管直肠内压力，有助于了解肛门内括约肌、肛门外括约肌及耻骨直肠肌、直肠壁环形平滑肌的功能状况，常用的方法有气囊法、灌注式测压法。某些疾病可引起这些肌肉的功能异常，最终导致排便障碍或失禁。

（7）其他：如肌电图、盆腔造影、会阴测量、直肠排空同位素检查、心理因素调查等。

（二）护理诊断

1. 便秘　与老化、活动减少、饮食不合理、药物影响、精神因素等有关。

2. 舒适受损　与排便困难、便后异常感等有关。

3. 组织完整性受损/有组织完整性受损的危险　与便秘所致肛周组织损伤有关。

4. 焦虑　与排便不畅、担心便秘并发症及其预后有关。

5. 知识缺乏　缺乏预防、缓解及处理便秘的相关知识。

6. 潜在并发症　脑出血、心肌梗死、猝死等。

（三）护理目标

1. 老年人了解引起便秘的因素，能主动通过调整饮食、活动、排便等方法缓解便秘，逐步恢复正常。

2. 老年人对药物的依赖减少，逐渐恢复大便形态及次数。

3. 老年人能正常评估潜在便秘发生，并及时干预，避免便秘引起肛周组织损伤。

4. 老年人能缓解焦虑，保持情绪稳定。

5. 老年人了解便秘发生的原因及便秘时自行简单处理方法。

6. 老年人了解便秘的危险因素，避免并发症发生。

（四）护理措施

老年人便秘护理强调个性化综合法。对于器质性便秘，应对因治疗；对于功能性便秘，应首选改变生活方式，效果不佳考虑其他措施。

1. 一般护理

（1）饮食护理：①鼓励多食粗纤维食物，每日摄入膳食纤维 25～35g。主食如粗制面粉、糙米、玉米、黄豆、燕麦等；蔬菜如芹菜、韭菜、菠菜、丝瓜等；水果如猕猴桃、香蕉、柚子、橙子、苹果等。针对咀嚼功能差的老年人可改变烹调方式，如细切、粉碎等，需增加膳食纤维摄入量。可以多吃产气食物及维生素 B 含量丰富的食物，利用其发酵产气，促进肠蠕动。②老年人要养成定时、主动饮水的习惯，以温开水为主。无特殊情况，每日饮水量1.5～2.0L，一次多饮比分次少饮效果好；晨起空腹饮水 200～300ml，以增加肠道蠕动；无糖尿病者可适当饮用蜂蜜水。③可经常饮用酸奶，调整肠道菌群平衡。④提倡润肠通便食疗，如木耳海参炖猪肠、松仁枸杞粥、扁豆绿豆粥、核桃芝麻散、菠菜芝麻粥、薏米粥等。⑤养成良好饮食习惯，规律进食，禁食生冷、辛辣、煎炸及刺激性食物，减少摄入浓茶或其他含咖啡因的饮料，避免暴饮暴食、过量饮酒。

（2）活动护理：①根据自身情况适当运动，以安全、不感到疲劳为原则，如散步、慢跑、做操、打太极拳等，每日活动 30～60 分钟。②卧床者可做主动或被动活动，自右向左环形按摩腹部，促进肠蠕动，当按摩至左下腹时，指端轻压肛门后端，以促进排便。③鼓励老年人经常做腹式呼吸、舒缩肛门及会阴等活动，以锻炼膈肌、腹肌和盆底肌，增加肌张力促进排便。

（3）排便护理：①提供整洁、安静、隐蔽、无外界干扰的排便环境，集中注意力，避免看报、看手机、听小说等不良习惯，给予充足的排便时间。②养成定时排便习惯，清晨5～7 时或餐后 2 小时为最佳排便时间，即使无便意也坚持如厕 10～20 分钟，有便意时及时排便，不刻意忍便。③采取合适的排便姿势：能下床活动的尽量选择如厕排便；卧床者，无特殊禁忌时，选择坐姿或抬高床头，利用重力增加腹压。④指导排便技巧，如放松心情，腰背挺直身体微微前倾，一边用力排便，一边尽力咳嗽，可连续咳嗽数声，直至大便排出，此法可预防因用力排便而引起的心脑血管事件。⑤避免久蹲排便，便后应缓慢起身，卫生间应设有扶手或家人帮扶。⑥高血压、心脑血管疾病患者避免用力排便，出现排便困难时，及时告知医务人员，采取合适措施助便，以免发生意外。

2. 用药护理

（1）口服用药护理：在医师指导下使用药物。缓泻药可暂时解除便秘，但长期或滥用泻药易导致慢性便秘。对于直肠下端粪块堵塞者不适用；伴有腹痛，诊断不明者不可用。常用的口服泻药包括：①容积性通便药，如麦麸、欧车前等，主要成分为植物纤维，需多喝水增加肠内容物容积。②渗透性泻药，如乳果糖、聚乙二醇、盐类泻药等，主要通过在肠道内形成高渗状态，吸收水分而增加肠道容积，促进肠蠕动，服用后注意观察腹胀情况；盐类泻药可引起电解质紊乱，老年人和肾功能减退者应慎用。③刺激性泻药，如番泻叶、大黄等，主要通过刺激肌间神经丛促进肠蠕动，使用过程中须密切观察。④胃肠道动力药，如西沙比利、多潘立酮等，主要用于与运动功能失调有关的假性肠梗阻导致的推进性蠕动不足，一般1周内可改善症状。

（2）中药护理：中药治疗便秘，应通腑排便。通便的方法有健脾益气、养阴润燥、温通开秘、清热润肠、顺气导滞等，宜辨证施药，切不可妄用攻下，以免耗气伤阴。

（3）外用药护理：通过直肠内给药，软化粪便，润滑肠壁，刺激肠蠕动而促进排便。适用于粪便干结、堵塞的老年人临时使用，如栓剂、开塞露、灌肠等。栓剂应插入肛门6~7cm，15~30分钟起效；开塞露用后应忍住5~10分钟后再排出；以上均无效时再遵医嘱给予灌肠。

3. 人工取便护理　粪便嵌塞是便秘的一种特殊形式，一般人工取便与灌肠结合使用。对于粪石小的可行油类保留灌肠，2~3小时后再清洁灌肠；对于较大粪石须行人工取便，患者左侧卧位，右手戴手套涂肥皂液或润滑油，必要时使用5%的利多卡因油膏镇痛，将示指、中指插入直肠，将嵌塞的粪块轻柔缓慢地推进分开，慢慢压碎后动作轻柔地掏出，取便后清洁肛门，操作过程中易刺激迷走神经，若出现头晕、心悸等立刻停止操作。

4. 中医护理　通过穴位疗法调节支配胃肠的自主神经系统，促进肠蠕动，缓解便秘。如足三里或支沟针灸、耳穴压豆、腹部中脘穴—右侧天枢穴—气海穴—左侧天枢穴—中脘穴环形按摩、走罐结合艾灸、中草药制剂贴敷神阙穴和涌泉穴、中药保留灌肠或中药熏洗等。

5. 心理护理　向功能性便秘的老年人介绍便秘的病因、诱因及排便机制，减轻心理压力。帮助调节老年人的情绪，避免精神紧张、焦虑等不良情绪。保证充足睡眠，鼓励老年人参加社会活动，得到家庭和社会的支持。

（五）护理评价

1. 便秘症状缓解或消失，能规律排便，粪便性状正常。

2. 主诉能够有效排便，无明显排便困难，便后无不适。

3. 心理状态良好。

4. 掌握预防和治疗便秘的相关知识。

生物反馈治疗

生物反馈治疗是将近代心理学、精神生理学与物理医学有机结合起来的治疗方式，利用专门的电生理仪器对与生理活动有关的体内某些生物学信息加以放大处理，并通过视觉或听觉的方式显示出来。患者通过对这些信息的认识，有意识地调节和控制自身的生理活动，经过反复训练，形成生物反馈通路。通过大脑皮质、下丘脑产生神经体液变化，调整生理反应，纠正偏离正常范围的生理活动，达到治疗疾病目的，是一种新兴的生物行为治疗方法。生物反馈对老年性便秘的治疗是有效的，无不良反应，不易复发，但由于老年患者自身生理调节差、肌肉力量较弱，接受能力减退，往往增加了训练难度，起效也更慢，可导致患者对治疗产生怀疑，不能坚持按疗程治疗，因而直接影响疗效。

第十一节　视觉障碍及其护理

一、视觉障碍的概述

视觉障碍（visual impairment）是由于先天或后天原因导致视觉器官（眼球视觉神经、大脑视觉中心）的结构或功能发生部分或全部障碍，经治疗仍对外界事物无法（或甚难）做出视觉辨识，包括视力下降、视物模糊、眼前黑影、视物变形、视野缩小、复视等，也可伴有眼痛。随着机体的老化，人的视觉能力开始减退，并出现与年龄相关的眼病，如白内障、青光眼、黄斑变性等，而糖尿病、心血管疾病等可影响眼部的血液供应，促使或加重视觉功能障碍。

视觉功能障碍可影响老年人的日常生活自理能力、获取外界信息，以及沟通交流能力，严重者可能产生抑郁、自信心下降、自我保护能力受损等问题。

二、视觉障碍的护理

（一）护理评估

1. 健康史

（1）视力情况：询问老年人近半年内自觉视力有无变化，如视力下降、视物模糊、视物变形、头痛或眼疲劳等，视觉障碍发生的时间、程度与特点。

（2）生理因素：评估老年人是否有随年龄增长，出现的眼部肌肉弹性减弱，眼眶周围脂肪减少，血液循环障碍，内分泌及交感神经系统失调等。①角膜改变：角膜缘毛细血管硬化、闭塞，角膜营养缺乏。鳞状细胞微绒毛减少，泪液和环状细胞的黏液分泌减少，角膜透明度降低，从而出现视力减退。随着年龄增加，角膜变得扁平，屈光力减退引起远视和散光。②巩膜改变：巩膜内水分减少，巩膜弹性降低，加之前房因晶状体的增厚而变浅变小，前房量变窄，组织纤维变形和硬化，使房水回流受阻，导致老年人容易产生眼压增高和青光眼；虹膜萎缩，对光反应迟钝，调节功能减弱，暗适应差。③晶状体改变：晶状体弹性减弱，睫状肌收缩乏力，调节和聚焦能力降低，出现看不清近物，即老视，又称为"老花眼"；晶状体透光度降低，透明度浑浊，发生老年性白内障；晶状体老化变黄，老年人对红绿光的感觉减退。④玻璃体改变：玻璃体逐渐出现液化和后脱离现象，形成光学空隙，出现浑浊、飞蚊症和幻视；玻璃体后脱位增加视网膜脱落的风险。⑤视网膜改变：视网膜周边带变薄，出现老年性黄斑变性和视网膜动脉硬化，视力显著下降；视网膜色素上皮变薄和玻璃体的牵引，增加了视网膜脱离的危险。⑥瞳孔改变：瞳孔括约肌张力相对增强，导致瞳孔缩小，当光线通过厚度最大、黄色最深的晶状体中心部位，视物发黄；因进入眼内的光线减少，视物不甚明亮；对强光敏感，尤其从明处转向暗处，感觉视物困难。

（3）疾病情况：了解老年人有无眼科疾病及家族史，如白内障、青光眼、老年性黄斑变性等；有无全身性疾病，如糖尿病、高血压、高血脂、神经系统疾病等。

（4）服药情况：了解老年人是否长期应用糖皮质激素，是否存在因用药引起的慢性开角型青光眼和白内障。

2. 视觉障碍的状况

（1）视力检查：在充足照明下检查视力，双眼分别检查，轻轻遮挡非检查眼，一般先右后左。戴眼镜者，先查裸眼视力再查矫正视力。

1）远视力检查：采用国际标准视力表以小数法记录视力。①距离视力表5m，能够将视力表某行的字符完全正确认识，则该行标志的数字即为其视力。②若患者在5m处不能认出视力表上最大的字符，让其逐步走近视力表，直到能辨认最大视标为止，此时患者的视力为最大视标读值乘以其距视力表的实际距离（m）除以标准距离5（m）的结果。③若患者在距视力表0.5m处仍不能辨认最大视标，改为查指数法，让患者背光而立，检查者伸出不同数目的手指，让其说出有几个手指，距离从1m开始，逐渐移近，直到能正确辨认出为止，记下该距离。④若手指距眼5cm处患者仍不能正确辨认出手指数，则改为手动法，即在患者前方摆动检查者的手，并逐渐移近，直到其能正确判断手是否摆动为止，并记下该距离。⑤如果不能分辨手指数，记录辨认手动的最远距离；如果不能判断手动，应在暗室内测其能否感知手电亮光，能感知则为"有光感"；如果各方位光感均消失，则为"无光感"。

2）近视力检查：在充足照明下，将标准近视力表放在距眼30cm处检查，如看不清最大字符，则提示近视力很差；也可移近距离检查，但此时须记录实际距离和最佳视力。

（2）视野检查：中心视野采用平面视野计检测，周边视野采用自动视野计检测。周边视野检测也常用简单对比法，护士（视野正常）与老年人对视，眼位等高，相距0.5m。检查右眼时，老年人右眼与护士左眼互相注视，并遮挡另一眼，检查左眼时则相反。护士将手指置于与两人等距离处，由各方向从外周向中央移动，如果老年人能够在各个方向与护士同时看到手指，即说明老年人的视野大致正常。

（3）色觉检查：必须在充足的自然光线下进行，色盲本的图表距离眼睛50cm，让老年人在5秒内读出结果。如果老年人不能正确认出每张彩图中的数字或图形，则按图说明判断老年人为正常或全色盲、红绿色盲、红色盲、绿色盲；如果能够正确认出，但辨认困难或辨认时间延长，则为色弱。

（4）眼压检查：眼压计测量更为精确。临床上也常通过指测法触诊眼球初步定性眼内压情况，嘱老年人两眼尽量往下注视，护士用双手中指和环指指尖置于老年人上睑板上缘的皮肤面，两指交替轻压眼球，通过指尖感受眼球的张力，估计眼压高低。这种方法仅适用于没有更精确设备时的初步筛查。

3. 辅助检查 通过检眼镜可以检查老年人是否存在白内障、视神经萎缩、青光眼、黄斑变性、视网膜中央静脉阻塞及缺血性视神经病变的眼底改变等。

4. 心理-社会状况 视觉障碍轻者影响老年人读书、看报、看电视等，重者影响老年人的饮食、起居、外出及社会交往等，易导致老年人自信心降低，出现孤独、悲观的情绪，严重者存在焦虑、抑郁，降低自我保护意识。

（二）护理诊断

1. 感知觉紊乱：视力下降 与视功能异常有关。

2. 有受伤的危险 与视觉障碍有关。

3. 焦虑 与担心疾病的治疗、影响自己的家庭和生活、增加经济负担等有关。

（三）护理目标

1. 老年人逐渐适应视觉障碍带来的影响，能保证日常生活。

2. 能尽量避免视力下降带来的安全隐患。

3. 消除或减弱负性情绪，恢复社会交往。

（四）护理措施

在执行护理措施的过程中，不断收集资料，及时发现新的问题，适时调整护理计划和措施。

1. 保持健康的生活方式

（1）提供适宜的室内光线：提高照明度能改善老年人视力下降所造成的视觉障碍。老年人的居室阳光要充足，晚间借用夜视灯调节室内光线，避免刺眼的阳光或满光灯泡直接照射到老年人的眼睛，当室外阳光过强时，可用纱帘遮挡。

（2）选择清晰的阅读材料：老年人阅读时对光亮、对比度要求较高。精细的用眼活动最好安排在上午进行；提供印刷清晰，字体较大的阅读材料，最好用淡黄色的纸张，避免反光；避免用眼疲劳，读书、看报、看电视的时间不宜过长；避免长时间低头，防止眼压增高。

（3）创造适宜的生活环境：在门口、台阶、地面高低不平之处涂以不同颜色，防止老年人看不清而发生跌倒。浴室和地面不可有水迹，严防滑倒。室内物品简单，摆放固定有序，如眼镜、放大镜、台灯等日常用品放置在老年人易于拿取的地方。定期检查床及床档的安全性。

（4）坚持早晚做眼保健操：按摩睛明、四白、丝竹空等穴位，以通络明目。可用热毛巾热敷眼部，利于局部血液循环。避免用手或不干净的物品揉擦眼部，注意眼部卫生。

（5）外出活动护理：外出活动尽可能选择在白天，避免夜间外出因眼适应能力下降而发生意外。在光线强烈的户外活动时，可佩戴抗紫外线的太阳镜保护眼。从暗处走到明亮处时，先停留片刻，待看清楚周围环境后再行走。穿行马路时应多次观察左右来往车辆，避免因视野变小带来的危害，待安全时方可通过人行横道。

2. 眼科疾病的护理

（1）青光眼：青光眼导致的视力损害是不可逆的，密切监测老年人的眼压情况，遵医嘱使用滴眼药降低眼压。避免剧烈运动、长时间低头、弯腰等引起眼压增高的行为，睡觉时可适当抬高枕头。开角型青光眼的老年人要避免引起眼压升高的活动，药物治疗不理想时可选择激光治疗或手术治疗；闭角型青光眼常选择手术治疗，术后须眼垫包眼，眼罩保护，指导老年人闭眼静卧，减少头部活动，观察视力、眼压、前房、滤过泡的情况，发现异常及时通知医师。

（2）白内障：手术是主要的治疗方法。术后当日取平卧位，观察术眼情况，教会老年人正确使用滴眼药和眼膏；术后 7 天内不宜长时间用眼；术后 3 个月内勿突然低头、弯腰，避免重体力劳动和大幅度活动等。保持排便通畅，预防感冒，避免用力憋气和剧烈咳嗽。

（3）年龄相关性黄斑变性：采用药物治疗和光动力疗法。多服用叶黄素、维生素 C 等抗氧化剂以保护视细胞，防止自由基对细胞的损害。光动力疗法后 48 小时内避免强光照射，以免降低光敏反应，不要将皮肤暴露在阳光下。

（4）相关慢性疾病：控制血糖和血压，可防止或减缓部分白内障、糖尿病视网膜病变的发生。

3. 饮食护理

（1）饮水要求：每日饮水量充足，既可以满足人体需要，又可以稀释血液，有助于保证眼部的血液供应。患青光眼的老年人，每次饮水量为 200ml，间隔时间为 1 ~ 2 小时，每日饮水量控制在 1.5L 以内，以免使眼压升高。

（2）饮食要求：维生素有助于老年人的视力保健，平日多摄取高维生素、低脂饮食。每日食用新鲜的蔬菜、水果 400 ~ 500g，经常食用酵母、菠菜、豌豆、胡萝卜、麦芽、花生、牛奶、鱼类等食物。烹调油选用麦胚油、玉米胚油。戒烟、限酒、减少含咖啡因食物的摄入。可饮枸杞菊花茶以清肝明目。

4. 健康指导

（1）定期进行眼科检查：年龄 >65 岁，无糖尿病、心血管疾病病史，且近期无自觉视力减退的老年人，应每年接受一次眼科检查，包括屈光介质、视敏度、视野和眼底；患糖尿病、心血管疾病的老年人，应每半年接受一次眼科检查；近期自觉视力减退或眼球胀痛伴头痛的老年人，应尽快做相关视力检查。眼科检查能明确视力减退对阅读、日常生活、社会活动的影响，并根据现有视力情况制订保护视力、合理生活及低视力训练计划。

（2）配镜指导：随着年龄的增长，老年人眼的调节能力逐渐衰退，可根据检查结果配戴适宜的眼镜。配镜前要先验光，确定有无近视、远视和散光，根据年龄和老视的程度增减屈光度，同时要考虑老年人日常习惯的距离适当增减镜片的度数，如经常进行近距离精细工作，应适当增加老花镜度数。

（3）滴眼药的使用和保存：①每种滴眼药使用前均要了解其名称、作用、维持时间、适应证和禁忌证，检查有无浑浊、沉淀、是否在有效期内。②用滴眼药前协助患者取舒适体位，清洁双手，用示指和拇指分开眼睑，嘱老年人向上看，同时将滴眼药滴在下穹隆内（切勿直接滴在角膜上），再轻轻提起上眼睑，使滴眼药均匀分布在整个结膜囊腔内。③滴药后告知老年人闭眼且按住内眼角泪囊处 2 ~ 3 分钟，防止滴眼药进入泪小管吸收，产生不良反应。④滴药时滴管口不可触及眼部。⑤使用时间长的滴眼药应放入冰箱冷藏室保存。⑥两种滴眼药使用间隔时间应为 5 ~ 10 分钟。

（五）护理评价

1. 积极治疗老年常见眼科疾病和相关慢性疾病，视觉功能得到改善。

2. 措施有效，视力减退对老年人日常生活影响减少，未发生受伤事件。

3. 消除或减弱负性情绪，恢复社会交往。

第十二节　听觉障碍及其护理

一、听觉障碍的概述

听觉障碍（hearing impairment）又称听觉受损，指感知或理解声音的能力完全或部分降低。老年人随着年龄增长，双耳听力进行性下降，出现高频音的听觉困难和语言分辨力差的感音性耳聋，也称为老年性聋（presbycusis）。首先表现为难以听清高频声音，进一步发展为语音辨别能力明显下降。在噪声环境下听说能力下降明显，语言听力减退比纯音听力减退明显。听觉障碍影响老年人的精神状态和生活质量，降低了社交能力，严重时可导致孤独症发生，甚至抑郁症。

老年性聋一般发病规律为右耳相对于左耳多发；男性高于女性；城市高于农村；心脑血管病、高脂血症、糖尿病等慢性疾病者高于健康人；嗜烟、酗酒者高于一般人。

二、听觉障碍的护理

（一）护理评估

1. 健康史

（1）一般情况：了解老年人的年龄、性别、遗传史；了解老年人是否长期生活在噪声环境；是否经常食用高脂肪、高胆固醇等食物；是否有吸烟、酗酒、过度劳作、挖耳、使用耳机等习惯。

（2）听力情况：询问老年人听力下降的性质，是否呈进行性加重；是否有耳鸣，间歇性还是进行性加重；是否有疼痛、眩晕，是突发性的还是进行性的，持续时间及其频率、原因和缓解因素。

（3）生理因素：评估老年人是否有随年龄增长，出现的外耳、中耳、内耳生理性改变。①外耳：耳郭和外耳道皮肤、软骨等是否出现老年性改变，如皮肤粗糙、脱屑、软骨弹性降低等。②中耳：结缔组织的退行性变是否引起的弹性纤维减少、透明变性、钙质沉着、肌肉萎缩等，导致鼓膜、鼓室内的韧带及听骨链中关节等结构发生改变，如镫骨周围环状韧带的弹性减退，出现传导性听力障碍等。③内耳：基底膜是否出现增厚、钙化，透明变性，如耳蜗内的放射状细动脉、毛细血管等随年龄增长而出现退化、萎缩。

（4）疾病情况：了解老年人是否有耳郭的疾病，如老年性聋、耳硬化病、耵聍嵌顿、囊肿等；了解老年人是否有影响听力的全身疾病，如肿瘤、糖尿病、皮肤病、疖病等；了解老年人是否有加速听力损伤的疾病，如高血压、冠心病、动脉硬化、高脂血症等。

（5）用药情况：了解老年人是否使用过可造成听力损害的药物，如氨基糖苷类药物、抗肿瘤药物、袢利尿药、水杨酸类药物、抗疟药等。

2. 听觉障碍状况评估

（1）听力下降：不明原因的双侧感音神经性聋，起病隐匿，呈缓慢进行性加重。一般双耳同时受累，亦可两耳先后起病，或一侧较重。听力损失多以高频听力下降为主，老年人首先对门铃声、电话铃声、鸟鸣等高调声响不敏感，逐渐对所有声音敏感性都降低。

（2）言语分辨率降低：老年人能听到声音，但分辨不清语言，理解能力下降，重度和中重度者言语识别率与纯音听力改变不均衡。

（3）声音定向能力减弱：老年人分辨不出声音来源，在嘈杂环境下辨音困难，当人多同时讲话或参加会议时，感觉听话困难。

（4）重振现象：常有听觉重振现象，即别人说话低声时听不清，大声时又觉得太吵。

（5）耳鸣：多数病例伴有一定程度的耳鸣，常为高调性如蝉鸣、哨声、汽笛声等，开始时为间歇性出现，夜深人静明显，以后逐渐加重，甚至终日持续。

3. 辅助检查

（1）耳道检查：通过外耳道检查以排除因耵聍、耳毛等阻塞耳道引起的听力下降，检查鼓膜是否完好，有无萎缩。

（2）听力检查：检查老年人两侧耳朵的听觉是否一致，测试者的声音强度可由柔软的耳语，增强到中等、高声发音。

（3）听力学测试：由专业人员进行检测，包括纯音听力测试、耳蜗电图、脑干听觉诱发电位测试、诱发性耳声发射、言语识别率等。

4. 心理 – 社会状况　老年人由于听力下降，反应迟钝，社交能力变差，严重者出现沟通障碍，甚至影响日常生活，易出现孤独、压抑等精神变化，甚至产生自卑感、痛苦感，应重视老年人的心理状况、家庭情况及社会支持系统的评估。

（二）护理诊断

1. 感知觉紊乱：听力下降　与内耳供血不足、听神经退行性变化等有关。

2. 社会隔离　与听力障碍影响社交活动有关。

3. 有受伤的危险　与听力障碍有关。

（三）护理目标

1. 老年人积极配合治疗，减少或消除听觉障碍对日常生活的影响。

2. 通过配戴助听器等方法改善老年人听力，能参与社交活动，减少社交障碍。

3. 老年人和/或家属知晓影响听觉的相关因素及危害性，避免发生受伤事件。

（四）护理措施

1. 一般护理

（1）创造良好的交流环境：创造有助于交流的安静、舒适的环境，尽量选择在听力好的一侧说话；尽可能减少背景噪声，说话时可轻拍老年人以引起注意，让老年人看到说话者的口型；交流时发音清晰，语速、语调适当，尽量采用短句表达，辅助表情和手势，对于视力好的老年人还可借助写字板等形式交流。增加与老年人进行语言交流的机会，可让老年人重复所听到内容，并交流感受。

（2）养成良好的生活习惯：规律作息，保证充足睡眠，避免过度劳累和紧张。加强运动，促进全身血液循环，改善内耳血液供应，根据身体状况可选择散步、慢跑、太极拳等。饮食清淡，少食高脂肪、高胆固醇食物，可选择钙、磷丰富的食物，如蛋类、蔬菜、水果、核桃仁、山药、芝麻等。看电视时间不宜过长、声音不宜过大，以免加速听觉障碍。

（3）加强耳郭保护：切忌挖耳，防止耳内进水。耵聍过多时，不要用棉棒或其他物品清理耳道，应由专科医师清洁冲洗外耳道。

2. 药物护理　慎用耳毒性药物，若必须使用时，用药时间尽量短，用药剂量尽量小；严格遵医嘱用药，密切观察药物的疗效及不良反应，一旦出现听力受损立即停药，以免加重对老年人听力的影响。

3. 积极预防和治疗相关慢性疾病　积极治疗耳郭疾病和影响听力的相关性疾病。有效预防和控制加速听力损伤的慢性疾病，如高血压、冠心病、高脂血症、动脉硬化、糖尿病等，以减少耳郭血液供应和神经损伤，预防和延缓听觉障碍的发生。同时，可借助助听器、电子耳蜗、人工中耳等听觉辅助设备积极治疗老年性聋。

4. 心理护理　听觉障碍严重影响着老年人的身心健康，易产生自卑感、挫折感、气愤、烦躁、焦虑等负性情绪，疏离亲友，拒绝社交，且较为敏感。应充分理解老年人，帮助其应对生活，树立社交信心。可通过听舒缓音乐、轻松愉快的活动等鼓励老年人调适心理状态，鼓励家属给予情感支持。老年人因听力受损，自我保护能力受限制，外出时尽量有人陪同。

5. 健康指导

（1）老年性聋尚无较好治疗方法，但可采取一些措施减缓进展。定期进行听力检查，监测听力变化，观察耳鸣、眩晕等情况。当出现以下情况时，应及时进行检查：①自己讲话声音变大或希望对方大声讲话。②反复询问讲话的内容。③人多不愿参与谈话。④对别人告知的事情经常质疑。

（2）尽量避免噪声刺激、减少到嘈杂场所，不使用耳塞听广播、音乐等。

（3）加强居家生活安全防护，避免意外发生。日常设施可利用光感代替声音，如电话听筒增加扩音装置、门铃与室内灯相连接、报警器信号设置为光闪等。

（4）助听器可以提高声音强度，补充残余听力。当老年人双侧听力均在 35～80dB 时，经专业人员测试后，根据老年人听力损失的类型、程度、经济情况等配戴正确、合适的助听器。

（五）护理评价

1. 老年人听觉障碍症状缓解，日常生活的影响减少或消除。

2. 老年人积极参与社交，社交障碍得到改善。

3. 老年人知晓影响听觉的相关因素及危害性，未发生受伤事件。

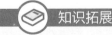 **知识拓展**

助听器

1. 助听器的适应证

（1）轻中度听力损伤者，尤其是安静环境下，言语识别率较好者，建议首选助听器作为听力补偿手段。

（2）重度、极重度听力损失者，在佩戴助听器后不能满足听力基本需求时，要及时考虑耳蜗植入。暂时不具备手术条件，则仍建议使用大功率助听器。

（3）双耳听力丧失者，推荐双耳验配助听器。

2. 使用助听器注意事项

（1）保持助听器清洁，避免摔落，不靠近热源等。

（2）掌握各种旋钮的使用方法，告知助听器电池的型号、安装方法，不用时电池需取出。

（3）助听器音量应从小音量开始，以能听到别人讲话为宜。

（4）适应性的自我训练，如有疼痛、回音或噪声等不能消除时，及时调整。定期检修，每4~6个月检修一次。

本章小结

思考题

1. 请简述衰弱老年人的护理措施。

2. 护士如何对老年人进行跌倒的评估？

3. 请简述尿失禁老年人如何进行膀胱训练。

4. 护士应如何指导老年人预防便秘？

更多练习

（纪敬敏　曲治权　孟　曼　任恒杰）

第九章 老年慢性疾病护理及管理

教学课件

学习目标

1. 素质目标

（1）通过与老年患者接触、交流、实施护理，树立尊老敬老的人文关怀品格，以及耐心助人的态度。

（2）加强交流沟通能力和团队协作精神。

（3）树立慢性疾病预防比治疗更重要、与慢性疾病共存的理念。

2. 知识目标

（1）掌握：常见老年慢性疾病的概念、典型症状、体征、护理及管理措施。

（2）熟悉：老年慢性疾病的特点、危险因素、照护目标及健康促进方法。

（3）了解：常见老年慢性疾病的病因、诱因及主要并发症。

3. 能力目标

（1）能够完成老年常见慢性疾病的健康评估，并制定个性化的护理及管理措施。

（2）能够解决老年常见慢性疾病常用药物的护理问题。

案例

【案例导入】

李爷爷，67岁。反复咳嗽、咳痰10余年，呼吸困难半月余入院。患者自诉10余年前受凉后出现咳嗽、咳痰，量不多，多为白色泡沫痰，偶有黄色脓痰。4年前开始出现活动后气促，活动或爬楼梯后明显，休息后可缓解。2023年因相似症状3次入住不同医院进行治疗。近日因受凉后咳嗽、咳痰、气促加重。入院诊断：慢性阻塞性肺病伴有急性加重，慢性肺源性心脏病，慢性呼吸衰竭（Ⅱ型呼吸衰竭）。入院查体：T 36.5℃，P 113次/分，R 26次/分，BP 112/74mmHg，神志清楚，精神稍差，呼吸急促，口唇发绀，双肺呼吸音粗，可闻及湿啰音。

【请思考】

1. 该老年患者的疾病特点有哪些？
2. 护士如何给患者进行用药指导？

【案例分析】

随着社会经济的发展和卫生服务水平的不断提高，人口老龄化进程日益加快，慢性疾病患病情况日趋严重。老年人常见的慢性疾病包括老年慢性阻塞性肺疾病、老年高血压、老年冠状动脉粥样硬化性心脏病、老年糖尿病、老年脑血管疾病，以及老年恶性肿瘤等。老年人慢性疾病的发生率较高，不同的慢性疾病管理方法对于患者的生活质量会产生巨大影响。本章节将介绍老年慢性疾病的相关基本知识，探讨老年慢性疾病的照护目标、老年慢性疾病患者的健康促进，以及常见慢性疾病的护理与管理。

第一节　老年慢性疾病的概述

慢性非传染性疾病（non-comunicable disease，NCD），简称慢性疾病，是发病隐匿、病程长且病情迁延不愈、缺乏明确的传染性生物病因证据、病因复杂或病因未完全确认的一类疾病的概括性总称。WHO 将慢性疾病定义为病情持续时间长，发展缓慢的疾病。它不是特指某种疾病，是一组发病率、致残率和死亡率高，严重耗费社会资源，危害人类健康的疾病，也是可预防、可控制的疾病。根据美国国家健康统计中心的定义，一般持续时间超过 3 个月。

一、老年慢性疾病的特点

慢性疾病较为复杂，不同的慢性疾病在性质、病因及其对社会的影响程度等方面都存在差异。常见的慢性疾病包括 4 类：慢性呼吸系统疾病（如慢性阻塞性肺疾病、哮喘），心脑血管疾病（包括心力衰竭、缺血性心脏病、脑血管疾病），糖尿病，肿瘤。一般老年人发病比较多，起病缓慢，病程迁延持久，属于终身性疾病，一旦确诊，不能治愈，需要终身服药治疗，对人类健康危害比较大。慢性疾病之所以成为目前危害人类健康的主要疾病，与慢性疾病的特点有密切关系。从慢性疾病的发生过程来看，其具有以下几方面特点。

（一）一果多因，一因多果，一体多病

一果多因指一种慢性疾病可以由多种因素共同作用导致。一因多果指同一个病因如不健康饮食、缺乏身体活动、使用烟草和酒精、空气污染等可导致多种疾病，如心血管疾病、恶性肿瘤、糖尿病和慢性呼吸道疾病等。一体多病指一个患者常患多种慢性疾病，因不同种类的慢性疾病常具有共同的危险因素，而且一种疾病往往会导致另一种疾病的发生，二者相互联系。由于年龄增长，老年患者全身各个系统的器官都会老化，动脉硬化比较严重，同时患有两种以上的慢性疾病多见，且容易出现并发症。

（二）发病隐匿，潜伏期长

大多数慢性疾病起病隐匿，早期无明显症状，缺乏特征性，且有较长的潜伏期。通常患者在体检或在出现典型症状后才意识到自己可能患病。老年患者随年龄增长，对疾病的反应能力下降，同时伴有基础性疾病，导致发生疾病后临床表现不明显，容易发生误诊，而且有可能多种疾病同时发作。

（三）病因复杂、病程长

慢性疾病病因复杂、没有明确的病因，常由遗传、年龄、不良的生活方式及生态环境等多种因素共同作用、交互影响而逐渐形成，器官损伤逐步累积。老年患者抵抗力下降，发生疾病时病情进展较快，容易出现严重的并发症，而且发病后恢复较慢。同时，大多数慢性疾病的病程长，一旦确诊则终身伴随，其治疗和康复也需要长时间甚至终身治疗来控制或缓解症状。

（四）可防可控、不可治愈

慢性疾病的病理变化是长期不可逆的，其治疗及预后也较为复杂与多样化，很难治愈，一般是终身患病。但通过长期用药、治疗，以及对环境、生活方式等可改变因素的干预，可以控制和暂时中止疾病发展，缓解症状，延缓并发症的发生。

（五）对生活质量影响大

因病程长，不可治愈，而且同时患多种慢性疾病，可致患者身体出现不同程度的功能障碍，使其日常生活自理能力降低，对患者的生活质量影响较大。

二、老年慢性疾病的流行病学

在多种原因的影响下，慢性疾病的发生率逐年增高，已成为21世纪全球主要的健康问题。WHO的数据显示，慢性疾病是导致过早死亡的主要原因，即使在传染病猖獗的地区也是如此。不同年龄、不同地区的人都会受到慢性疾病的侵袭，老年人是慢性疾病的高发人群。65岁及以上的老年人中88%存在多病共存的问题。

慢性疾病发病率高、死亡率高。《"健康中国2030"规划纲要》指出，由慢性疾病造成的死亡人数已经占总死亡人数的85%，提高国民健康最主要的就是应对慢性疾病。我国约有1.8亿老年人患有慢性疾病，其中超过1/3的老年人同时患有2种及以上慢性疾病。《中国心血管健康与疾病报告2023》指出，中国心血管疾病负担持续加重，每5例死亡病例中就有2例死于心血管疾病。据国际糖尿病联盟报道，2021年全球糖尿病患者数高达4.63亿。我国居民癌症发病率为293.9/10万，仍呈现上升趋势，肺癌和乳腺癌分别位居男性、女性发病首位。我国居民因恶性肿瘤、心脑血管疾病、呼吸系统疾病等慢性疾病死亡占总死亡人数的比例高达86.6%，老年人的寿命损失超过60%来自慢性疾病，造成的疾病负担已占总疾病负担的70%以上，严重影响人群健康，阻碍健康中国行动进展，已经成为影响我国居民健康水平提高、阻碍经济社会发展的重大公共卫生问题。

三、老年慢性疾病的危险因素

老年慢性疾病是在复杂的基因－环境相互作用下产生的，受到社会经济因素、心理因素、性别和年龄影响。不健康的生活方式、代谢和生理相关危险因素、生物遗传因素、精神心理因素，以及自然环境和社会环境是慢性疾病的主要危险因素。

（一）可纠正的行为风险因素

1. 吸烟 是慢性阻塞性肺疾病、冠心病、脑卒中、恶性肿瘤等慢性疾病的重要危险因素。吸烟者心脑血管疾病的发病率要比不吸烟者高 2～3 倍；成人吸烟会给他人特别是儿童造成危害。吸烟量越大、吸烟起始年龄越小、吸烟史越长，对身体的损害越大。我国是全球烟草消费最多的国家，烟草消费量约占全球的 30%。《中国居民营养与慢性病状况报告（2020 年）》显示，我国吸烟人数超过 3 亿，15 岁以上人群吸烟率为 26.6%，约 1.835 亿吸烟者患有烟草依赖。非吸烟者中暴露于二手烟的比例为 68.1%。我国也是全球最大的烟草受害国。全球疾病负担（Global Burden of Disease，GBD）2019 研究显示，1990—2019 年，我国吸烟导致的死亡人数从 150 万增至 240 万，增幅达 57.9%。吸烟者中，慢性疾病患病率随吸烟年数的增长而增加，每日吸烟量越大，患病率越高。如果不能有效控烟，2030 年因烟草导致的死亡人数将上升至 300 万。WHO 将烟草流行作为全球最严重的公共卫生问题列入重点控制领域。

2. 缺乏体力活动 WHO 推荐每天至少进行 30 分钟中等强度的体力活动。运动可以加快血液循环，增加肺活量，促进机体新陈代谢，增强心肌收缩力，维持各器官的健康。但全球有 60% 的人运动量明显不足。调查显示，人群中 11%～24% 属于静坐生活方式，31%～51% 体力活动不足，大多数情况下每天活动不足 30 分钟。缺少运动导致每日摄取的热量大大高于消耗的热量，这是造成超重和肥胖的重要原因，也是冠心病、高血压、糖尿病等许多慢性疾病的危险因素。

3. 不合理膳食 平衡膳食是机体健康的基石，而不合理膳食是导致慢性疾病的主要原因之一。不合理膳食具体表现为饮食结构不合理、烹饪方法不当、不良饮食习惯等。饮食结构不合理包括高热量饮食（高脂、高糖食物）、饱和脂肪（主要为动物性脂肪）、高盐、高胆固醇、低纤维素饮食；不当的烹饪方法包括长期食用烟熏和腌制的鱼肉和咸菜等；不良饮食习惯表现为偏食、挑食、暴饮暴食、进食不规律等。

4. 过量饮酒 大量的医学资料表明，长期过量饮酒可引起多脏器发生病变，危害相当严重。酒精是亲神经性毒物，对中枢神经系统的影响远较其他器官显著，摄入较多酒精对记忆力、注意力、判断力及情绪反应都有严重影响，长期酗酒还会导致酒精中毒性精神病。酒精及代谢产物会造成肝细胞代谢紊乱，是导致酒精性肝损伤的主要原因。过量饮酒可明显增加心血管疾病的发生风险，也增加消化系统癌症的发生风险，饮酒是脑卒中常见的诱因之一。同时，饮酒与吸烟有协同作用，可使许多癌症的发病率明显增高。

（二）代谢和生理相关危险因素

上述的行为可导致血压升高、超重或肥胖、高血糖和高血脂，就死亡原因而言，全球主要的代谢危险因素是血压升高（占全球死亡人数的 18%），其次是超重、肥胖和血糖升高。

（三）生物遗传因素

慢性疾病可以发生于任何年龄，但发生的比例与年龄成正比。年龄越大，机体器官功能老化越明显，发生慢性疾病的概率也越大。家庭对个体健康行为和生活方式的影响较大，许多慢性疾病如高血压、糖尿病、乳腺癌、消化性溃疡、精神分裂症、动脉粥样硬化性心脏病等都有家族倾向，这可能与遗传因素或家庭共同的生活习惯有关。

（四）精神心理因素

生活及工作压力会引起紧张、焦虑、恐惧、失眠甚至精神失常。长期处于精神压力下，可使血压升高、血中胆固醇增加，还会降低机体的免疫功能，增加慢性疾病发病的可能。

（五）自然环境和社会环境

自然环境中空气污染、噪声污染、水源和土壤污染等，都与癌症或肺部疾病的发生密切相关。社会环境中健全的社会组织、教育程度的普及、居民居住条件、医疗保健服务体系等都会直接或间接影响慢性疾病的发生，影响人群的健康水平。

慢性疾病的发病不是由单个因素引起，往往是多个危险因素综合作用的结果。而多个因素的作用，常常不是单个因素作用的简单相加，而是存在多个危险因素之间的交互作用和协同作用。

四、老年慢性疾病对社会经济的影响

老年慢性疾病对社会经济的影响程度取决于慢性疾病的发病率、死亡率、所需社会资源的多少、对人群生理及心理的影响等因素。一方面，慢性疾病的日益增多及最终造成的机体功能下降，使社会丧失大量劳动力；另一方面，慢性疾病所需的医疗和社会资源迫使社会资源重新分配，导致社会负担加重，最终影响和制约社会经济的发展。

慢性疾病不仅严重危害着人们的生命和健康，降低人们的生活质量，而且是社会医疗费用直线上升的主要原因。慢性疾病通常是终身性疾患，病痛、伤残不仅严重影响患者的健康和生活质量，而且极大地加重了家庭和社会的经济负担。《中国疾病预防控制工作进展（2015年）》报告显示，我国慢性疾病负担约占我国疾病总负担的70%。慢性疾病的卫生服务需求与利用的增加直接导致我国医疗费用的迅速上升，其上升速度已经超过国民经济和居民收入的增长，带来社会和经济负担。以残疾调整寿命年（disability adjusted life year，DALY）来计算，慢性疾病带来的经济负担占高收入国家疾病负担的92%，占中等和低收入国家及地区疾病负担的约63%。慢性疾病发病年龄也似有提前的趋势，严重影响劳动力人口健康。

第二节　老年慢性疾病的管理

老年慢性疾病管理是指对慢性疾病及其风险因素进行定期检测，连续监测，评估与综合干预管理的医学行为及过程，主要内涵包括慢性疾病早期筛查、慢性疾病风险预测与综合干预、慢性疾病患者群体的综合管理，以及慢性疾病管理效果评估等。慢性疾病已经成为严重威胁人类健康的公共卫生问题，降低慢性疾病病死率及疾病负担是卫生策略的主要目标。

一、老年慢性疾病照护的目标

随着年龄的增长，老年人的身心能力均有所下降，部分老年人在没有他人的支持和帮助甚至无法继续生活自理，但他们仍然渴望幸福和尊重。老年慢性疾病患者的护理重点是为患者提供必要的照护和支持，帮助患者与疾病和谐共处，控制症状，维持患者一定水平的功能发挥，以便能有尊严地生活并受到尊重。应区分急性期疾病和慢性疾病的护理，针对老年慢性疾病确定一个适当的护理目标。

（一）保持或提高自我照护能力

老年慢性疾病患者相比一般成人照护需求更高，例如，需准备特殊饮食、调整日常活动、服用多种药物、接受康复治疗、学习使用辅助器具和安全出行等。护士需要帮助老年人保持或提高自我照护能力，以满足其日常生活和社交的需要。自我激励是调动自我照护知识和技能的必要条件。因此，评估激励因素，制订提高老年人自我激励的计划和策略是老年护理的重要方面。

（二）提高疾病自我管理能力

老年慢性疾病患者需要了解自己的健康状况和护理方法，包括提高对疾病相关知识的认知，控制危险因素，改善生活方式（合理膳食、适量运动、戒烟限酒、心理平衡），提高治疗依从性，控制病情稳定，预防和延缓并发症的发生，从而改善疾病预后。

（三）尽可能获得较高的生活质量

医护人员应定期评价不同治疗干预方式对于老年慢性疾病患者生活质量的影响。护士应评估老年患者在娱乐、社交、精神、情感和家庭等方面需求是否得到满足及程度，尽可能提供帮助以满足老年患者的需求。

二、老年慢性疾病照护效果的最大化

慢性疾病的最大挑战在于了解其复杂性，尤其是老年患者群体。尽管诊断和护理要求类似，个体的差异性导致最终的临床结局可能会相差很大。因此，患者的需求是照护系统的中心。为了实现慢性疾病照护效果的最大化，大量研究者进行了诸多尝试。

（一）建立慢性疾病照护模式

慢性疾病护理模式（chronic care model，CCM）涵盖了一个卫生保健系统的基本要素，这些要素包括社区、卫生系统、自我管理支持、转运系统设计、决策支持和临床信息系统。该模式有助于克服传统慢性疾病管理模式中的不足之处，取得更好的照护效果。

（二）使用慢性疾病照护教练

慢性疾病照护教练可以是一个家庭成员、朋友或病友。老年专科护士可以列出日常训练的基本步骤，为慢性疾病照护教练提供专业的建议和支持。

（三）确定支持团体

慢性疾病需要专家领导的团队照护，包括医师、药师、营养师、心理咨询师、责任护士、家庭成员、朋友等。但全新的慢性疾病管理体系可能由智能化虚拟团队角色逐步替代，而形成专家指导下 AI 支撑的以责任护士为主体的责任制照护体系。同时可以通过构建智慧化、全方位、全生命周期的患者医疗和健康档案，满足患者的需求。

（四）维持健康的生活方式

对于慢性疾病患者来说，维持健康的生活方式，可以最大限度地提高他们的健康水平和生活质量，如提高治疗依从性、养成良好的饮食习惯、合理运动、进行压力管理、保持良好的睡眠等。

（五）最大限度维持基本功能

长期照护应在任何可能的情况下努力加强老年人的内在能力。保持患者参与社区、社会和家庭生活；以住房和辅助设备的环境适应性来弥补功能减退。

（六）使用补充和替代疗法

常见的补充和替代疗法包括针灸、中草药、按摩、冥想、气功、太极等。护士可以帮助患者评估这些疗法的适用性和有效性。

三、老年慢性疾病患者的健康促进

通过实施以健康促进为主要策略的干预活动，降低人群中慢性疾病的危险因素，控制慢性疾病的发病率和死亡率的上升趋势。

（一）倡导"自己是健康的第一责任人"理念

每个人是自己健康第一责任人。从健康知识普及和健康行为促进两方面入手加强健康教育，提升老年慢性疾病患者的健康素质，促进老年人自觉形成健康的行为和生活方式，在科学指导下开展自我健康管理，做到人人参与、人人尽力、人人享有的健康新格局。

（二）实施早诊早治，降低高危人群发病风险

强调慢性疾病的二级预防，以血压、血糖、血脂、体重、肺功能、大便隐血等指标监测为重点，提倡居民健康体检，促进慢性疾病早期发现，逐步开展慢性疾病高危人群的患病风险评估和干预指导。

（三）医防协同，实现全流程健康管理

实施慢性疾病家庭医师签约服务，对老年常见病如慢性呼吸系统疾病、高血压、糖尿病、心脑血管疾病、肿瘤等患者实施分级诊疗，加强疾病预防控制机构、医院和基层医疗卫生机构的分工协作和优势互补，建立健康管理长效工作机制，推进慢性疾病防、治、管整体融合发展。

我国建立了"慢性疾病自我管理模式""社区全科慢性疾病健康管理模式"和"三师共管"慢性疾病服务模式等，旨在打破医疗机构协同合作的"壁垒"，引导优质医疗资源下沉，为慢性疾病患者提供全生命周期的治疗和康复服务。目前国际上得到广泛认可与应用的慢性疾病管理模式为慢性疾病照护模式（chronic care model，CCM）、慢性疾病自我管理计划（chronic disease self-management program，CDSMP）和创新型慢性疾病照护框架（innovative care for chronic conditions framework，ICCCF），这 3 种模式能够帮助慢性疾病患者进行有效自我管理，进而改善慢性疾病服务质量与健康结果。

这些模式的共同目标是改善患者健康状况，减少住院次数，提高生活质量，并控制医疗成本。它们强调的是一种整体的、多方面的治疗和护理方法，而不局限于疾病的医学治疗。

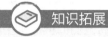

知识拓展

国家积极推进慢性疾病防治工作

为加强慢性疾病防治工作，降低疾病负担，提高居民健康期望寿命，努力全方位、全周期保障人民健康，为推进健康中国建设奠定坚实基础，近年来我国出台了一系列政策推进慢性疾病管理。2021年4月，慢性疾病管理被正式纳入"国家标准"。国家发展改革委员会会同国家卫生健康委员会等20个相关部门共同研究起草《国家基本公共服务标准（2021年版）》，慢性疾病患者健康管理服务项目列入其中，明确为辖区内35岁及以上常住居民中原发性高血压患者和2型糖尿病患者提供筛查、随访评估、分类干预、健康体检服务。由财政出资，患者可就近到辖区的社区卫生服务机构或乡镇卫生院、村卫生室获得相应的免费健康服务。

四、老年慢性疾病管理的信息化

将信息技术融入慢性疾病管理，推动慢性疾病管理模式向信息化、智慧化方向变革成为学术界研究的热点。根据第三届人口与发展论坛调查，我国65～69岁老年人智能手机使用占比超过50.0%，82.2%的老年人使用智能手机视频聊天，智能手机的广泛使用使得应用移动网络进行老年慢性疾病管理成为可能。

（一）老年人健康数据采集的信息化

健康信息指个人出生、成长、生活中各种与健康相关的信息，具体包括个人基本情况、日常生活行为习惯、工作方式、健康状况、现病史、既往病史、过敏史、家族疾病史、健康体检情况、就诊情况、口服药情况等。老年人健康信息可用于老年人群健康评估、健康风险干预、疾病的预期诊断与预后诊断、健康教育等健康管理服务。老年人健康信息采集指对老年人在健康管理和医疗保健过程中所产生、加工、存储的信息，通过一定的渠道，按照一定的程序，采用科学的办法，对真实、实用、有价值的信息进行有组织、有计划、有目的采集的全过程。

老年人健康信息主要来自各类卫生服务记录、健康体检记录，以及专题健康或疾病调查记录。常用的老年人健康信息采集途径包括医院信息系统、中国疾病预防控制信息系统、国家人口与健康科学数据共享服务平台，以及慢性疾病管理信息系统。其中慢性疾病管理信息系统是采用计算机硬件技术和网络通信技术相结合的模式搭建的管理信息系统。该系统主要由服务对象管理、人群干预、个体追踪管理、效果评价等若干有机结合的功能组成，系统可以通过个案发现或人群筛查后自动建立慢性疾病专案，对专案对象进行诊疗、健康教育、追踪管理。该系统体现生物－心理－社会3个层次干预措施数码化和实用化，有利于达到降低病残率、病死率，以及提高慢性疾病患者生活质量的慢性疾病管理目标。

（二）老年人电子健康档案

老年人健康档案是老年人慢性疾病管理中不可缺少的工具。通过建立老年人健康档案，能够了解和掌握老年人的健康状况和疾病构成，了解老年人主要健康问题和卫生问题的流行病学特征，为筛选高危人群、开展健康管理、采取针对性预防措施奠定基础。

1. 老年人电子健康档案的基本内容　老年人电子健康档案包括个人基本信息和主要卫生服务记录。个人基本信息包括人口学和社会经济学等基础信息，以及基本健康信息。其中一些基本信息反映了个人固有特征，贯穿整个生命过程，内容相对稳定、客观性强。主要卫生服务记录是从居民个人一生中所发生的重要卫生事件的详细记录中动态抽取的重要信息，包括疾病预防、疾病管理，以及医疗服务。其中疾病管理涵盖了老年人健康管理信息，特别是老年人高血压、糖尿病、肿瘤等病例管理信息。

2. 老年人电子健康档案在慢性疾病管理中的应用　满足老年人健康管理的需要是老年人电子健康档案的主要功能之一。持续积累、动态更新的老年人电子健康档案有助于卫生服务提供者系统地掌握老年服务对象的健康状况，及时发现重要疾病或健康问题、筛选高危人群并实施有针对性的防治措施，从而达到预防为主和健康促进目的。对于老年人慢性疾病管理来说，主要是将重点放在具有潜在慢性疾病风险的人群，根据电子健康档案里的相关信息，卫生服务提供者可以有针对性地提出行为生活方式等干预措施，关口前移，开展常规的预防保健工作，降低慢性疾病发病率；同时，对于老年慢性疾病患者，卫生服务提供者通过门诊、家庭和电话等随访方式及时掌握居民平时的用药情况、吸烟、饮酒、饮食情况及体育锻炼情况等，对电子健康档案进行实时更新，通过连续的行为生活方式干预和病情监测，以实现延长生命、避免疾病急性期高额治疗费用的目的。

（三）可穿戴设备在老年慢性疾病管理中的应用

随着医疗技术的进步，人类对于健康的需要也从有病治病发展到未病防治，可穿戴设备（wearable devices）正是为满足大众的这一健康需要而出现的数字医疗设备的新起之秀。可穿戴设备能够远程随时监控人体的各种生理参数，对人体的健康状态给予监护、报警和干预。

老年慢性疾病患者日常佩戴可穿戴设备，能够帮助在疾病初期发现病因，及早治疗隐患病情。可穿戴设备通过传感器实时对老年人生理指标、睡眠情况、日常情况、饮食习惯、周围环境等健康信息进行动态监测，为老年人健康管理提供长效的危险因素监测数据，便于健康状态精确评估、健康风险及时分析和预警，并改变不良行为和生活方式，可以达到很好地控制心脑血管疾病发生的目的。可穿戴设备还可结合移动互联网，实现老年人慢性疾病管理的远程监护，为老年人家庭监护和社区监护提供有力支撑。老年人可穿戴设备可随时随地监测血糖、血压、心率、血氧含量、体温、呼吸频率等指标，全面的生命体征信息监测及后台的数据分析和诊断决策系统可以帮助完成老年人慢性疾病的追踪与管理，便捷、优质的远程医疗既可以减少医疗费用的支出，又可以降低医疗机构床位占用率、延伸医疗机构的服务范围，从而节约成本和社会资源。

（四）人工智能技术在老年慢性疾病管理中的应用

人工智能在医疗领域中的应用已非常广泛，包括医学影像、临床决策支持、语音识别、药物挖掘、健康管理、病理学等众多领域。而在健康管理领域，人工智能技术呈现与健康管理不断融合的趋势，其中数据资源、计算能力、算法模型等基础条件的日臻成熟成为健康管理新技术发展的重要力量。

1. 移动医疗技术　移动医疗（mobile health，mHealth）是指通过使用移动通信技术，例如，智能手机、3G/4G/5G 移动网络和卫星通信等，提供医疗服务和信息。老年人可以通过移动设备实现网上预约挂号、检查检验结果查询等功能；护理人员可以通过手机 App、微信等方式对高血压、糖尿病等慢性疾病老年人进行精细化服务，提供随时随地的建档、评估、随访等慢性疾病管理服务，并实现与公共卫生系统互联互通和数据共享。

2. 物联网技术　物联网技术包括射频识别（radio frequency identification，RFID）技术、传感器技术、智能终端技术，以及无线通信技术等，能够促进医院实现医疗流程的标准化，以及对医疗对象的智能化感知和处理，从而提高医疗安全和精细化管理。在老年慢性疾病管理中，物联网技术应用比较多的是自我健康管理，例如，老年心肺疾病患者的居家氧疗、智能健康监测、患者生命体征监测、心电监测等。

3. 大数据技术　随着医疗和健康数据的急剧扩增，大数据与医疗成为广受关注的话题。利用包括影像数据、病历数据、检验检查结果、诊疗费用等在内的各种数据，搭建合理、先进的数据服务平台，为广大患者、医务人员、科研人员及政府决策者提供服务和协助，成为未来重点发展方向。综合运用健康医疗大数据资源和信息技术手段，可以对老年人健康状况等重要数据精准统计和预测评价，对老年慢性疾病人群疾病及风险进行预警和监测；结合老年人健康服务需求，科学配置老年人健康服务资源，有力支撑健康中国建设规划和决策。

4. 云计算技术　在老年健康管理方面，云计算可以发挥其强大的存储功能。云计算可整理、存储老年人的各种信息数据，包括住院及转诊的信息数据，都会被收集起来存储在云端数据库中，老年人健康管理机构所需要的资料，随时都可以在云数据库中查询。其他老年人健康管理机构也可以通过信息整合平台进入云端数据库查询相关信息。云计算实现了老年人信息共享，若老年人突发疾病，可以使得患者在转诊时，提高医院工作效率。

第三节　常见老年慢性疾病的护理及管理

一、老年慢性阻塞性肺疾病

慢性阻塞性肺疾病（chronic obstructive pulmonary disease，COPD），简称慢阻肺，是一种以气流受限且不完全可逆为特征的慢性肺部疾病。该病呈进行性发展，是老年人呼吸系统疾病中的常见病、多发病。老年 COPD 患者的肺功能进行性减退，严重影响其生活质量。

（一）病因

目前 COPD 的确切病因尚不清楚，可能是机体自身因素和多种环境因素持续相互作用的结果。

1. 机体自身因素　增龄与 COPD 的患病率和死亡率不断上升有关，大量研究发现男性患病风险显著高于女性。其他因素包括呼吸道功能减弱、免疫功能低下、自主神经功能失调、肾上腺皮质功能和性腺功能减退等。

2. 环境因素　吸烟、感染、空气污染、职业性粉尘和化学物质，以及其他理化因素等都有可能参与 COPD 的发生、发展。

（二）身体状况

主要表现为慢性咳嗽、咳痰、喘息、气促或呼吸困难。慢性咳嗽常为首发症状，气短、呼吸困难是 COPD 的标志性症状。老年 COPD 患者临床表现与一般成人不同，具有以下特点。

1. 呼吸困难更严重　随着气道阻力增加，呼吸功能发展为失代偿后，日常轻微活动甚至休息时即感到胸闷、气促。

2. 机体反应能力差，典型症状、体征不明显　急性发作时体温不升、白细胞不升高、咳嗽轻、气促不明显；表现为精神萎靡、发绀、食欲缺乏、胸闷、少尿等；可闻及呼吸音低或肺内啰音密集等。

3. 易反复感染，并发症多　老年人气道屏障功能和机体免疫功能减退，易反复感染，且肺源性心脏病、休克、电解质紊乱、呼吸性酸中毒、肺性脑病等并发症发生率增高。

（三）健康评估

1. 健康状态综合评估　需要对患者的临床症状、肺功能、急性加重风险、并发症、合并疾病、营养、心理 - 社会状态等进行全面评估，以制定长期的个体化治疗和管理方案。

2. 疾病分级

（1）临床症状评估：可采用改良版英国医学研究委员会呼吸困难问卷（modified British medical research council，mMRC）进行呼吸困难症状评估。

（2）肺功能：根据气流受限程度，即第一秒用力呼气容积（forced expiratory volume in 1 second，FEV_1）占用力肺活量（forced vital capacity，FVC）的百分比（FEV_1/FVC）、第一秒用力呼气容积占预计值百分比（FEV_1% 预计值），对 COPD 的严重程度分级。

（3）急性加重风险评估：过去一年有 ≥2 次中/重度急性加重，或者 ≥1 次急性加重住院。

（4）急性加重期严重程度评估：根据患者临床症状分为轻度、中度和重度。①轻度：仅需吸入短效支气管扩张药治疗。②中度：需使用短效支气管扩张药联合抗生素治疗，根据患者病情，可给予糖皮质激素治疗。③重度：须住院或急诊治疗。

3. 辅助检查　包括肺功能、胸部 X 线、CT、血气分析、血常规、痰培养检查等。

（四）护理及管理

1. 急性加重期　此期护理及管理的主要目的是减轻症状，阻止 COPD 病情发展，缓解或阻止肺功能下降，改善患者生活质量，降低死亡率。

（1）一般护理：①休息与活动。室内环境安静整洁、空气清新，温湿度适宜。急性期应卧床休息，采取舒适体位，极重度患者宜选取身体前倾位。保持心情舒畅，调节良好心态。②饮食。选择高热量、高蛋白、富含维生素、低脂、易消化的饮食。③保持呼吸道通畅。鼓励患者摄入足够水分，稀释痰液，也可通过雾化吸入、叩击、机械振动排痰等方法促进排痰。若患者出现呼吸困难伴低氧血症时，遵医嘱予以持续低流量吸氧（氧流量 1~2L/min），避免过高浓度的氧气吸入致二氧化碳潴留。

（2）病情观察：密切观察呼吸频率、深度、节律，呼吸困难程度，咳嗽、咳痰症状，观察体温变化，有无胸痛、刺激性干咳等。

（3）用药护理：注意观察药物疗效及不良反应，根据监测结果及时调整治疗方案。常用药物：①支气管扩张药。是控制 COPD 症状的主要治疗药物，包括 β_2 受体激动剂、抗胆碱药和茶碱类药物。β_2 受体激动剂可引起心动过速、心律失常，因此，以吸入剂作为首选，不良反应较小；抗胆碱药物联合 β_2 受体激动剂吸入可加强支气管舒张作用，但合并前房角狭窄的青光眼或因前列腺增生而导致尿路梗阻者慎用；茶碱类药物使用过程中需监测血药浓度，浓度过高时恶心、呕吐等不良反应明显增加。②糖皮质激素及广谱抗生素。急性加重期可考虑使用，具有较好的抗炎、抗过敏及免疫抑制作用，能够迅速缓解症状。老年人不宜长期使用糖皮质激素。③镇咳药。可待因有麻醉性中枢镇咳作用，会加重呼吸道阻塞而抑制呼吸，需慎用；喷托维林是非麻醉性中枢镇咳药，不良反应有口干、恶心、腹胀、头痛等。④祛痰药。盐酸氨溴索为润滑性祛痰药，不良反应轻；盐酸溴己新偶见恶心、转氨酶增高，胃溃疡患者慎用。⑤中药：常见有苏黄止咳胶囊、小青龙颗粒、痰热清注射液、苓桂咳喘宁胶囊、玉屏风颗粒、补中益气丸等，需辨证施治。

（4）肺康复治疗：是 COPD 患者一项重要的康复治疗措施。应为患者制订个体化的康复计划，具体包括呼吸生理治疗、肌肉训练、营养支持、精神心理治疗与教育等方面的治疗措施。

2. 稳定期　护理及管理的主要目的是避免病情反复加重，延缓肺功能下降，降低并发症的风险，增强抗病能力，提高患者生活质量，延长生命。

（1）生活方式调整：①饮食与营养：摄入新鲜蔬菜、水果及豆类、富含亮氨酸等支链氨基酸的优质蛋白质（乳清蛋白及其他动物蛋白）、多不饱和脂肪酸、维生素 D、低碳水化合物和低糖、低脂饮食，避免摄入产气或引起便秘的食物，进食前后保持口腔清洁卫生。②戒烟：劝导患者戒烟，避免暴露于二手烟环境。③改善睡眠：存在睡眠障碍时，应给予综合护理干预，包括创设优质睡眠环境、加强医患沟通、药物干预和心理干预（如睡眠认知疗法、睡眠卫生教育、刺激控制疗法、睡眠限制和松弛治疗等）。④心理调适：应采取个性化的心理干预缓解患者负性情绪，鼓励患者家属陪伴，关爱患者主观感受，通过言语激励、行动激励、情感支持、家庭支持等方式改善心理状态，调节负面情绪，提高患者生活质量及康复依从性。

（2）长期家庭氧疗：采用鼻导管持续低流量吸氧，每日 15 小时或以上。氧疗有效指标：患者呼吸困难减轻、呼吸频率减慢、心率减慢、发绀减轻、活动耐力增加。

（3）用药护理：老年 COPD 患者用药时间长，需关注药物疗效和不良反应。

（4）康复训练：包括骨骼肌运动训练和呼吸肌运动训练。骨骼肌运动训练包括耐力训练和抗阻训练，耐力训练可选择步行、慢跑、爬楼梯、平板运动、自行车、游泳、太极拳或多种方式相结合，因病情原因不能耐受较长时间持续运动的患者，可采用间歇训练（高强度下运动与低强度或休息相互交替）；抗阻训练常用方式包括负重器材训练，以及弹力绳训练等。运动强度应为无明显呼吸困难的情况下接近患者的最大耐受水平。呼吸肌运动训练包括腹式呼吸、缩唇呼吸、抗阻呼吸、呼吸体操等。

3. 健康指导

（1）疾病知识宣教：医护人员可以借助包括网站平台、移动应用程序（如微信）等

"互联网＋"技术为患者和家属建立健康档案，进行健康教育。指导老年人及其家属了解该病的诱因、发病机制、临床表现等基础知识；了解氧疗的目的、必要性及用氧安全注意事项，并定期更换、清洁、消毒；指导支气管扩张药等正确使用方法。

（2）生活指导：尽量避免有害气体、粉尘、烟雾的吸入；防寒保暖，避免去人多拥挤的公共场所，秋冬季节可注射流感疫苗，防治呼吸道感染。

（3）康复锻炼：向老年人及其家属介绍疾病相关知识，使之能理解康复锻炼的意义，患者可通过穿戴设备进行各项指标监测和反馈，如脉搏血氧仪、计步器和加速度计、温肺背心、无线心电图等，以促进患者主动增加身体活动。

二、老年高血压

老年高血压（elderly hypertension）是指年龄≥65岁，在未服用降压药物的情况下，血压持续或非同日3次以上收缩压≥140mmHg和/或舒张压≥90mmHg（1mmHg＝0.133kPa）。其中收缩压≥140mmHg，舒张压＜90mmHg称为单纯收缩期高血压（isolated systolic hypertension，ISH），是最常见的老年高血压类型。曾明确诊断为高血压且正在接受药物治疗的老年人，虽然血压＜140/90mmHg，也应诊断为老年高血压。高血压是导致老年人脑卒中、心肌梗死乃至造成心血管死亡的首要危险因素。

（一）病因

1. 内在因素　包括遗传因素，以及与血压有关的各种老化因素，如动脉粥样硬化、纤维性硬化、激素反应性降低、压力感受器敏感性变化等。

2. 外在因素　主要为各种不良生活方式，如高盐高脂饮食、吸烟、过量饮酒、超重/肥胖、缺乏体育锻炼及精神压力过大等。

（二）身体状况

老年高血压的临床表现与一般成人不同，具有以下特点。

1. 收缩压升高为主　老年高血压患者常见收缩压升高和脉压增大。随着年龄的增长，收缩压增高，舒张压降低或不变（出现单纯收缩期高血压），由此导致脉压增大。脉压随着年龄的增长而增大，是反映动脉损害程度的重要标志。与舒张压升高相比，收缩压升高与心、脑、肾等靶器官损害的关系更为密切。

2. 血压波动大　老年人血压调节能力下降，血压易受各种因素影响而产生明显波动，尤其是收缩压，1天内波动可达40mmHg。血压昼夜节律异常的发生率高，夜间低血压或夜间高血压多见，清晨高血压也增多。高血压合并体位性血压变异（包括直立性低血压和卧位高血压）和餐后低血压者增多。

3. 症状少而并发症多　初期无明显症状，当血压持续升高导致心、脑、肾等靶器官损害才表现出相应的临床症状。常与冠心病、心力衰竭、脑血管疾病、肾功能不全、糖尿病等并存，使治疗难度增加。

4. 多重用药　老年患者多病共存，多重用药是常见现象。

5. 假性高血压　老年高血压患者伴有严重动脉硬化时，可出现袖带加压时难以压缩肱动脉，所测血压值高于动脉内测压值的现象，称为假性高血压。其发生率随年龄增长而增高，可因过度降压治疗而导致高龄老年人出现跌倒、晕厥等不良事件。

（三）健康评估

1. 老年高血压分级与危险分层

（1）老年高血压分级：与一般成人相同，根据收缩压和/或舒张压水平将老年高血压分为3级。当收缩压与舒张压分属不同级别时，以较高的级别为准。单纯收缩期高血压按照收缩压水平分级。

 知识拓展 ●●●

诊室外高血压

临床上高血压的分级是以诊室坐位血压为标准，而诊室外血压监测能更真实地反映个体生活状态下的血压状况，可鉴别白大衣性高血压和检出隐蔽性高血压。诊室外血压监测包括家庭自测血压和动态血压监测。在使用符合计量标准的血压测量工具且测量操作规范的前提下，家庭自测血压与动态血压监测结果可作为高血压诊断与疗效评估的依据。

诊室外血压测量的高血压诊断标准：连续监测5～7天，家庭自测血压为平均收缩压≥135mmHg或舒张压≥85mmHg。动态血压监测，24小时平均收缩压≥130mmHg或舒张压≥80mmHg，日间平均收缩压≥135mmHg或舒张压≥85mmHg，夜间平均收缩压≥120mmHg或舒张压≥70mmHg。

资料来源：中国老年医学会高血压分会，北京高血压防治协会，国家老年疾病临床医学研究中心，等. 中国老年高血压管理指南2023［J］. 中华高血压杂志，2023，31（6）：508-538.

（2）老年高血压危险分层：根据血压升高水平、危险因素状况、靶器官损害合并慢性肾脏病、糖尿病或心血管疾病情况，将患者总体心血管风险界定为低危、中危、高危和极高危（表9-1）。

表 9-1　老年高血压危险分层

其他危险因素和病史	血压水平			
	收缩压 130～139mmHg 或舒张压 85～89mmHg	收缩压 140～159mmHg 或舒张压 90～99mmHg	收缩压 160～179mmHg 或舒张压 100～109mmHg	收缩压≥180mmHg 和/或舒张压≥110mmHg
1～2个危险因素	低危	中危	高危	极高危
3个及以上危险因素，或糖尿病或靶器官损害或慢性肾病3期	高危	高危	极高危	极高危
并存临床情况，慢性肾病4～5期	极高危	极高危	极高危	极高危

2. 心理 – 社会状况 评估患者的性格特征，有无焦虑、恐惧、愤怒、紧张等情绪，患者的家庭和社会支持程度。

3. 衰弱评估 体力活动能力下降及高龄老年高血压患者应常规做衰弱评估。

4. 认知功能评估 高血压对认知能力的损害贯穿整个生命周期，增加了早发性和晚期痴呆症的风险，应开展认知功能下降早期筛查。

5. 辅助检查 包括血液学检查、心电图、超声心动图、胸部 X 线检查、眼底检查、24 小时动态血压监测、内分泌检测等。

（四）护理及管理

护理及管理的主要目的是将血压调整至适宜水平，最大限度降低靶器官损害的风险和致死致残率，提高生活质量，延长生命。

1. 生活方式调整 是降压治疗的基本措施，主要包括以下几点。

（1）饮食与营养：每人每日限制钠盐摄入量不超过 5g 为宜，增加钾的摄入量。饮食上，低脂、低糖，补充适量优质蛋白质，多食新鲜蔬菜、水果等。

（2）戒烟限酒：彻底戒烟，避免被动吸烟；不饮或限制饮酒，每日乙醇限制量，男性 <25g、女性 <15g。白酒、葡萄酒（或米酒）、啤酒摄入量应分别 <50ml/d、100ml/d、300ml/d。

（3）控制体重：维持理想体重指数在 20.0 ~ 23.9；纠正腹型肥胖，男性腹围维持 <90cm，女性腹围维持 <80cm。

（4）合理运动：进行适当的规律运动（≥5 天/周，≥30 分钟/天），运动强度以中等强度的有氧运动为主（如步行、跑步、游泳、骑自行车等），结合抗阻运动、平衡训练、呼吸训练和柔韧性训练等。循序渐进，可以采取短时间、多次累积的方式。运动强度常用运动时最大心率来评估，中等强度运动为能达到最大心率 60% ~ 70% 的运动，最大心率（次/分）= 220 – 年龄。

（5）改善睡眠：白天睡眠时间不宜过长，保证 6 ~ 8 小时的夜间睡眠。避免睡前服用利尿药。

（6）预防感染：保持室内温暖，定时通风换气，气温变化时适量增减衣物，防寒保暖。

（7）心理调适：减轻精神压力，避免情绪大起大落的环境和事件，保持心态平衡。

2. 血压监测 血压测量是评估血压水平、诊断高血压，以及观察降压疗效的根本手段和方法。老年人血压波动较大，需定时、多次测量血压，鼓励并指导老年高血压患者开展家庭自测血压和动态血压监测；老年人易发生直立性低血压，需注意进行四肢血压和不同体位（立位、卧位）血压测量。如有血压明显升高，伴有恶心、呕吐、颈项痛或发硬、视物模糊、抽搐、昏迷等神经症状，均为高血压急症的表现，应立即就医。

3. 用药护理 老年高血压患者药物治疗的基本原则是小剂量、长效、联合、个体化。

（1）降压治疗的时机：在生活方式干预的基础上，65 ~ 79 岁的普通老年人，当血压≥140/90mmHg 时推荐开始药物治疗；≥80 岁的老年人，血压≥150/90mmHg 时开始药物治疗。

（2）降压治疗的目标值：严格的血压控制可使老年人受益更多。65 岁以上老年人第一步血压控制目标 <150/90mmHg，若能耐受可降至 140/90mmHg 以下；≥80 岁的老年人应降

至 150/90mmHg 以下。其他特定老年人群的降压治疗目标值见表 9-2。

表 9-2 老年人合并其他疾病的降压治疗目标

合并疾病	降压目标
脑梗死	血压≥220/120mmHg 时启动降压治疗；接受静脉溶栓或机械取栓治疗者，治疗前控制血压≤185/110mmHg；机械取栓治疗者，避免术后收缩压控制在 <120mmHg
脑出血	收缩压控制在 130~150mmHg
冠心病	降压目标为 <140/90mmHg；若能耐受，可考虑将血压控制在 <130/80mmHg
心力衰竭	降压目标为 <130/80mmHg
慢性肾脏病（CKD）	非透析患者，降压目标为 <140/90mmHg，有蛋白尿者目标为 <130/80mmHg；血液透析患者，透析前诊室血压 <160/90mmHg；腹膜透析患者，持续控制血压 <140/90mmHg；老年肾移植受者，无论有无白蛋白尿，血压均应 <130/80mmHg
糖尿病	血压控制在 <140/90mmHg；能耐受者，可将血压控制在 <130/80mmHg；健康状态为"差"者，收缩压可放宽至 <150mmHg

（3）常用降压药物：目前用于降压治疗的一线药物主要有 6 大类。①利尿药：有噻嗪类、袢利尿药和保钾利尿药，如氢氯噻嗪、呋塞米、螺内酯等。②钙通道阻滞药（CCB）：如硝苯地平、氨氯地平等。③血管紧张素转换酶抑制药（ACEI）：如卡托普利、培哚普利等。④血管紧张素阻滞药（ARB）：如氯沙坦、替米沙坦等。⑤β 受体阻断药：如美托洛尔、卡维地洛等。⑥其他：如哌唑嗪等。应根据患者的危险因素、靶器官损害及合并疾病情况，合理使用药物。

（4）服药注意事项：告知患者有关降压药物的名称、剂量、用法、作用及不良反应，当出现不良反应时应及时报告医师，调整用药。尽量避免在晚上十时至早上六时服药，以免血压过低，甚至引起脑血栓形成。在应用降压药物过程中，老年人坐起、站起时，动作应缓慢，防止血压骤降而产生眩晕或诱发胸闷、心绞痛。

4. 健康指导

（1）疾病知识宣教：向老年人及其家属讲解高血压的危险因素及危害，引起老年人的重视，使之明确定期监测血压和长期坚持治疗的重要性，提高治疗依从性。指导家庭自测血压和动态血压监测的方法。

（2）生活指导：保持充足的睡眠；健康饮食，戒烟限酒；控制体重；保持乐观情绪，提高应对突发事件的能力，避免情绪波动过大。

（3）康复锻炼：适当的运动有利于血压下降，并提高心肺功能，鼓励患者做力所能及的事但避免过度疲劳。可采取中医药、针灸、推拿、健身、气功等康复手段。

（4）定期随访：老年高血压患者开始降压治疗或调整药物治疗方案后，需每月进行随访，监测和评价药物治疗的效果和安全性，直至降压达标。随访可采用入户随访、家庭监测、可穿戴设备监测和远程服务等方式，动态掌握患者血压波动情况，对病情变化进行预判，及时采取治疗防范措施，实现个体化治疗护理。

三、老年冠心病

冠状动脉粥样硬化性心脏病（coronary atherosclerotic heart disease），简称冠心病（coronary heart disease，CHD），是冠状动脉粥样硬化使血管腔狭窄或闭塞和/或因冠状动脉功能性改变（痉挛）导致心肌缺血、缺氧或坏死而引发的心脏病。冠心病是老年人最常见的心脏病，随着年龄增加，冠心病的发病率及死亡风险也大幅增加。《中国卫生健康统计年鉴2022》数据显示，2021年中国城市居民冠心病死亡率为135.08/10万，农村为148.19/10万。

根据发病情况不同，冠心病可分为稳定型心绞痛和急性冠脉综合征，其中急性冠脉综合征又分为ST段抬高型心肌梗死、非ST段抬高型心肌梗死、不稳定型心绞痛。

（一）病因

1. 疾病因素 高血压、血脂异常、糖尿病是最重要的疾病相关危险因素。此外，衰老可引起血管内膜增厚、内皮功能障碍，以及血栓形成。近年来发现，局部或系统性炎症、慢性感染在冠心病的发病机制中起重要作用。

2. 非疾病因素 主要是不良生活方式，包括高热量、高脂肪、高胆固醇、高糖饮食，吸烟、过量饮酒，超重和缺乏体力活动等，也与性格特征、精神因素有关，老年女性还与雌激素水平下降有关。

（二）身体状况

老年冠心病表现常不典型，以不稳定型心绞痛为多，可能与劳累没有直接联系。胸痛是老年人最常见的症状，但以下几点与一般成人不同。

1. 疼痛部位不典型 多数老年患者较少有心前区疼痛，尤其是伴有糖尿病的高龄老年人可无胸痛，疼痛可以在上颌部与上腹部之间的任何部位，或仅有胸骨后压迫感、窒息感等。

2. 疼痛性质不典型 对痛觉不敏感，随着年龄的增长，以全身乏力、恶心、呕吐、呼吸困难等为主诉就诊的居多。

3. 体征少 大多数老年心绞痛患者可无阳性体征。

4. 并发症多 常见的三大并发症为心律失常、心力衰竭、心源性休克，其中以心律失常的发生率最高。

（三）健康评估

1. 健康状态综合评估 对患者整体健康状态进行综合评估，可以更好地发现患者潜在的健康问题，从而准确制定个体化的治疗方案。

2. 辅助检查 包括心电图、负荷试验、动态心电图监测、超声心动图、冠状动脉造影（coronary angiography，CAG）、冠状动脉CT血管成像（coronary computed tomographic angiography，CCTA）及其他血液学检查等。

（四）护理及管理

1. 用药护理 药物治疗是老年冠心病主要的干预措施，其主要目标是缓解心肌缺血症状和减少心血管事件发生，改善预后。常用药物有以下几类。

（1）硝酸酯类：如硝酸甘油，心绞痛发作时给予舌下含服硝酸甘油0.3～0.6mg，首次使用时取平卧位，防止直立性低血压的发生，用药后注意观察胸痛变化情况，如服药后3～5分钟仍不缓解可重复使用。

（2）β受体阻断药：包括美托洛尔、吲哚洛尔等，该类药能引起低血压，宜以小剂量开始，停用时逐步减量，突然停用有诱发心肌梗死的可能。

（3）钙通道阻滞药：冠心病治疗的首选药物，主要适用人群是合并高血压的老年冠心病患者，可以在单一β受体阻断药控制不佳或使用禁忌时选择使用。包括尼群地平、地尔硫草等，易引起低血压，宜从小剂量开始，服药后变换体位时动作宜慢，停用时应逐步减量直至停服，以免引发冠状动脉痉挛。

（4）哌嗪类衍生物：如曲美他嗪和雷诺嗪，可以有效缓解心绞痛的症状。

（5）尼可地尔：钾通道开放药，可以扩张冠状动脉，尤其是冠状动脉微小血管，缓解痉挛，增加冠状动脉血流量。

（6）中成药：如通心络胶囊、复方丹参片、脑心通胶囊、血塞通片等。

（7）其他改善预后的药物：如调脂、抗血小板、抗凝类药物等，此类药物可以改善患者的远期预后，降低心血管事件发生风险和死亡率。

2. 治疗配合

（1）溶栓治疗等的配合与护理：①给药前准备。评估患者有无溶栓禁忌证，测量血压，并采集血标本进行血常规、出凝血时间和血型等检查。②及时给药。准确、迅速配制并输注溶栓药物。③观察不良反应。监测活化部分凝血活酶时间（APTT），严密观察患者有无头痛、意识改变及肢体活动障碍，注意血压及心率变化，及时发现脑出血征象。④判断溶栓疗效。溶栓治疗有效的临床指标包括：胸痛2小时内基本消失，心电图ST段于2小时内回降＞50％，2小时内出现再灌注心律失常，血清CK-MB酶峰值提前出现（14小时以内）。

（2）经皮冠状动脉介入治疗（percutaneous coronary intervention，PCI）：老年急性心肌梗死患者介入治疗的并发症相对较多，术后应密切观察有无再发心前区疼痛、心电图有无变化，及时判断有无新发缺血性事件发生。

（3）冠状动脉旁路移植术（coronary artery bypass grafting，CABG）：患者术后须送入监护室，包括：密切监测生命体征，保持呼吸道通畅，控制液体输入种类和速度，记录24小时出入水量，维持水、电解质平衡；并发症的观察与处理等。

3. 康复治疗和护理 主要针对稳定性冠心病的康复治疗与护理，分为3期：Ⅰ期心脏康复（住院期的康复）、Ⅱ期心脏康复（出院早期的门诊康复）和Ⅲ期心脏康复（社区和家庭的维持期康复）。

（1）Ⅰ期心脏康复：康复目标是提高患者对心脏康复的认知，促进患者日常生活及运动能力的恢复，预防并发症，缩短住院时间，完成运动学习，为Ⅱ期心脏康复奠定基础。主要内容包括健康教育与安全管理、早期康复评估与治疗。物理治疗包括早期适应性康复、运动疗法、呼吸训练、物理因子治疗，需要在严密医学监护下进行。

（2）Ⅱ期心脏康复：出院后1~3个月内，在医疗中心或社区进行。仍需在医学监护下进行，采用的物理治疗主要包括运动疗法、呼吸训练、物理因子治疗。健康教育的重点在于心血管病危险因素管理、生活方式干预，指导出院后康复方案的落实。

（3）Ⅲ期心脏康复：是Ⅱ期心脏康复后的终身预防和维持阶段，重点帮助患者维持已形成的健康生活方式和运动习惯，继续有效防治心血管疾病危险因素，帮助患者恢复正常的家庭生活、社会交往或重返工作岗位。运动处方的种类与Ⅱ期相同，更强调患者的依从性、运动的安全性和有效性。在此期间应加强随访支持。

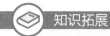 知识拓展

心脏康复护士

近年来，心血管疾病患病率和病死率逐年上升，已成为我国居民的首要死亡病因。研究显示，心脏康复可有效降低心血管疾病风险，降低心血管疾病发病率、再入院率及病死率，提高患者生活质量。护士在心脏康复多学科团队中发挥着重要作用。

我国心脏康复护士认证及培养工作尚处于初级发展阶段。《中国心脏康复与二级预防指南》明确了心脏康复护士资格：工作5年及以上，有心血管急症救治经验，掌握心血管专业基本理论知识，有较好的沟通能力；有护理专科以上学历，参加由中国康复学会心血管病预防与康复专业委员会认证的心脏康复培训并获得培训证书。结合目前我国国情及医院实际情况，建议注册护士可经过专业培训获得心脏康复资质。

资料来源：沈琳，孟晓萍，陈晓明，等. 心脏康复护理专家共识 [J]. 中华护理杂志，2022，57（16）：1937-1941.

4. 生活方式调整

（1）饮食与营养：健康饮食，脂肪摄入量占总能量比例≤30%，减少饱和脂肪酸和反式脂肪酸摄入，每日胆固醇摄入≤300mg，食盐摄入≤5g，摄入足够的全谷物和蔬菜以保证纤维素摄入≥25g，坚果类（无盐）摄入30g，避免高糖食物，糖类摄入占总能量的比例≤10%。

（2）控制体重：老年冠心病患者适当控制BMI在20～25kg/m²，可以减少心血管事件发生风险，以及老年虚弱的发生。

（3）戒烟限酒：指导患者戒烟，避免被动吸烟；戒酒或限制饮酒，每周饮酒不超过100g（相当于50度白酒200ml）。

（4）心理调适：及时筛查患者是否有焦虑、抑郁及严重失眠等心理障碍，向患者及其家属进行健康心理知识教育，教会患者和家属适宜的减压和放松技巧，必要时寻求心理专业人员的帮助。

5. 健康指导

（1）疾病知识宣教：指导患者及其家属了解冠心病的危险因素、发病机制、临床表现、紧急处理、诊断治疗等知识，提高患者对疾病的认识，缓解心理压力，提高治疗依从性。

（2）急救指导：教会患者及其家属心绞痛发作时的自救方法。因为急性心肌梗死是心脏性猝死的高危因素，应教会患者家属心肺复苏技术，以便紧急情况下立即施救。

（3）生活指导：维持健康的生活方式、避免精神过度紧张的工作，保持乐观、稳定的心理状态，注意防寒保暖等。

（4）康复锻炼：运动计划应个体化，循序渐进。若运动过程中出现不良反应，应立即终止，调整运动方案。

（5）随访管理：老年冠心病患者应在社区建立档案进行长期随访和复诊。鼓励患者或其家属借助互联网、手机App、微信等信息技术进行自我管理，监测自觉症状，记录饮食、运动、体重等。

四、老年糖尿病

老年糖尿病（elderly diabetes mellitus，EDM）是指年龄≥65 岁的糖尿病患者，包括 65 岁以前和 65 岁以后诊断糖尿病的老年人。老年糖尿病分为 1 型糖尿病、2 型糖尿病和特殊类型糖尿病（如单基因糖尿病、胰腺外分泌疾病、药物或化学品所致的糖尿病）。其中，2 型糖尿病是老年糖尿病的主要类型。

（一）病因

1. 生理因素 研究显示，空腹和餐后血糖均随年龄增加而有不同程度升高。另外，衰老所致体内胰岛素作用活性下降，也是引起老年人血糖升高的因素。

2. 非生理因素 如饮食习惯、有无烟酒嗜好、是否肥胖、有无高血压、高血脂等。

（二）身体状况

老年糖尿病具有与一般成人不同的临床特点。

1. 起病隐匿且症状不典型 尿糖多不敏感；"三多一少"（多饮、多尿、多食及体重下降）症状不明显，而表现为疲乏、尿频、皮肤瘙痒、四肢酸痛麻木、视力障碍等。以糖尿病并发症或伴发缺血性心脑血管疾病为首发表现就诊的现象较常见。

2. 并发症及合并疾病多 并发症多且严重。65 岁以前诊断为糖尿病的患者由于病程较长，合并慢性并发症及合并疾病的情况较多见。

3. 低血糖风险高 老年糖尿病患者更容易出现无症状低血糖和严重低血糖，导致严重不良后果。

4. 多重用药 老年糖尿病患者常合并肿瘤、呼吸系统、消化系统、心血管系统等疾病，多重用药常见。

（三）健康评估

1. 老年糖尿病诊断标准 采用 WHO 1999 年的糖尿病诊断标准，结合糖化血红蛋白（HbA1c）≥6.5% 作为老年糖尿病的诊断标准（表9-3）。其中，无糖尿病典型症状者需改日复查确认。

表 9-3 老年糖尿病诊断标准

诊断标准	静脉血浆葡萄糖或 HbA1c 水平
典型糖尿病症状加上随机血浆葡萄糖	≥11.1mmol/L
或口服葡萄糖耐量试验（OGTT）后 2 小时血糖	≥11.1mmol/L
或空腹静脉血浆葡萄糖	≥7.0mmol/L
或 HbA1c	≥6.5%

2. 健康状态综合评估 老年糖尿病患者健康状态个体差异很大，需采用多种方法评估其躯体情况、功能状态、心理和社会状况。根据评估结果，将老年糖尿病患者的健康状态分为良好、中等和差 3 个等级（表9-4）。

表 9-4 老年糖尿病患者健康状态综合评估

健康状态	评估特点
良好	无共病或合并≤2 种除糖尿病外的慢性疾病和无 ADL 损伤，IADL 受损数量≤1
中等	合并≥3 种除糖尿病外的慢性疾病，或中度认知功能障碍或早期痴呆，或≥2 项 IADL 受损
差	合并慢性疾病终末期，或中、重度痴呆，或需长期护理，或≥2 项 IADL 受损

注：慢性疾病包括高血压、脑卒中、1～3 期慢性肾脏病、骨关节炎、肿瘤、1～2 期充血性心力衰竭、心肌梗死等；慢性疾病终末期包括不能控制的转移性恶性肿瘤、需氧疗的肺部疾病、需透析的终末期肾病、3～4 期充血性心力衰竭等；IADL 指工具性日常生活活动，包括打电话、购物、做饭、服药和财务管理等。

3. 辅助检查 包括血糖测定、葡萄糖耐量试验、尿糖测定、胰岛素释放试验和 C-肽测定、HbA1c 等。

（四）护理及管理

1. 生活方式调整 是老年糖尿病患者的基础治疗措施，老年糖尿病患者均需接受个体化的生活方式干预。

（1）饮食与营养：饮食是治疗的基本方法，贯穿于糖尿病治疗的全过程，可在原有饮食习惯基础上进行调整。以能量密度高且富含膳食纤维、升糖指数低的全谷物食品为主食，也可粗细搭配。适当增加蛋白质的摄入，健康老年人需摄入蛋白质 1.0～1.3g/（kg·d），合并急慢性疾病的老年人需摄入蛋白质 1.2～1.5g/（kg·d），合并肌少症或严重营养不良的老年人至少摄入蛋白质 1.5g/（kg·d）。进食顺序应先进食蔬菜和蛋白质，后进食碳水化合物，可降低餐后血糖的增幅。

（2）运动训练：在充分评估运动能力和风险的前提下制定个体化的运动方案。运动方式以低、中强度的有氧运动（快走、慢跑、骑自行车、游泳、太极拳、八段锦等）结合抗阻力运动（哑铃、弹力带等）为主，并配合柔韧性和平衡能力训练（如交替性单脚直立、走直线）。每周运动 5～7 天，运动最佳时段是餐后 1 小时，运动约 20 分钟。运动前做好准备活动，不宜独自运动，若运动中出现头晕、胸闷、视物模糊、出冷汗等应立即停止运动，及时处理。不宜空腹运动，若在餐前运动应根据血糖水平摄入适量碳水化合物后再运动。合理安排服药时间和运动时间间隔，避免低血糖、低血压等发生。运动后做好记录，以便观察。另外，外出运动时随身携带急救卡，卡上写有本人的姓名、年龄、电话号码、家庭住址和病情以备急需。

（3）睡眠管理：常规进行睡眠评估与睡眠呼吸暂停综合征的筛查。少食辛辣、刺激性食物，摄入具有安神、宁心功效食物的，进行适宜的运动，听舒缓的音乐或运用中药沐足、耳穴压豆、足底按摩等方式进行助眠。

（4）体重管理：不宜过度减重。患者减重应以减少体内过量的内脏脂肪、提高骨骼肌含量与质量作为目标。

（5）戒烟戒酒：积极鼓励患者戒烟；饮酒可增加低血糖发生风险，尽量避免饮酒。

2. 用药护理 经生活方式干预后血糖仍不达标的老年 2 型糖尿病患者应尽早进行药物治疗。

（1）药物治疗原则：①优先选择低血糖风险的药物。②选择简便、依从性高的药物。③避免过度治疗。④关注肝功能、肾功能、心脏功能、并发症、合并疾病等。

（2）血糖控制的目标：血糖控制与心血管危险因素的综合管理同等重要，同时应根据患者健康状态分层，制定个体化的管理方案。在未使用低血糖风险较高的药物时的血糖控制目标见表9-5。

表9-5　老年糖尿病患者血糖控制目标

健康状态	HbA1c（%）	空腹或餐前血糖（mmol/L）	睡前血糖（mmol/L）
良好	<7.5	5.0~7.2	5.0~8.3
一般	<8.0	5.0~8.3	5.6~10.0
较差	<8.5	5.6~10.0	6.1~11.1

（3）常用药物种类

1）口服类：具体如下。①双胍类：如二甲双胍，宜小剂量开始，餐中或餐后服可减轻胃肠道不良反应。②磺脲类：如格列苯脲、格列喹酮、格列齐特、格列吡嗪，应在早餐前半小时服用，严密观察药物引起的低血糖反应。多种药物同服时，注意了解药物之间的相互作用。③格列奈类：如瑞格列奈、那格列奈，需餐前15分钟内服用。④噻唑烷二酮类：包括罗格列酮和吡格列酮，服用时，应密切观察患者有无水肿、体重增加、缺血性心血管疾病等风险，一旦出现，立即停药。⑤α-葡萄糖苷酶抑制药：主要降低餐后血糖，如阿卡波糖、伏格列波糖、米格列醇。⑥其他：如二肽基肽酶Ⅳ（DPP-4）抑制药、钠-葡萄糖共转运蛋白2（SGLT-2）抑制药等也是临床常用的降糖药类型。

2）注射类：主要为胰岛素。老年糖尿病患者在生活方式调整与药物治疗基础上血糖仍不达标者主张积极、尽早应用胰岛素。常用胰岛素类型如下（表9-6）。胰岛素注射工具有专用注射器、胰岛素笔和胰岛素泵3种。专用胰岛素注射器为一种专用于胰岛素注射的1ml注射器，上面标注了胰岛素单位（U）刻度，减少了注射剂量错误的可能；胰岛素笔是一种笔式注射器，携带方便，对老年患者尤为方便（图9-1）；胰岛素泵是采用人工智能控制的胰岛素皮下持续输注装置（图9-2）。

表9-6　常用胰岛素类型

作用特点	胰岛素类型	通用名
速效	胰岛素类似物	门冬胰岛素注射液 赖脯胰岛素注射液 谷赖胰岛素注射液
短效	动物胰岛素	胰岛素注射液
	人胰岛素	生物合成人胰岛素注射液 重组人胰岛素注射液
中效	动物胰岛素	低精蛋白锌胰岛素注射液
	人胰岛素	低精蛋白生物合成（重组）人胰岛素注射液 精蛋白锌重组人胰岛素注射液
长效	动物胰岛素	精蛋白锌胰岛素注射液
	胰岛素类似物	甘精胰岛素注射液 地特胰岛素注射液 德谷胰岛素注射液

作用特点	胰岛素类型	通用名
预混	动物胰岛素	精蛋白锌胰岛素注射液（30R）
	人胰岛素	精蛋白生物合成胰岛素注射液（预混30R） 精蛋白锌重组人胰岛素混合注射液30/70 30/70混合重组人胰岛素注射液 50/50混合重组人胰岛素注射液
	胰岛素类似物	门冬胰岛素30注射液 门冬胰岛素50注射液 精蛋白锌重组赖脯胰岛素混合注射液（25） 精蛋白锌重组赖脯胰岛素混合注射液（50）
双胰岛素	胰岛素类似物	德谷门冬双胰岛素注射液70/30

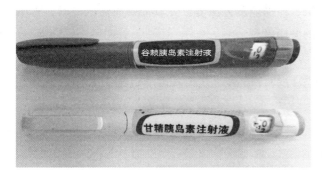

图 9-1　胰岛素笔　　　　　　　　　　图 9-2　胰岛素泵

3. 急慢性并发症的护理

（1）急性并发症的预防与处理：①低血糖。典型低血糖症状包括出汗、心悸、手抖等交感神经兴奋症状和脑功能受损症状，但老年糖尿病患者主要表现为头晕、视物模糊、意识障碍等脑功能受损症状，夜间低血糖可表现为睡眠质量下降、噩梦等。应早期识别老年低血糖的表现。一旦确定发生低血糖，应尽快给予糖分补充。神志清楚者，可给予糖水、含糖饮料或饼干、面包等，15分钟后测血糖如仍低于2.8mmol/L，继续补充以上食物一份。病情重、神志不清者，立即给予静脉注射50%葡萄糖40~60ml，或静脉滴注10%葡萄糖溶液。②高血糖危象。包括高血糖高渗状态和糖尿病酮症酸中毒，以前者多见。需严密观察和记录患者神志、生命体征、24小时液体出入量等变化。补液是至关重要的首要治疗，一旦确定发生酮症酸中毒或高渗性昏迷，立即开放两条静脉通路，准确执行医嘱，控制补液速度，确保液体和胰岛素的输入。同时患者绝对卧床休息，给予持续低流量吸氧，注意皮肤、口腔护理，注意保暖，防止坠床。

（2）慢性并发症的预防与处理：①糖尿病肾脏病变。在降糖治疗的基础上进行综合治疗。定期监测肾功能、尿蛋白/肌酐比值，及早发现早期肾脏损害。慎重用药，观察药物的疗效及不良反应。避免不必要的中、西药应用，告诫患者不要随意使用所谓的"保肾药品"。②糖尿病相关眼病。指导患者定期检测视力、眼压和进行眼底检查。积极控制相关危险因素，如高血糖、高血压、高血脂等。③糖尿病神经病变。病变可累及中枢神经和周围神经。定期筛查，早期识别相关病变带来的临床表现，积极控制血糖，延缓疾病的进展。加强患者和家属的健康教育，谨防跌倒、低血糖等事件发生。④下肢动脉病变和糖尿病足。每日检查双足，观察皮肤有无颜色、温度改变及足背动脉搏动情况，了解足部有无感觉减退、麻木、刺痛感等。注意足部清洁，避免感染；选择大小合适、轻巧柔软、透气的鞋袜，并勤换鞋袜。足部皮肤干燥，可涂抹润滑油或乳霜。每日检查鞋子有无异物，保持鞋垫平整，定期修剪趾甲。应注意防止烫伤和冻伤。避免赤脚行走。一旦出现皮肤颜色急剧变化、局部疼痛加剧并红肿等炎症表现、新发溃疡、原有的浅表溃疡恶化、播散性的蜂窝织炎、全身感染征象等，应及时就医或转诊。

4. 健康指导　糖尿病教育是老年糖尿病防治中的一个重要方面。由于老年人可能身患多种疾病，衰弱且合并认知功能障碍，老年糖尿病患者的教育需充分强调对患者家属和生活照护者的教育。应结合每位患者的特点进行个体化健康教育。健康教育方式不限于海报、视频、微信、面对面等方式，具体包括如下内容。

（1）疾病知识宣教：包括糖尿病的病因、临床表现、危害、急慢性并发症的识别和处理、治疗及治疗目标、药物选择和使用方法、血糖监测方法等。尤其需要关注低血糖、骨质疏松、跌倒、衰弱和心理健康等相关知识的健康教育。

（2）生活指导：包括健康饮食、规律运动、积极戒烟、规律作息、足部护理、心理调适等。

（3）康复锻炼：鼓励患者选择可长期坚持的合适运动方式，运动过程中警惕低血糖症状，一旦发生应及时处理。

 知识拓展

动态葡萄糖图谱

动态葡萄糖图谱（ambulatory glucose profile，AGP）是一种将葡萄糖数据汇总并计算，从而生成简明的血糖参数和图谱的数据报告，并采用可视化方式直观地呈现不同时段血糖水平、血糖波动、低血糖和高血糖，是国内外指南一致推荐的标准化葡萄糖监测报告。AGP 包括血糖指标概要、总葡萄糖图谱、日趋势图，以及额外的图表。AGP 是一个血糖管理工具，通过置于患者手臂上部外侧的传感器，可连续采集 14 天血糖，患者可以在手机端时时查看血糖水平。

资料来源：中华医学会内分泌学分会，国家高性能医疗器械创新中心．动态葡萄糖图谱报告临床应用专家共识（2023 版）［J］．中华糖尿病杂志，2024，16（2）：190-201.

五、老年脑血管疾病

脑血管疾病（cerebrovascular disease）是因脑部血液供应障碍而造成脑组织损害的脑部疾病的总称。临床上以急性发病居多，多为中、老年患者，后期常遗留不同程度的功能障碍。老年脑血管疾病以脑梗死和脑出血常见，下文重点介绍此两种老年慢性疾病的健康管理。

（一）老年脑梗死

脑梗死（cerebral infarction）又称缺血性脑卒中（cerebral ischemic stroke），是各种原因引起脑部血液供应障碍，导致局部脑组织缺血、缺氧性坏死，迅速出现相应神经功能缺损的一类临床综合征。脑梗死发病率占全部脑卒中的 60%～80%，主要包括脑血栓形成、脑栓塞和血流动力学机制改变所致的脑梗死，而80%～90%的急性脑梗死为脑血栓形成和脑栓塞。

1. 病因 最常见的是动脉粥样硬化；动脉炎、血管痉挛、血液成分和血流动力学改变等可促进脑血栓形成；各种心源性（如心房颤动、瓣膜性心脏病）和非心源性（主动脉弓及其发出的大血管动脉粥样硬化斑块和附着物脱落、脂肪、空气等）栓子也可引起脑血管栓塞。

2. 身体状况 脑梗死的临床表现取决于梗死灶的大小、部位及受损区域侧支循环等情况。根据脑梗死性质不同，其临床特点有以下几点。

（1）脑血栓形成：多在睡眠或安静状态下起病，约25%的老年人发病前有短暂性脑缺血发作（transient ischemic attack，TIA）史。发病时多数老年人意识清楚，病情在数小时或2～3天内发展达到高峰，神经系统体征根据脑血管堵塞部位及梗死范围而表现各异，可出现失语、对侧偏瘫、偏身感觉障碍、同侧偏盲等表现。

（2）脑栓塞：起病急骤，多在活动中发病，无明显诱因及前驱症状，意识障碍和癫痫发生率高，且神经系统体征不典型，严重者可突然出现昏迷、全身抽搐、脑水肿，甚至发生脑疝而死亡。

（3）无症状性脑梗死：多见于65岁以上老年人，无症状性脑梗死发生率可高达28%。

3. 健康评估

（1）功能评估：包括神经功能缺损程度、运动、平衡、言语、吞咽、认知、ADL等功能的评估。

（2）心理-社会状况：了解患者在疾病发生发展中的心理过程，有无焦虑、恐惧、抑郁、孤独、自卑等不良情绪。评估家属对患者的关心、支持，以及对疾病的认识程度；家庭经济状况；居住地的社区保健资源或继续康复治疗的可能性。

（3）辅助检查：包括头颅CT、磁共振成像（MRI）、数字脑血管造影（DSA）、经颅多普勒超声（TCD），以及其他血液学检查等。

4. 护理及管理

（1）急性期及恢复期

1）病情观察。严密监测患者意识、瞳孔、生命体征的变化，及时发现脑疝先兆，并协助医师及时处理；动态评估患者的肌力、肌张力、语言沟通能力、吞咽功能及生活自理能力的恢复情况，积极预防并发症的发生。

2）治疗配合

溶栓：溶栓治疗是恢复脑血流的重要措施。重组组织型纤溶酶原激活剂（rt-PA）和尿激酶（UK）是目前临床主要的溶栓药物。应尽早、按剂量准确用药。该类药物最严重的不良反应是颅内出血，应密切观察患者生命体征、意识、瞳孔变化，如患者原有症状和体征加重，或出现严重头痛、血压增高、脉搏减慢、恶心、呕吐等，应立即停用溶栓和抗凝药物，协助紧急头颅CT检查。观察有无栓子脱落所致其他不同栓塞的表现，发现异常时及时处理。

抗凝：常用药物为肝素和华法林。需严格掌握药物剂量，使用低分子量肝素进行皮下注射时注意操作规范。用药期间密切监测出凝血时间和凝血酶原时间，观察有无出血倾向。

抗血小板聚集：常用药物有阿司匹林、氯吡格雷和替格瑞洛，观察有无出血倾向、消化性溃疡及用药效果。

降颅压：常用药物为25%甘露醇、呋塞米、甘油果糖和/或白蛋白。注意用药速度，预防药液外渗。观察用药后患者的尿量和尿液颜色，准确记录24小时出入量，定期监测电解质、肾功能。

3）支持治疗与护理

活动与休息：急性期卧床休息，意识障碍者头偏向一侧，保持呼吸道通畅，维持肢体功能位。

饮食与营养：入院 7 天内应该开始肠内营养，选择高蛋白、低盐、低脂的食物。进行吞咽障碍筛查，评估吞咽功能情况，不能进食者，采取经胃或胃肠营养管喂养，保证营养需求，并做好鼻饲管的护理。

生活护理：根据自理程度协助患者洗漱、进食、如厕、沐浴、穿脱衣服等。瘫痪患者使用气垫床，抬高患肢并协助被动运动，协助定时翻身、拍背，必要时对骶尾部及足跟等部位给予减压贴保护。维持正常排尿、排便功能，如有大小便失禁，保持局部皮肤清洁干燥。

气道护理：意识水平下降或延髓功能障碍导致气道损害的患者，给予气道支持和辅助通气，保持呼吸道通畅，必要时吸氧，维持血氧饱和度 >94%。

心理护理：理解老年人的感受，关心开导患者，鼓励其表达内心的情感，告知疾病康复进展，及时肯定其取得的进步，增强战胜疾病的信心。与家属协作，教会家属照护技巧和方法，鼓励患者和家属主动参与治疗、护理活动。

4）早期康复：生命体征平稳后（24 小时）尽早开展康复治疗。根据功能障碍评定情况，开展良肢位摆放、关节活动度训练、逐渐体位转移离床训练、吞咽训练、言语训练、心肺功能康复等。可采取短时间、多次、循序渐进的方式，必要时在监护条件下进行。鼓励患者早期下床活动，尽可能参与日常生活，必要时予以协助。

5）预防意外伤害和并发症：具体如下。①防止坠床：床铺高度适中，安置好保护性床档；呼叫器和经常使用的物品置于床头患者伸手可及处。②预防跌倒：确保病房及治疗区环境安全；指导患者穿防滑鞋，穿宽松的棉布衣服；步态不稳者，选用合适的辅助用具，并有人陪伴。③预防烫伤：上肢肌力下降的患者不要自行倒开水，偏侧感觉障碍患者禁用热水袋热敷。④预防感染：留置导尿者，做好导尿管维护，预防尿路感染；经口进食前应该进行吞咽困难筛查，以降低误吸和肺炎发生的风险，做好呼吸道管理，预防肺部感染。⑤预防压力性损伤：保持机体充足的营养和水分供给，睡气垫床，避免臀部使用圆形气垫圈，实施动态体位管理。⑥预防下肢深静脉血栓：动态评估患者深静脉血栓发生的风险；每日观察患者有无肢体肿胀、疼痛、发热及 Homan's 征阳性等下肢深静脉形成的症状和体征；观察有无呼吸困难、胸痛、咯血、血氧饱和度降低等肺栓塞症状，一旦发生肺栓塞，积极配合医师进行抢救。

（2）慢性期或后遗症期

1）预防复发：具体如下。①危险因素管理：积极控制血压，根据个体情况恰当地选择降压药物，如患者能耐受，将血压降至 <130/80mmHg；坚持长期降脂药物治疗，定期监测血脂水平；控制血糖，定期监测血糖水平，警惕低血糖及血糖过高；定期监测有无颈动脉粥样硬化。②生活方式调整：膳食种类应多样化，能量和营养的摄入应合理，增加食用全谷、豆类、水果、蔬菜和低脂奶制品，减少饱和脂肪酸和反式脂肪酸的摄入，适度降低钠和增加钾的摄入量，推荐食用含钾代盐；戒烟或避免被动吸烟；限酒，每天摄入酒精含量男性不超过 25g，女性不超过 15g。

2）康复训练：重点开展 ADL 和职业能力训练，并进一步提高功能，防止并发症，提高生活质量，回归家庭和社会。康复训练时应考虑患者的年龄、体能、疾病性质及程度，选择合适的运动方式、持续时间、运动频度和运动强度。

运动障碍：瘫痪患者肌力训练应从助力活动开始，鼓励主动活动，逐步进行抗阻活动。当肌力小于 2 级时，一般选择助力活动；当肌力达到 3 级时，训练患肢独立完成全范围关节活动；肌力达到 4 级时应给予渐进抗阻训练。训练前做好相应准备，如穿合适的衣服、固定管路等。训练过程中分步解释动作顺序与配合要求，并观察患者的生命体征、皮温、颜色，以及有无局部疼痛不适，注意适当保护或辅助。

语言障碍：语言康复训练是一个由少到多、由易到难、由简单到复杂的过程，需要患者的积极配合和参与，应在专业语言治疗师指导下进行。具体方法：肌群运动训练、发音训练、复述训练、命名训练、刺激法训练等。训练过程中应根据病情轻重及患者情绪状态循序渐进，避免产生疲劳感、注意力不集中、厌烦或失望情绪，使其能体会到成功的乐趣，充分调动患者积极性。

吞咽障碍：通过吞咽训练可改善吞咽困难，预防误吸、营养不良等并发症。吞咽障碍的康复方法包括针对与吞咽活动有关的器官进行功能训练，通过改变进食体位、食物入口位置、食物性质（大小、结构、温度和味道等）和进食环境等，逐步过渡为普通饮食，结合电刺激、生物反馈等方法能促进吞咽功能恢复。

感觉障碍：通过反复触摸感知各种刺激、震动刺激、被动关节活动、间歇性气压治疗和其他包括镜像疗法、虚拟现实技术等进行躯体感觉训练。针对视觉障碍患者，可通过代偿性扫视训练、计算机辅助和其他虚拟现实技术来进行康复训练。

认知障碍：训练应注重患者的功能活动和解决实际问题的能力。训练方法包括：恢复和补偿策略、注意过程训练、注意力训练、记忆策略训练和计算机辅助；非侵入性脑刺激技术；中医针灸治疗；作业疗法；失用症相关训练；偏侧空间忽略康复训练等。

心理和情感障碍：应尽早识别卒中后抑郁和焦虑，对于伴有中重度抑郁的老年患者，给予合适的心理和药物治疗。

ADL、社会参与障碍：通过持之以恒的 ADL 训练，争取能生活自理，从而提高患者的生活质量。可进行居家环境改造，提供必要的康复设施与辅助工具来实现更复杂的家庭、社区、休闲活动等。对家属或照护者进行社会心理教育和支持性训练，有助于提高患者的活动能力和参与程度。

（3）健康指导：①疾病知识宣教。指导患者和家属了解疾病的病因和危险因素、发病机制、临床表现、早期症状的识别及突发症状的正确处理方法、疾病预后等知识，使患者和家属认识到坚持康复治疗和护理的重要性。指导正确使用药物，并定期进行相关项目的检查。②生活指导。改变不良的生活习惯，气候变化时注意保暖，防止感染。禁止使用热水袋热敷或热水泡脚，防止烫伤。外出时有人陪伴，防止意外事件发生。保持心态平衡和情绪稳定。③康复锻炼。鼓励患者从事力所能及的家务劳动，日常生活不过度依赖他人；坚持运动，注意劳逸结合。

（二）老年脑出血

脑出血（intracerebral hemorrhage）指原发于脑实质内的非外伤性血管破裂出血。自发性脑出血是卒中的一种严重亚型，在中国卒中患者中占 23.4%，以急性发病、病情迅速变化，以及高致死率和致残率为显著特点。其中以大脑半球出血多见，其次为脑干和小脑出血，是影响老年人健康的最严重疾病。

1. 病因

（1）基础疾病：高血压动脉硬化是老年自发性脑出血的主要病因，其他包括脑淀粉样血管病、颅内动－静脉畸形、脑动脉炎、血液病等。

（2）诱发因素：寒冷、情绪激动、劳累、用力排便、饮酒过度等。

2. 身体状况　起病急骤，常见于情绪激动或活动中突然发病，一般无前驱症状，少数可有头晕、头痛及肢体乏力等，病情在数分钟至数小时内发展达到高峰，血压明显升高，并出现头痛、呕吐、失语、偏瘫、偏身感觉障碍等表现。老年脑出血患者有其特殊性。

（1）神经功能缺损严重：由于老年人脑组织存在不同程度萎缩，其代偿能力下降，脑出血发生时，其神经系统缺失症状和体征更为严重，意识障碍程度更为突出，且不易恢复，癫痫发作率高。

（2）并发症多：脑出血可引起下丘脑、边缘系统、血管调节中枢受累，同时刺激交感神经兴奋性加强，导致老年人心血管功能紊乱加重，容易出现心肌梗死、心律失常表现。另外，脑出血可影响内分泌和凝血功能，易并发非酮症高渗性昏迷、血栓性静脉炎、应激性溃疡等。

3. 健康评估

（1）功能评估：同老年脑梗死。

（2）心理－社会状况：同老年脑梗死。

（3）辅助检查：包括头颅 CT、MRI、DSA、脑脊液检查等。

4. 护理及管理

（1）急性期：重点为脱水降低颅内压、调整血压、防止出血再发生及预防和处理并发症。

1）一般护理：具体如下。①休息与安全：绝对卧床休息，避免情绪激动，保持环境安静。床头抬高 15°～30°，以利于减轻脑水肿，降低颅内压。有烦躁、谵妄时加用保护性床档，必要时使用约束带适当约束，或遵医嘱适当使用镇静药。②饮食与营养：脑出血期间暂禁食，消化道出血者应禁食 24～48 小时。出血停止后选择高蛋白、高纤维素、清淡、易消化的食物。意识障碍不能进食者，采取经胃或胃肠营养管喂养，保证营养需求，并做好鼻饲管的护理。③呼吸道护理：及时清理呼吸道分泌物，保持气道通畅。用鼻导管或面罩吸氧，维持动脉血氧饱和度在 90% 以上，必要时行气管插管或气管切开术。④大小便护理：维持正常的排尿、排便功能，卧床期间保持大便通畅，预防便秘，必要时可使用大便软化药或缓泻药，排便时避免屏气动作。⑤心理护理：意识清楚的患者，重点关注其心理状况，耐心倾听，用心开导，防止患者产生焦虑、抑郁心理；急性期意识障碍者，也要给予患者安慰和鼓励，减轻应激反应。指导家属做好心理疏导，增强其与患者合作战胜疾病的勇气和信心。

2）病情观察：密切监测生命体征、意识、瞳孔、尿量、肢体功能等变化，必要时给予持续心电监护，注意观察有无脑疝先兆症状。

3）用药护理：具体如下。①降颅压：注意事项同老年脑梗死。②降血压：目前对于高血压脑出血的患者血压控制指标尚存在争议，血压过高增加再出血的风险，血压控制过低不利于维持颅脑有效灌注，造成继发损害。因此对于高血压脑出血患者依据病情及患者自身情况选择降压药。在降压治疗期间应监测血压，谨慎滴定降压药物剂量，力求持续、平稳地控制血压。③止血药和凝血药：对高血压性脑出血无效，仅用于凝血功能障碍或消化道出血。常见药物有甲苯酸、6-氨基己酸、酚磺乙胺、巴曲酶等，使用过程中防止深静脉血栓的形成。应激性溃疡引起上消化道出血时，常用药物有奥美拉唑、生长抑素等。

4）预防并发症：做好呼吸道管理，预防肺部感染；通过动态体位管理，保持皮肤清洁等方法预防皮肤压力性损伤；密切观察有无消化道出血征象，防止应激性溃疡。

5）康复训练：发病后 24~48 小时，生命体征平稳后，可进行早期康复训练，包括日常生活活动能力训练、伸展训练、功能任务训练等。

（2）恢复期或后遗症期

1）预防复发：复发风险评价。脑出血复发的相关因素：首次脑出血部位在脑叶；高龄；MRI 存在脑叶部位微出血；MRI 存在弥漫性皮质表面铁沉积；高血压控制不良；亚裔或非裔；存在载脂蛋白 Eε2 或 ε4 等位基因。危险因素管理：积极控制血压 < 130/80 mmHg；管理血糖，监测血糖以降低高血糖和低血糖的风险；对心房颤动的患者进行风险评估并给予治疗。改变生活方式同老年脑梗死。

2）康复训练：同老年脑梗死。

3）健康指导：同老年脑梗死。

六、老年恶性肿瘤

老年恶性肿瘤是老年患者死亡的首要原因，超过半数的癌症患者及 70% 以上癌症相关死亡发生在 65 岁以上老年人群。人口的老龄化和预期寿命的延长意味着老年恶性肿瘤正成为一个日益普遍的问题，而随着诊疗技术和方法的不断进步，恶性肿瘤正逐渐成为一种可控可治的慢性疾病。

老年恶性肿瘤患者有以下特殊性。

（1）与年轻病例相比，老年恶性肿瘤有独特的生物学特征及不同的治疗反应。

（2）与衰老相关的生理变化可能影响老年人对肿瘤治疗的耐受能力。①老年恶性肿瘤患者多有基础疾病，可能影响肿瘤预后及治疗耐受性。②化疗会导致恶性肿瘤患者相关的认知能力下降，并可能存在长期影响。③认知功能障碍将增加老年恶性肿瘤患者抑郁发病风险，影响药物治疗的依从性。④老年人营养不良将导致严重血液学毒性反应，化疗耐受性差，住院时间延长，死亡风险增加。⑤多重用药可能导致药物的相互作用和不良反应发生率增加，身体功能下降，依从性差。

根据研究显示，目前老年恶性肿瘤中男性发病和死亡比较常见的癌种为肺癌、胃癌、结直肠癌和食管癌，女性为肺癌、乳腺癌、结直肠癌和胃癌，因此本节选取老年肺癌、结直肠癌和乳腺癌作为重点内容讲述。

（一）老年肺癌

肺癌是中国最常见的高发恶性肿瘤，其死亡率和发病率均位于恶性肿瘤的第一位。肺癌的发病率与年龄成正比，老龄化日渐严重，肺癌发生率不断增加。

1. 高危人群

（1）吸烟：吸烟≥30 包年，包括曾经吸烟≥30 包年，但戒烟不足 15 年。

（2）被动吸烟：与吸烟者共同生活或同室工作≥20 年。

（3）患有 COPD。

（4）有职业暴露史（石棉、氡、铍、铬、镉、镍、硅、煤烟和煤烟尘）至少 1 年。

（5）一级亲属确诊肺癌。

2. 身体状况　老年患者生理功能退化，常伴有多种合并疾病、衰弱等身体因素；老年肺癌患者肺功能降低，对各种治疗的不良反应耐受性较差。

3. 健康评估

（1）老年综合评估：老年肺癌患者需进行全面的风险评估及管理，以预判患者存在的安全隐患，指导做好治疗期间的安全管理。包括肺功能、动脉血气分析、心肺运动试验、呼气峰值流量检测、呼吸肌功能、并发症、合并疾病、跌倒/坠床、压力性损伤、静脉血栓、营养、心理－社会状态等。

（2）手术高危因素：年龄 >70 岁、吸烟指数 >400 支/年、哮喘、气道高反应性、COPD、肥胖或体表面积 >1.68m²、肺功能临界状态或低肺功能、呼气峰值流量（peak expiratory flow，PEF）<300L/min、营养代谢紊乱、既往放化疗史、手术史及致病性气道定植菌等。

（3）辅助检查：包括血清学肿瘤标志物、X 线胸片、CT、MRI、超声、核素显像、PET-CT 等影像学检查，以及内镜和其他检查。

4. 护理及管理

（1）术前护理：指导患者术前至少戒烟 4 周。保持口腔清洁。鼓励患者使用医用漱口水，每餐后漱口，必要时进行口腔护理，每日 1～2 次。肺康复训练。术前合并高危因素的老年肺癌患者需进行为期至少 7 天的肺康复训练，有助于改善肺功能和心肺耐力。

（2）术后护理

1）病情观察：密切监测生命体征，积极协助排痰，确保呼吸道通畅，充分吸氧；控制液体总量及输液速度，保持水电解质及酸碱平衡。

2）疼痛管理：患者术后疼痛较重，不适当的镇痛措施会加重呼吸系统损伤，应采取多模式镇痛策略控制疼痛。

3）康复训练：①早期活动。在妥善固定导管、保证安全的前提下，鼓励患者早期下床活动。②肺康复。主动呼吸训练（active cycle of breathing technique，ACBT）：制订个性化且适宜的呼吸训练及运动训练计划，提高心肺耐受性，改善携氧量。体位管理：术后尽早采取直立位能够帮助患者改善通气、优化通气血流比，包括床上的翻身、坐起，椅上坐起，以及站立步行。有效支撑伤口：尤其是术后咳嗽时对伤口进行支撑，能有效缓解术后疼痛，如胸部行开放式手术的患者，术后咳嗽时可以将小的软枕抱于胸前。

4）预防并发症：谵妄是老年患者术后常见的不良反应，常发生于有认知障碍史的老年患者。护士需提高谵妄的识别能力，并准确评估患者疼痛症状，采取措施有效控制疼痛；夜间减少病房干扰，保证患者的睡眠；保证监护仪器的正常运行，提供充足的氧疗以改善缺氧；为视力障碍患者提供老花镜，为听力障碍患者提供助听器；保证患者大便通畅，避免因便秘诱发肺动脉栓塞等。①预防血栓：患者麻醉苏醒后可在床上进行四肢的主动运动；密切观察病情变化，警惕肺动脉栓塞的出现（突然出现的呼吸困难、胸痛、胸闷、咳嗽、血痰、大汗、心率/呼吸增快，甚至晕厥休克）；避免下肢静脉或股静脉穿刺，特别是下肢反复穿刺；密切观察卧床患者双下肢肤色、温度、肿胀程度及感觉，必要时同时测量双下肢同一平面的周径。②预防跌倒：有家属陪伴，患者伴有较为剧烈的咳嗽时，应防止晕厥；确保环境安全和设施齐全，如病房应光线充足，过道通畅无障碍，设置夜灯，厕所、过道设置扶手，湿滑地面设置警示标志；患者改变体位时应缓慢，下床活动时应着长短适当的衣物、穿防滑鞋；行走不便者，应使用合适的辅助器材；卧床期间拉床档保护。③预防非计划性拔管：应妥善有效固定导管；做好患者及家属的充分告知，明确留置导管的重要性；意识不清或烦躁谵妄患者，必要时使用保护性约束；加强医护沟通，尽早拔管。

（3）放疗期间的护理：放疗可导致放射性肺炎、放射性食管炎、放射性皮炎、放射性脑损伤等不良反应等发生，应做好预防、观察及护理。①放射性肺炎：放疗后 1~3 个月重点监测患者有无发热、刺激性咳嗽、咳痰、心悸、胸痛等症状，动态监测生命体征，全面评估呼吸功能，根据患者评估结果进行对症观察及护理。②放射性食管炎：放射性食管炎常于放疗结束后 1 周至数周内发生，主要症状为吞咽疼痛、吞咽梗阻、胸骨后疼痛、食管烧灼感。应评估患者的病情及全身状况，密切观察生命体征、疼痛及呼吸状况，了解患者有无饮水呛咳情况。忌辛辣、烟酒等刺激性食物，清淡饮食，不宜过饱，进食后勿马上平卧，注意口腔清洁，鼓励适量多饮水。一旦发现食管异常情况，立即做好相应护理。③放射性皮炎：放疗期间，每天观察评估患者放射野皮肤有无皮肤损伤发生及皮肤损伤的程度，指导患者正确保护放射野皮肤不受其他不良刺激。④放射性脑损伤：放疗结束后 6 个月至 3 年多见。常表现为脑功能减退、身体灵活性减慢等症状，如身体功能改变，部分患者存在步态不稳、智力减退、言语不清、认知障碍、记忆力下降等。应采取针对性的个体化护理措施，加强生活护理，密切监测生命体征、意识及瞳孔的变化，警惕脑疝的发生。抽搐患者根据病情适时进行约束、垫牙垫，防止意外伤害，必要时使用镇静药。及时清理呼吸道，保持呼吸道通畅。

（4）化疗期间的护理：具体如下。①静脉通路管理：根据患者自理能力、合作程度、经济条件、既往史、化疗方案、血管条件、置管禁忌证等选择合适的静脉通路；定期维护静脉导管，保持通畅，预防导管相关性血流感染、血栓、静脉炎，以及导管脱出等情况的发生。②恶心、呕吐：是肿瘤化学治疗期间常见的不良反应之一。应密切观察呕吐物的颜色、性质、量，及时清洁口腔；合理安排化疗用药时间，老年人进餐后适当延缓化疗用药时间；保证良好的用餐环境，避免进餐时的不良刺激，如异味、污物等；老年患者的味觉、咀嚼及消化功能等均下降，食物应选择高蛋白、高热量、富含维生素、易消化的低脂软食，少量多餐；可采用音乐疗法、放松疗法等非药物干预来提高镇吐的效果。③便秘：可通过调整饮食结构、行为方式、腹部按摩、肛门牵张训练、药物治疗等方式进行预防及治疗。④骨髓抑制：及时评估风险因素，做好感染预防性护理，加强营养摄入，密切监测化疗前后血常规及肝肾功能等变化，做到及早发现、及时干预。⑤癌因性疲乏：在评估的基础上对患者进行健康教育、运动干预、心理社会支持。

（5）靶向治疗和免疫治疗期间的护理：具体如下。①腹泻：准确记录腹泻发生的时间、大便的频次、颜色、性状和量；若出现发烧、眩晕等症状，警惕可能伴随其他更严重的不良反应；调整患者的饮食，必要时补液治疗；做好肛周皮肤的管理。②皮疹及甲沟炎：严密观察患者的皮肤状况，是否出现皮疹、瘙痒、干燥、龟裂等情况，一旦发现及时处理；做好防晒，保持皮肤清洁的同时还需保持湿润，避免使用碱性肥皂，禁止搔抓。③肺炎：动态监测生命体征及临床症状（包括低热、刺激性干咳、咳痰、气短、胸痛和呼吸困难、高热等），予以对症治疗及护理。

5. 健康指导

（1）疾病知识宣教：向患者及其家属讲解肺癌的危险因素、发病机制、临床表现、治疗方法、预后等相关知识，增强患者和家属坚持治疗的信心。

（2）生活指导：合理饮食，对于存在营养风险的患者，可给予营养支持治疗（包括家庭肠内营养和家庭肠外营养）来改善患者的营养状态；戒烟限酒；注意保持生活环境空气新鲜，尽量避免到人多的公共场所，预防呼吸道感染。

（3）康复锻炼：坚持肺康复锻炼，如腹式呼吸、深呼吸及有效咳嗽，或练习吹气球等活动，促进肺复张。根据病情和耐受程度，适当进行全身肌肉训练，尽可能参与日常活动，但术后半年不得从事重体力劳动。

（4）定期随访：定期复查，其目的在于监测治疗效果，早期发现肿瘤的复发和转移。对于早、中期肺癌经包括外科手术的综合治疗后，一般主张治疗后 2 年内每 3 月复查 1 次，2～5 年内每 6 月复查 1 次，5 年后每年复查 1 次。

（二）老年结直肠癌

老年结直肠癌（elderly colorectal cancer）包括结肠癌和直肠癌。结直肠癌，是全球发病率第 3 位、病死率第 2 位的恶性肿瘤，也是老年人群的高发恶性肿瘤，其发病率随年龄增长而逐渐增高。从全世界范围来看，每年 50% 新增的结直肠肿瘤患者均为 70 岁以上老年患者，其中 25% 是 80 岁以上高龄患者。

1. 高危人群

（1）散发性结直肠癌高危人群：①一级亲属有结直肠癌病史，包括非遗传性和遗传性结直肠癌家族史。②有癌症病史（任何恶性肿瘤病史）。③有肠道腺瘤病史。④患长期（8～10 年）不愈的炎症性肠病。⑤粪便隐血试验阳性。

（2）遗传性结直肠癌高危人群：包括林奇综合征、家族性腺瘤性息肉综合征、Peutz-Jeghers 综合征、幼年性息肉病综合征、锯齿状息肉综合征等。

2. 危险因素 高龄、男性、家族史、吸烟、大量饮酒、肥胖、糖尿病、炎症性肠病、不良生活方式如运动量减少（久坐不动），以及高脂、低纤维饮食等。

3. 身体状况

（1）老年患者合并疾病多，机体的各项生理储备功能明显降低，围手术期风险更高。

（2）早期临床表现不明显，通常伴有更晚期的局部肿瘤病灶，其在就诊时往往已发生肠道梗阻或病变转移。

4. 健康评估

（1）老年综合评估：包括心血管疾病、呼吸系统疾病、内分泌疾病、神经肌肉系统疾病、静脉血栓、衰弱、营养、心理－社会状态等。术前充分评估有助于制定最佳治疗方案。

（2）辅助检查：包括 CT、增强 CT、MRI、超声、PET-CT 等影像学检查，内镜检查、病理组织学检查及血液学检查等。

5. 治疗方式 老年结直肠癌的治疗原则是以手术切除为主，结合放化疗、全身系统治疗、靶向治疗、免疫治疗的综合治疗。

6. 护理及管理

（1）围手术期护理

1）术前护理：包括戒烟（至少 4～8 周）、戒酒（至少 4 周）、改善营养状态、肠道准备，以及感染控制等。

2）术后护理：①一般护理。术后清醒后咀嚼口香糖，促进胃肠蠕动。鼓励早期进食，患者肛门排气后，可进少量流质，由少到多，循序渐进，必要时予以营养支持。②病情观察。密切监测生命体征，积极排痰，确保呼吸道通畅，充分吸氧；控制液体总量及输液速度，保持水电解质及酸碱平衡。③疼痛管理同老年肺癌。④营养支持。在评估营养状态的基础上，给予适当的营养支持，倡导肠内营养支持。⑤精神心理护理。由专业人员进行心理干预和必要的抗精神病药物干预。⑥术后肠造口的护理。一般于手术当日或术后 2~3 天开放结肠造口后即佩戴造口袋；术后要注意观察造口的血运及有无回缩等情况；选择造口用品应当具有轻便、透明、防臭、防漏和保护周围皮肤的性能；保持肠造口周围皮肤的清洁干燥。长期服用抗生素、免疫抑制药的患者，应特别注意肠造口部位真菌感染。

应注意当造口袋内充满 1/3 的排泄物时，需及时倾倒。更换造口袋的方法如下：①取下造口袋。将造口袋底盘边缘皮肤轻轻向下按压后将造口袋底盘轻轻掀起并缓慢撕除，②清洁造口。先用生理盐水或温水清洁造口及周围皮肤，再用清洁柔软的毛巾、纱布或纸巾抹干，观察造口及周围皮肤情况。③测量造口。用造口测量板测量造口的大小。④裁剪底盘开口。根据测量结果，裁剪底盘开口至合适大小，原则上底盘开口直径大于造口直径 1~2cm。⑤粘贴底盘。撕除底盘的粘贴保护纸，开口正对造口，将底盘平整地粘贴在造口周围皮肤上，用手按压均匀，使其与皮肤粘贴紧密（若为两件式造口袋，先粘贴底盘，再将造口袋安装在底盘上）。⑥扣好造口袋尾部夹子（图 9-3）。

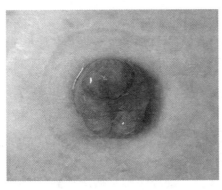 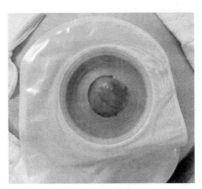

A   B

图 9-3 肠造口安装造口袋前（A）和安装造口袋后（B）

（2）放疗期间的护理

1）放射性直肠炎：是直肠癌放疗期间的常见并发症。根据发病缓急，有急性和慢性之分。急性放射性直肠炎大多数出现在放疗后 2 周左右。慢性放射性直肠炎是一种由放射性肠上皮萎缩和衰竭引起的对放射治疗的延迟反应，一般症状出现较晚，多发生于放疗后数月或数年。放射性直肠炎可表现为腹泻、里急后重、排便疼痛、黏液便、便血、直肠狭窄，甚至肠梗阻。症状轻微（偶尔出现便血或轻度里急后重）的患者通常不需要治疗，症状严重者可使用药物、肠镜或手术治疗。

2）恶心、呕吐：同老年肺癌。

3）骨盆骨折：长期进行骨密度监测，对骨质减少和骨质疏松症进行适当的药物治疗；若出现骨折症状，应进行仔细的评估。

4）泌尿系统功能障碍：常见尿路感染和尿失禁等，给予相应的治疗和护理。

5）性功能障碍：男性可出现勃起功能障碍，女性可出现性交困难、阴道黏膜干燥等，需配合医师进行治疗并给予患者心理护理。

（3）化疗期间的护理：同老年肺癌。

（4）免疫治疗期间的护理：同老年肺癌。

7. 健康指导

（1）疾病知识宣教：向患者及其家属讲解结直肠癌的危险因素、发病机制、临床表现、治疗方法、预后等相关知识，增强坚持治疗的信心。

（2）生活指导：健康饮食，保持富含蔬菜、水果和全谷物的饮食，减少对红肉（牛肉、羊肉、猪肉等哺乳动物的肌肉组织）和加工肉（腌制、熏烤、煎炸等肉类食品）的摄入；戒烟限酒；限制糖的摄入量，避免喝含糖饮料；控制体重，减少久坐习惯。

（3）康复锻炼：定期进行体育锻炼，以有氧运动为主。

（4）定期随访：病史和体检，以及癌胚抗原（CEA）、糖类抗原19-9（CA19-9）监测，每3个月1次，共2年，然后每6个月1次，共5年，5年后每年1次。术后前5年每年常规进行胸部、腹部和盆腔CT扫描，有条件患者优先选择直肠MRI，每半年1次，共2年，然后每年1次，共5年。术后1年内行肠镜检查，如有异常，1年内复查；如未见息肉，3年内复查，然后5年1次；如术前未完成全结肠肠镜检查，术后3~6个月行肠镜检查。对已有或疑有复发及远处转移的患者，可考虑PET-CT检查，以排除复发转移。

（三）老年乳腺癌

乳腺癌（elderly breast cancer）是女性常见的恶性肿瘤之一，也是女性最常见的癌症死亡原因。近年在世界范围内，老年（年龄≥70岁）乳腺癌的发病率随着人口老龄化的加剧而逐年增加。

1. 危险因素

（1）不可改变的危险因素：①遗传因素，包括家族史和基因突变。②非遗传因素，包括性别与年龄、乳腺良性疾病史、致密型乳腺。

（2）潜在可改变的危险因素：月经初潮年龄、绝经年龄、初产年龄、产次、母乳喂养时间、雌激素暴露、糖尿病等。

（3）可改变的危险因素：肥胖、长期吸烟喝酒、射线暴露等。

2. 高危人群

（1）明确的乳腺癌遗传倾向，即有一级亲属50岁前患乳腺癌或卵巢癌、≥2个二级亲属患乳腺癌或卵巢癌；一级亲属携带*BRCA*突变型基因。

（2）既往经乳腺活检证实为不典型增生或小叶原位癌的患者。

（3）30岁前有胸部放疗史。

3. 身体状况

（1）常合并多种疾病，甚至自然年龄相同的人也会有显著的生物学年龄表现差别。

（2）相对于较为年轻的患者，老年乳腺癌患者常常表现为激素受体阳性、人表皮生长因子受体-2阴性的分子类型。

4. 健康评估

（1）老年综合评估：老年患者器官功能低下、术前合并疾病多、多重用药、营养状态差等均是影响患者治疗的因素。

（2）辅助检查：包括乳腺 X 线检查、乳腺超声、乳腺 MRI、PET-CT、血液生化检查、肿瘤标志物检测［糖类抗原 15-3（CA15-3）、癌胚抗原］、组织病理学检查等。

5. 治疗方式 包括手术、内分泌治疗、靶向治疗、化疗、放疗、中医治疗等综合治疗方法。

6. 护理及管理

（1）围手术期护理

1）术前护理：包括戒烟（至少 4 ~ 8 周）、戒酒（至少 4 周），改善营养状态，进行适应性肺康复训练，做好皮肤准备和心理准备。

2）术后护理：①病情观察。密切监测生命体征，保持呼吸道通畅，充分吸氧；行乳腺癌扩大根治术的患者有损伤胸膜引起气胸的可能，需观察有无胸闷、呼吸困难等，一旦发现异常，及时报告医师并配合处理；术后胸壁加压包扎，嘱患者不可随意放松胸带；观察皮瓣情况，保持引流管引流通畅；以软枕垫高术侧上肢，评估患侧肢体功能、末梢血运等；采用多模式镇痛措施缓解疼痛。②康复训练。首先做好呼吸康复，可通过改变患者体位、背部叩击、机械排痰等促使痰液排出；鼓励患者深呼吸，促使肺叶扩张，防止肺部感染。其次要做好患侧上肢康复训练，协助患者早期渐进式进行患侧上肢的功能锻炼。功能锻炼达标要求是 2 周内患侧上臂能伸直、抬高绕过头顶摸到对侧耳朵。应注意术后 1 周内要限制肩关节外展；严重皮瓣坏死者，术后 2 周内避免大幅度运动；皮下积液或术后 1 周引流液超过 50ml 时，应减少练习次数和肩关节活动幅度；植皮及行背阔肌皮瓣乳房重建术后应推迟肩关节运动。③预防并发症。密切观察伤口敷料有无渗液，及时更换敷料，保持引流管通畅，避免伤口积液等发生。观察皮瓣颜色，如为暗黑色，则为皮瓣坏死，若大面积皮瓣坏死，必要时需重新植皮。淋巴水肿是乳腺癌术后最常见且最严重的并发症之一，早期症状主要表现为患肢肿胀、增粗、疼痛、麻木、僵硬、紧绷、沉重、皮温升高、发红、乏力、活动受限等，术后需早期识别淋巴水肿症状、加强患肢皮肤护理和保护、进行适宜的功能锻炼和采取良好的生活方式，高危风险患者在此基础上还需进行手法淋巴引流、佩戴弹力手套、渐进式抗阻力运动。

（2）内分泌治疗期间的护理：内分泌治疗会降低雌激素水平，需观察患者有无出现类似于更年期的症状，如潮热、失眠、易发脾气、肌肉关节疼痛等。因内分泌治疗时间比较长，长期的副作用导致某些患者坚持较困难，需要及时与患者沟通。

（3）化疗期间的护理：同老年肺癌。

（4）靶向治疗期间的护理：同老年肺癌。

7. 健康指导

（1）疾病知识宣教：向患者及其家属讲解乳腺癌的危险因素、发病机制、临床表现、治疗方法、预后等相关知识，提高对疾病的认知，缓解心理压力，增强坚持治疗的信心。强调患侧手臂护理的重要性，教会患者和家属淋巴水肿症状识别及预防方法。

（2）生活指导：加强营养，以增强机体抵抗力；放疗、化疗期间因抵抗力低，应少到公共场所，以减少感染机会；减少不必要的射线暴露。

（3）康复锻炼：以中低等强度运动为主。运动方式包括步行、骑自行车、家务劳动、园艺劳动、游泳等。应积极、尽早、坚持体育锻炼，并保证每周的锻炼时长。

（4）乳腺癌筛查：常用筛查方法有乳腺自我检查、临床乳腺查体、乳腺影像检查（如乳腺超声、乳腺 X 线检查及乳腺 MRI）等。老年人应每年进行乳腺筛查和专科触诊检查，可采用彩色超声与钼靶相结合的方式，鼓励女性自查。75 岁以上人群考虑个体化筛查方案。

本章小结

思考题

1. 王某，男，60 岁。高血压病史 15 年，间断服用降压药物，未规律监测血压。吸烟 20 年，每日 1 包，喜饮酒，平均饮白酒 100ml/d。近一周患者自诉头痛、头晕加重。入院查体：T 36.7℃，P 90 次/分，PR 20 次/分，BP 169/110mmHg。入院诊断：高血压 3 级（极高危）。

（1）老年人降血压药物使用应遵循的基本原则是什么？

（2）作为一名护士，如何对该患者进行用药指导？

2. 张某，男，67 岁。主诉活动后气促 5 年，再发伴胸痛 10 个月，加重 1 个月。患者于 3 年前行冠脉造影＋PCI 术，分别于前降支、回旋支靶病变处各置入支架 1 枚，病情好转后出院。出院后未规律复查，但规律服用药物。10 个月前患者新型冠状病毒感染后爬 4 层楼出现气促，无呼吸困难，偶有心前区疼痛，可忍受，服用硝酸甘油可缓解。1 个月前患者胸痛频率加快，现每日可发作 5 次，每次持续 10 分钟左右，服用药物可好转。入院查体：T 36.5℃，P 89 次/分，PR 20 次/分，BP 105/51mmHg。入院诊断：冠状动脉粥样硬化性心脏病不稳定型心绞痛，缺血性心肌病。

（1）老年人冠心病的临床特点有哪些？

（2）患者出院前，作为一名护士，如何对患者及其家属进行急救指导？

3. 李某，女，66 岁。因左侧肢体活动不利入院。患者于半个月前因突发左侧肢体无力，左侧上下肢不能活动，口角歪斜，无头痛、头晕、恶心、呕吐、大小便失禁，家属送入院。入院查体：T 36.5℃，P 68 次/分，PR 19 次/分，BP 162/78mmHg。头颅 CT 提示右侧基底节区脑梗死。

（1）如何指导患者进行偏瘫肢体功能训练？

（2）作为一名护士，如何指导患者预防复发性脑梗死？

更多练习

（史亚楠　何　英）

第十章　老年人安宁疗护

教学课件

学习目标

1. 素质目标

(1) 具有尊重、关爱终末期老年人及其家属的职业素养。

(2) 具有善于沟通、关心他人和共情的职业素养。

2. 知识目标

(1) 掌握：老年终末期患者的特点，常见生理、心理问题和护理，常见心理特点及常见心理支持技术。

(2) 熟悉：死亡教育的概念、手段和方法。

(3) 了解：哀伤辅导的概念和实施要点。

3. 能力目标

(1) 能帮助老年人建立正确的生死观，有针对性地开展死亡教育。

(2) 能识别老年终末期患者不同心理特点，根据心理特点选择合适的心理支持方法。

(3) 能够根据哀伤辅导的原则为其家属提供合适的建议。

案例

【案例导入】

　　陈女士，72岁。肺癌晚期患者，病情已扩散至全身各处，按照陈女士的意愿，子女们决定放弃所有无效治疗，让她入住安宁病房。每次遇见照料她的医护人员，她都会回以微笑，看上去并不像是一位临终的癌症患者。然而陈女士心知肚明，她的生命之灯即将熄灭。或许预感到了什么，那一天，她召集了所有家人，在医护人员的帮助下拍摄全家合照，病房内洋溢着欢笑。面对即将降临的分别，家人们选择以爱与笑容陪伴亲人走过人生的最后旅程。

　　两天后，陈女士的病情急转直下，医院立即通知了她的家人。大家急忙赶到她床边，进行最后的告别，听到女儿带着泪水的话语，陈女士劝她不要落泪。她希望每一个来看望她的朋友和家人都能保持愉快。在与家人和亲友逐一道别后，陈女士在亲友的陪伴下平和地走了，家人聚在陈女士的遗体周围，为她送别。随后，陈女士的孩子们和医护人员开始整理她的遗容。这一过程中，家人并没有表现出太多悲伤，而是表现出了接受和平静。

【请思考】

1. 如何正确地看待生命与死亡？

2. 面对生命即将终结的老年人，如何遵循一定的原则、采用正确的方法与形式进行死亡教育？

【案例分析】

随着社会的发展，安宁疗护日益受到重视，其目标是在控制症状的基础上提高患者的生活质量。安宁疗护从医学人文的角度出发，为老年人及其家属提供身体、心理、社会、精神的全面照顾，契合了健康全人群、生命全周期的健康中国战略规划。安宁疗护不仅是应对人口老龄化的重要策略，也是凸显医学价值取向、体现社会文明进步、彰显社会责任的关键措施。

第一节　老年人安宁疗护和死亡教育

一、安宁疗护的概念

安宁疗护伴随着临终关怀运动发展而来。临终关怀（hospice care）一词中的"hospice"有"招待所""救济院"的意思，在中世纪的欧洲指为朝圣者或旅行者提供中途休息、补充体力的地方。20年代60年代英国西瑟莉·桑德斯博士在伦敦创建了世界上第一家临终关怀医院——圣克里斯多佛临终关怀医院。1982年WHO癌症小组开始使用缓和医疗（palliative care）概念。"palliative care"是对"hospice care"的延伸与拓展。

1988年，我国天津医学院临终关怀研究中心成立，"hospice"被翻译为"临终关怀"开始在我国使用。2016年4月，全国政协第49次双周协商座谈会统一相关名词术语，明确了安宁疗护的功能定位与内涵。2017年2月，我国《安宁疗护实践指南（试行）》用"安宁疗护"替代"临终关怀"，将安宁疗护（palliative care）定义为：以临终患者和家属为中心，为疾病终末期患者在临终前通过控制痛苦和不适症状，提供身体、心理、精神等多方面的照护和人文关怀服务，以提高生命质量，帮助患者舒适、安详、有尊严地离世。安宁疗护以多学科协作模式为基础，团队成员包括医师、护士、心理咨询师、社会工作者等，服务对象是生命末期患者、家属及照顾者，其宗旨在于提高生命末期患者及照顾者生命质量支持、居家照顾、家属陪伴。医护的工作重点为舒适照顾、镇痛管理、死亡教育，采取的主要手段包括症状管理、舒适管理、心理社会支持。

二、老年人安宁疗护技术

（一）病室环境布置家庭化

保持病室环境安静、温湿度适宜。在病室的布置上可以考虑家庭式的设计，必要时安装电视、衣柜、简单厨房，摆放绿色植物或鲜花。老年病室需要安装安全扶手，浴室地面防滑垫和可以与护士联系的呼叫器等。

（二）控制症状

1. 疼痛　是终末期老年人的主要症状之一，也是他们在生命最后阶段最为恐惧的感觉，疼痛不仅局限于生理范畴，而且还涉及心理与精神等领域。老年人由于身体功能下降，容易出现骨关节疼痛、肌肉疼痛、神经疼痛等各种疼痛，最常见于终末期癌症患者。医护人员应遵循"常规、量化、全面、动态"的评估原则，准确评估疼痛部位、强度、性质、发生时间、疼痛的原因及诱因。控制疼痛应及时、有效、正确使用三阶梯法，对无法口服镇痛药而造成不安与痛苦者，可使用如皮肤贴片、舌下含化、静脉或肌内注射等各种方式给予镇痛药。医护患及家属共同参与，准确及时地执行用药医嘱，观察镇痛效果及药物的不良反应。并协助患者建立良好的家庭支持系统，帮助其保持心情愉快，提高疼痛阈值。除了药物镇痛，还可采取心理治疗、音乐治疗、针灸疗法、按摩放松疗法、冷热敷等非药物镇痛方法。

2. 呼吸困难　是主观感觉和客观征象的综合表现，是终末期老年人的常见症状。主观上感觉吸气不足、呼吸费力，客观上表现为呼吸频率、节律和深度的改变，严重时可出现张口呼吸、鼻翼扇动、端坐呼吸，甚至发绀。保持病房环境安静舒适，温湿度适宜，每天进行开窗通风，抬高床头，协助取半卧位或端坐位，氧疗至少 15 小时，以减轻呼吸肌做功，维持低氧对呼吸中枢的兴奋性。保持口腔清洁，保证能量供给，少食多餐，避免便秘。可对老年人进行放松疗法，轻轻按摩身体，或用热毛巾在前胸部和背部进行擦浴，帮助其松弛肌肉，减轻不适。将小风扇对准脸颊，促进空气流动，可缓解主观空气不足感，通过精油嗅吸或适当调低温度，也可改善呼吸困难的感觉。有些老年人由于快速呼吸加上焦虑而引起喘息，可根据医嘱应用抗焦虑药，必要时使用吗啡降低呼吸速率。呼吸训练是缓解终末期呼吸困难的有效方法，包括腹式/膈肌呼吸、缩唇呼吸。应加强对濒死期老年人监测和巡视，密切观察生命体征及血氧饱和度，及时清理口腔分泌物，防止因分泌物过多导致的误吸、呼吸困难，保持口腔清洁，防止诱发口咽部感染。

3. 谵妄　是生命末期阶段常见的一种精神症状，是一种短暂的（数小时至数天）、可恢复的、以认知功能损害和意识下降为特征的脑器质性综合征，症状随时间变化而波动。终末期患者在生命最后几周内出现谵妄的比例可达 85% 以上。对于疾病终末期的老年人，重点是要寻找谵妄的可逆转性原因。最常见的原因是药物的不良反应（如阿片类和抗组胺类）和代谢失衡（如电解质紊乱、脱水）等。主要表现为意识障碍、感知觉障碍、睡眠－觉醒周期紊乱、精神运动障碍、思维不连贯、注意力不集中、记忆力障碍、情感障碍等。由于谵妄病因复杂，危险因素多，治疗强调针对病因的综合治疗措施，优先考虑非药物治疗，同时强调多学科干预，医护团队和家属共同参与，找出可治疗原因。专人 24 小时陪护，移除危险物品，预防患者跌倒、受伤及攻击他人的行为。

对于疾病末期老年人谵妄的安宁疗护目标：预防终末期疾病老年人出现谵妄；早期筛

查，简单干预；对精神错乱和谵妄进行早期干预，以恢复认知功能；当患者处于濒死状态或激越性谵妄不能逆转时，镇静可维持舒适，减轻痛苦。

4. 大出血 严重急性的咯血、呕血、便血、阴道出血等，当单次出血量在 800ml 以上时就会发生休克，是造成临终老年人死亡的直接原因，需要迅速予以控制。密切观察老年人出血量、颜色、性质及出血速度，备好药品，随时遵医嘱给药及止血处理，做好补血补液的准备，记录 24 小时出入量，寻找可能的诱因或病因，积极对症处理，做好预后评估及抢救准备。在呕血、咯血的急性期，应保持呼吸道通畅，协助患者头偏向一侧，及时清理口咽、气管内的血块及积血。呕血、便血期间严格禁食，可使用血管收缩药加入冰水或冷水中分次口服，能有效止血。阴道出血、便血频繁者可使用吸水尿垫，每次排便后应擦拭干净，保持会阴部清洁。安排专人护理并安慰患者，根据患者情绪状态进行有针对性的心理疏导，调整患者心理状态。对精神极度紧张的患者，可给予小剂量镇静药，避免因精神过度紧张而加重病情。

（三）老年人安宁疗护心理干预

1. 终末期老年人心理特点

（1）心理障碍加重：临终老年人容易出现各种心理问题，如焦虑、抑郁、暴躁易怒、依赖性强、自我调节和控制能力差等表现。心情好时乐意与人交流，心情不好时则沉默不语。口头上希望尽早结束痛苦，当疾病反复、生命受到威胁时，又表现出极强的求生欲望。有时候，遇到一点不顺心的小事就大发脾气，事后又后悔莫及再三道歉。当进入临终期时，身心日益衰竭，精神和肉体上忍受着双重折磨，感到求生不得、求死不能，表现出抑郁、绝望，甚至出现自杀的念头。

（2）恐惧：死亡恐惧是死亡态度的重要组成部分，集中反映了人们对待死亡的消极情绪和认知。临终老年人可能表现出各种恐惧，包括对未知的恐惧、对失去生理自我的恐惧、对失去社会性自我的恐惧、对失去自我控制的恐惧等。死亡具有神秘性和非经验性。死亡的未知让人无法捉摸，未死之人没有死亡经验，已死之人无法告知体验。所以死亡的一切都需要每个人亲自去了解和经历，这些都会使人产生恐惧。患者对过去或将来的遗憾越多、对生命和死亡的理解越消极，死亡恐惧的程度就会越高。护士应理解患者出现恐惧是正常反应，根据患者的个体特征和过去经历，主动了解其过往遗憾、将来遗憾和对死亡意义的理解，并结合其他测评工具进行正确识别，为患者提供合理的情绪支持。

（3）思虑后事，留恋亲友：多数老年人对财产分配、死后的遗体处理方式、配偶生活问题、未成年子孙的成长和就业等后事问题存在担忧和顾虑。

2. 老年人安宁疗护心理干预技术

（1）人生回顾

1）概念：人生回顾（life review）最早起源于老年学领域。1950 年爱利克·埃里克森（Erik Erikson）出版了《童年与社会》一书，提出了心理社会发展理论是一种精神、心理干预措施，患者在干预者结构式的引导下对自己的一生经历进行回顾、评价和总结，在这个过程中患者通过欣赏自己的成就，并对一些未被解决的经验和冲突予以剖析、重整，反思自我，与过往遗憾达成和解，从而获得新的生命意义。干预者将患者的生命回顾故事作为素材，制作成生命回顾手册。国内外许多学者已经通过一系列研究证实生命回顾可以缓解老年人，以及安宁疗护患者的焦虑、抑郁等情绪，发现生命意义，提高自尊感、希望感和生活质量，实现自我完善，也可为患者家属带来心理慰藉，对促进患者及其家属的精神心理健康具有重要意义。

2）干预要点：目前，老年人人生回顾心理干预方案应用最为广泛的是海特（Haight）的经典人生回顾方案。由接受过老年人人生回顾培训的心理学家、医护人员、社工、志愿者等实施。该方案共包含6个单元（表10-1），干预频率是每周一单元，持续6周，每次20～30分钟，共4个阶段。第一阶段为关系互动阶段，评估了解老年人影响生活焦点的因素、老年人参与生命回顾意愿，当他们同意时，开始深入沟通；第二阶段为融入阶段，与老年人一起进入回顾情境中，回顾他们的一生；第三阶段为回缩阶段，这时从过去回到现实，将老年人引到正向情绪，此时需陪伴他们并接受其情绪变化，做好死亡教育；第四阶段为结束阶段，回忆过去所有体验，记住快乐及愉悦的情景。

表 10-1　经典人生回顾方案

干预单元	人生阶段	主题	辅助工具
第一单元	童年时期	家人、关爱、玩伴、食物、困境等	访谈提纲、重大历史事件、旧照片等
第二单元	青少年时期	良师益友、校园生活、成长感受、困境等	访谈提纲、旧照片、老歌等
第三单元	成年早期	婚姻、孩子、工作、对自我进行剖析等	访谈提纲、旧照片、老歌、荣誉证书等
第四单元	成年后期	家庭、工作、关系、困境、兴趣爱好等	访谈提纲、旧照片等
第五单元	总结和评价	重温重要事件并对其进行评价	访谈提纲
第六单元	整合	整合人生各个片段、重新理解人生、接受人生	访谈提纲

（2）尊严疗法

1）概念：尊严疗法（dignity therapy）是一种个体化心理治疗干预方法，由受过专业尊严疗法培训的医务人员引导，以尊严疗法问题提纲为指导，通过访谈录音的形式为疾病终末期老年人提供一个讲述重要人生经历，以及分享内心感受、情感和智慧的机会，从而减轻老年人心理和精神上的痛苦，提高个人价值感和意义感，使其有尊严地度过人生的最后时光。最终可把访谈录音转换为文本文档，让老年人分享给所爱之人，用以缓解家属丧亲之痛并给予慰藉，患者的个人价值也能够超越自身的死亡持续存在。

尊严疗法由加拿大精神科医师兼学者哈维·乔奇诺（Harvey Chochinov）博士于2005年创立，迄今已经在加拿大、澳大利亚、美国、日本、英国、葡萄牙等十多个国家开展。尊严疗法能够增强终末期老年人的尊严感和生命意义感，提高生存欲望和希望感，降低焦虑、抑郁、沮丧情绪，提高生命质量，同时改善家庭关系，缓解家属的丧亲之痛。

2）干预要点：尊严疗法通常在2周内完成，在治疗前提供给患者尊严疗法问题提纲（表10-2），便于他们进一步了解尊严疗法并提前做好准备。尊严疗法问题提纲源于终末期患者尊严模型，体现了尊严疗法的内容，包括关于"重要回忆""关于自我""人生角色""个人成就""期望梦想""经验之谈"和"人生建议"七个主题的问题，还包括关于"特定事情"和"其他事务"两个问题，旨在给予患者谈论提纲之外话题的机会。

表 10-2　尊严疗法问题提纲

主题	访谈问题
重要回忆	回忆以前的经历，哪部分您记忆最深刻？您觉得何时过得最充实？
关于自我	有哪些关于您自己的事情，您想让家人知道或记住的？
人生角色	您人生中承担过的重要角色有哪些（例如，家庭、工作或社会角色）？
个人成就	您做过的重要的事情有哪些？最令您感到自豪和骄傲的是什么？
特定事情	还有什么关于您自己的特定的事情您想告诉您的家人和朋友吗？
期望梦想	您对您的家人和朋友有什么期望或梦想吗？
经验之谈	您有哪些人生经验想告诉别人吗？您有什么忠告想告诉您的子女、配偶、父母或其他您关心的人吗？
人生建议	您对家人有什么重要的话或者教导想要传达，以便于他们以后更好地生活？
其他事务	还有什么其他的话您想记录在这份文档里吗？

（3）芳香疗法：是借由芳香植物所萃取的精油作为媒介，制成适当的剂型，并以不同的方法如按摩、吸入、沐浴、热敷等让精油作用于人体，以达到舒缓精神压力、去除疾病、促进健康的一种自然疗法。芳香疗法可有效改善临终老年人焦虑和抑郁症状，缓解压力，提高睡眠质量，让他们身心得到舒缓、安适，提高老年人生命质量。

（4）宠物陪伴辅助疗法：是一种面向目标的、有计划的、结构化的治疗干预，由健康、教育等专业服务人员指导或提供。通过饲养、照顾动物，为老年人营造轻松的心态来回顾自己的过去，注意生死以外的事情，学会关心他人；通过宠物的陪伴，最大限度地挖掘老年人的现存功能，激发其兴趣，增加社会互动，减少不良情绪，提升幸福感，通过接触、抚摸动物，感受温暖，获得心灵的治愈；临终老年人通过宠物体重、温度的变化，感受生活的变化，体验活着的喜悦。

（5）艺术治疗：又称艺术疗法，是通过艺术创造过程改善和增强个体的身体、心理和情感健康。最常用的艺术治疗有绘画治疗、音乐治疗、舞动治疗等，此外，也可以根据患者的兴趣爱好开展戏剧、诗歌、摄影、书法等艺术活动。绘画治疗是让绘画者通过绘画活动的创作过程，将潜意识压抑的情感与冲突呈现出来，并且在绘画的过程中获得疏解和满足，从而达到诊断与治疗的效果。音乐治疗是以心理治疗的理论和方法为基础，运用音乐特有的生理、心理效应，让患者在音乐治疗师的共同参与下，通过各种专门设计的音乐行为，经历音乐体验，达到消除心理障碍，恢复或增进心理健康的目的。生命终末期老年人由于身体痛苦，情绪低落，情感消沉，忧思悲恐惊较多，七情内伤。通过音乐感染情绪，共情或以情胜情，使老年人的情绪达到调和，也有研究表明音乐疗法对终末期老年人具有稳定情绪、防止紧张、消除疼痛等效果。

三、老年人死亡教育

（一）死亡教育的概念

死亡教育，又称优逝教育，指向社会大众传达适当的死亡相关知识，使人们正确对待他人及自己的死亡问题，引导人们树立正确的死亡观，教会人们如何面对死亡的教育。

（二）老年人死亡教育的意义

死亡教育可以帮助人们认清生命的本质，接受生命的自然规律，消除和缓解人们对死亡的恐惧。针对老年人的死亡教育，有助于调适其负面的心理和情绪，重新认识生命的意义，坦然地接受自己的老去和即将到来的死亡。同时，也能够减轻生命晚期老年人亲属的精神痛苦，保持身心健康。

（三）死亡教育的内容

我国健康教育专家黄敬亨教授认为老年人死亡教育的内容主要包括以下4点。

1. 克服怯懦思想　老年人因疾病迁延无法治愈或生活质量低下，对自身生命意义、生活目标主观评价下降，丧失生命意义感，易产生自杀意念。据统计，我国每年有超过10万年龄>55岁的老年人自杀。护理人员应通过死亡教育，引导老年人走出死亡心理误区，消除老年人对于死亡的恐惧，让他们认识死亡，正视死亡，坦然面对死亡，能够活得轻松，活得健康，在有限的生命里幸福地享受生活。

2. 正确对待疾病　疾病是人类的公敌，危及人的健康与生存。和疾病作斗争，在某种意义上说是和死亡作斗争。老年人应客观地认识到老化的进展，正确地对待身体的变化，面对疾病时不要被疾病吓倒，能坦然地面对疾病。医护人员对于临终老年人应以"患者为中心"，而不是以"疾病为中心"，以支持患者、控制症状、姑息治疗与全面照护为主，让他们树立健康、积极的心态，良好的心态是战胜疾病的有力武器，也可以使老年人更加自信、更加乐观地面对疾病，面对死亡。

3. 树立正确的生命观　正确的人生观与价值观是每个人心理活动的关键。唯物主义认为，提出生命有尽头，可以使人们认识到个人的局限性，从而思考怎样追求自己的理想，怎样度过自己的岁月。史铁生曾经说过，"死是一件不必急于求成的事，死是一个必然会降临的节日"。通过死亡教育，使老年人树立正确的死亡观念，增强面对死亡的信心，使余下的生命更加充实、有意义，从这个意义上说，对"死"思考，实际上是对"整个人生观"的思考。医护人员应帮助老年人抛弃陈旧腐朽的观念，从对死亡的恐惧和逃避中解脱出来，正确地看待死亡，直面死亡。

4. 做好充分的心理准备　对老年人进行死亡教育，并不是让他们去掌握生死相关的深奥理论，亦不必将有关死亡的所有问题全部讲清，重点在于了解他们的文化素养和宗教背景，以及原来对死亡的看法，现在面对死亡或即将丧亲的情况下，内心最恐惧、担心、忧虑的内容。根据老年人的不同情况，运用死亡相关的知识，帮助他们减少焦虑和恐惧，接受死亡的不可避免性，理解和接受自己的情绪，与亲人朋友开放地谈论、制定和更新遗愿清单，寻找心灵寄托和宗教信仰，使老年人更好地面对死亡，让生命更加充实和有意义。认识和尊重临终的生命价值，也是死亡教育的真谛所在。

（四）死亡教育的手段

1. 影片欣赏　通过电影、电视、网络媒体、自媒体等途径观看生死教育相关的影片。通过观看影片，跟随影片中人物一起体验死亡之旅，对死亡进行深入的思考，有利于死亡恐惧的释放和排解。应用影片欣赏法进行老年人的死亡教育时，电影的选择非常重要，应该选择可以唤醒他们同情心和怜悯心的影片，以增强教育效果。推荐的相关影视作品有《唐山大地震》《生命里》《摆渡人》《人间世》《遗愿清单》《入殓师》《滚蛋吧！肿瘤君》《BBC地平线：我们需要谈谈死亡》《临终笔记》等。

2. 角色扮演 指运用戏剧中即兴表演的方法，将个人暂时置身于他人的处境，并按照这一角色具备的方式和态度行事，以增进个体对所扮演角色的理解。在死亡教育的角色扮演中，扮演者能亲身体验终末期患者的角色，从而能够更好地理解他们的处境，体验他们面对死亡和离别时的内心情感，以此拥有对他们的同理心并学会更有效地履行自己的角色职责。

3. 体验式活动 通过身临其境的实践激发老年人对死亡的反思，实现知识和技能的整合。体验式活动主要包括：濒死体验、书写遗嘱、参观殡仪馆、安宁疗护志愿者服务等。可安排受教育对象到医院肿瘤科病房或安宁疗护中心，走近终末期患者及其家属，陪患者聊天，和终末期患者一起制作一些小饰品，装扮床单元和病房，协助其亲手制作贺卡，寄给最想感谢的人，帮助完成一些力所能及的愿望等，体验终末期患者的感受和需求。

4. 阅读指导和欣赏 选定一些图书教材、故事读本或短诗等，指导老年人阅读，或者通过对各种死亡主题的音乐、文学作品、报纸杂志的欣赏，以安心茶话屋或病友交流等形式，邀请大家公开讨论并分享心得，通过这个过程认识生命的可贵，了解死亡的内涵，并促使教育对象对死亡进行思考。提倡"生老病死人之常情"、重视"优生"，不忽视"优死"，"优生是一种权利，优死也同样是一种权利"。推荐的相关书目有《死亡如此多情》《医师与生死》《烟雾弥漫你的眼》《此生未完成》《向死而生》《直视骄阳·征服死亡恐惧》《最好的告别》《死亡教育》《人的优逝》等。

5. 生命叙事 请老年人讲述自己生命中发生的有关死亡的故事，回忆当时的情景，加深他们对死亡的感性认识。老年人可针对遇到的死亡事件，例如，身边发生的事故死亡、看到的一些丧葬民俗、亲人去世的经历、亲历医院患者的死亡等进行讲述并提出自己的疑问，医务人员对此给予适当的引导，使他们在认识到死亡的客观性，体会经历失去的心情，真正理解什么是死亡。

（五）死亡教育的方法

1. 评估和观察 评估应贯穿死亡教育的全过程，是死亡教育实施的关键。评估老年人对死亡的态度，可以通过死亡态度描绘量表（DAP-R）进行调查或进行访谈，以了解他们对死亡的认知和态度。此外，还需要考虑老年人的性别、年龄、文化背景、受教育程度、疾病状况、应对能力、家庭关系等因素，这些个体和社会的因素会影响他们对死亡的态度。

2. 操作要点 实施死亡教育可根据实际情况和需求选择团体、家庭或个体一对一形式，在安静、舒适、隐私的环境进行。

（1）尊重老年人的知情权，引导他们面对和接受当前疾病状况。应用恰当的沟通技巧，基于他们信息需求程度，提供恰当的疾病诊断、预后，以及治疗等信息，鼓励他们进行情感表达，并提供安慰和在场支持。这不仅能够保障老年人的知情同意权，还能够在一定程度上缓解他们因不确定感而产生的对死亡的恐惧和焦虑等不良情绪。

（2）帮助老年人获得有关死亡、濒死相关知识，引导他们正确了解和认识死亡。对于我国终末期老年人，由于死亡禁忌等传统文化的影响，他们往往很少谈论病情和预后，更不愿谈论死亡。多学科的团队在实施安宁疗护时，可以采用适当的死亡教育形式，向他们解释疾病和死亡，疾病症状表现和管理，安宁疗护相关知识和老年人死亡前后相关事宜等，帮助他们了解和正视死亡，进而减轻他们的心理痛苦。

（3）评估老年人对死亡的顾虑和担忧，进行针对性的解答和辅导。对死亡的顾虑和担忧是很多终末期老年人会面临的挑战。这包括对躯体疼痛的抗拒，对功能退化甚至丧失的不安，对未了心愿、未竟遗憾的惋惜，对分离失去的悲戚，对死亡过程和死后世界的未知与恐惧，诸如此类。这些问题一旦确定，应尽快有针对性地解答和辅导，并按照老年人需求，由专业人员给予进一步干预，旨在帮助他们以更加平和、理性的态度面对生命的终结。

（4）引导老年人回顾人生，肯定生命的意义。可应用生命回顾法或尊严疗法，在干预的过程中，请他们讲述最值得骄傲和铭记的事情，帮助他们回顾和总结人生中有意义和有价值的时刻，在深入交流中让他们感悟到生命的价值和尊严以及死亡的意义，让他们重新审视生命的意义，找到内心深处的安宁和力量。

（5）积极鼓励老年人制订现实可行的目标，并协助其完成心愿。针对老年人个人需求，引导和帮助他们完成遗嘱的订立、丧礼、后事的安排等。通过沟通，也可以了解到他们心中的憾事和心愿，在能力和职责许可的范围内，给予他们最真诚的帮助，让他们感受到温暖和真诚。

（6）鼓励家属陪伴和坦诚沟通，适时表达关怀和爱。家人的陪伴对老年人来说至关重要，鼓励家属多与老年人沟通，表达彼此内心的想法和关爱；此外，可以将了解到的老年人的需求与家属沟通，与家属共同探讨如何更好地满足这些需求，并和家属一起帮助他们完成心愿，使其在家人的关爱和陪伴下无憾无悔地走完人生最后阶段。允许家属陪伴，与亲人告别。

3. 注意事项

（1）建立相互信任的治疗性关系是进行死亡教育的前提。多学科团队恰当应用语言和非语言沟通技巧，给予老年人和家属人文关怀和专业照护，与他们建立信任关系并让他们参与治疗决策。

（2）坦诚沟通关于死亡的话题，不敷衍、不回避。对于尚不了解自己病情的老年人，在进行交流的初期，可以引入适当的切入点谈论死亡。如果他们抗拒谈及此类话题，应及时停止，调整话题，尊重其感受，另外选择合适的时机；如果他们表现出愿意继续就此话题交流的意愿，则继续深入。沟通过程中应始终关注老年人的情绪变化。

第二节　老年丧亲家属哀伤辅导

一、哀伤辅导概述

哀伤辅导（grief counseling）是一种心理治疗技术，针对经历正常哀伤的丧亲者，目标是帮助其在合理时间范围内完成哀悼过程，接受并平衡自己的情绪，促进其健康地适应没有逝者的现实生活。哀伤辅导的提供者包括经培训的专业人员（如医师、护士、心理学家或社会工作者）、经培训的志愿者（在专业人士支持下提供服务）或自助团体（如富有同情心的家属和朋友）。哀伤辅导时机通常最早在葬礼后1周左右。对于具有延长、延迟、夸大和/

或隐藏于躯体或行为症状表现的复杂性哀伤反应的丧亲者，需要接受由心理或精神科专业人员提供的哀伤治疗（grief therapy），识别和解决阻碍完成哀悼过程的分离冲突，从而更好地适应逝者已逝的事实，平稳走过沉痛的哀伤过程，预防严重的身体疾病或心理障碍。

二、哀伤反应与过程

（一）哀伤反应

哀伤反应主要包括生理反应、认知反应、情感反应和行为反应4种。

1. 生理反应　哀伤反应引起的生理反应包括身体的感觉和身体症状。身体感觉表现为对声音敏感、口干、喉咙发紧、胸部紧迫、呼吸困难与呼吸短促、窒息感、胃部空虚感、肌肉无力、精力不足等。身体症状表现为呕吐、心率加快、胸痛、梦魇、失眠、头痛、失眠等。

2. 认知反应　哀伤反应引起的认知反应包括不相信、注意力降低、善忘、强迫性哀伤想法、自尊被摧毁、困惑、夸张的想法、幻觉等。

3. 情感反应　哀伤反应引起的情绪反应包括情感麻木，对外界失去兴趣；震惊，不能接受；每次提及逝者均会哭泣、无助，遇事不决；焦虑、愤怒、愧疚和自责、恐惧、悲痛、无助、绝望、怀念过去和渴望解脱等。

4. 行为反应　哀伤反应引起的行为反应包括哭泣、叹息、坐立不安和过动、暴饮暴食或毫无食欲、入睡困难或睡眠过多、社会退缩、心不在焉、梦见逝者、避免提起逝者、寻找和呼唤逝者等。

（二）哀伤过程

安格乐（Eegel）理论将丧亲者的哀伤过程分为以下4个阶段。

1. 震惊与不相信　通常发生在亲人逝世数小时及数周内。这是一种防卫机制，拒绝接受亲人的死亡，让自己有充分的时间加以调整。丧亲者会觉得丧失亲人是不真实的且无法接受，也会产生生理上症状，如无法正常饮食、头脑不清晰等。

2. 觉察　意识到亲人确实死亡，痛苦、空虚、气愤情绪伴随而来，哭泣常是此期的特征。丧亲者试图还原逝去的人，他们会苦苦思念，渴望逝者回到自己身边，依旧按照原来的生活轨迹生活，对丧亲后生活中的现实问题和困难，丧亲者根本无法集中精力考虑，显得无所适从。

3. 恢复期　家属带着悲痛的情绪着手处理死者后事，准备丧礼。

4. 释怀　随着时间的流逝，丧亲者进入自我调节和重新焕发阶段，从哀伤中得以解脱，重新将精力和心思投注在其他的活动和关系上，对新生活产生兴趣，对逝者永远怀念。

三、哀伤辅导过程与技术

（一）哀伤辅导内容

1. 提供交流疏导服务　通过举办悼念活动、邮寄慰问信或与丧亲者一起回忆过去，提供一些情感表达工具，如日记、绘画、手工制作记忆物品，让丧亲者接受并承认亲人已离去的事实，并做好投入新生活的准备。

2. 提供信息支持　通过对丧亲者进行心理教育、举办研讨会和专题讲座，加入丧亲者QQ群、微信群，交流分享感受，正确表达情绪，让其关注网上资源，如中国心理治疗师网站、中华精神卫生网站等，提供有关丧亲经历的信息和教育。

3. 提供支持服务　在哀伤辅导中，建立一个良好的支持系统非常重要。为丧亲者提供团体支持、丧亲家属工作坊、团体座谈会，让有相同丧亲经历的组员互相支持和学习，继续为未来生活奋斗。还可以帮助个体发现他们身边的资源，如家庭、朋友、教育机构、社会组织等，并鼓励他们与这些资源建立联系。

4. 开展生命教育　通过举办不同的社区活动、公众推广活动、论坛，以及丧亲者互助活动等有关生命意识熏陶，生存能力培养，生命价值提升的生命教育活动，帮助丧亲者正确认识生存、临终、死亡和哀伤，使丧亲者珍爱生命，欣赏生命，探索生命的意义，实现生命价值的教育。

（二）哀伤辅导过程

1. 建立信任关系　辅导人员首先要了解丧亲事件情况、性质、程度及刺激强度等。与丧亲者建立信任关系，着重遵循保密原则，帮助其识别和管理哀伤过程中出现的愤怒、内疚、焦虑等情绪，帮助其接受丧失亲人的事实。若丧亲者拒绝接受帮助，要尊重他们的决定，可提供相关信息获得方式或联系电话等。

2. 评估丧亲者的心理状况　采用开放式提问进行评估，了解丧亲者与逝者的关系、亲密程度、逝世的情景、丧亲者在丧亲后的社会支持系统是否完善、丧亲者情绪状况、目前受困扰的问题等。

3. 引导接受丧亲事实　在丧亲的初期举办"家庭会议"，鼓励丧亲者去诉说、讨论、分担、分享在丧亲时所发生的事情，让丧亲者的情绪感受得到宣泄与疏导。借着彼此的分享，可增加家庭成员间彼此支持与互相了解；谈到彼此类似或相同的情绪与想法也可进一步让自己的不安释怀；又因分享共同经验让彼此有更深的家庭支持系统。

4. 实施哀伤的心理教育　丧亲者面对亲人突然离世，没有任何心理准备，往往出现强烈情绪反应，辅导人员应帮助丧亲者了解正常的哀伤行为，接受自己目前看似异常的正常反应。对那些反复说"我没事"的丧亲者，要重点进行心理辅导，告诉他们丧亲是每一个人都会经历的特别体验，人在悲伤时的痛哭都是自然情感反应，不是脆弱无能的表现，但是内心很痛苦压抑，反倒容易影响自己的健康，这些是已故亲人不愿意看到的，只有自己放下防御，认真体验并且正确表达哀伤过程中的感受，才能有助于个体成长。

5. 鼓励用语言表达内心感受　如果丧亲者能够清晰具体表达不同层次的情绪感受，有助于顺利渡过哀伤期。丧亲者感到内疚、自责、悔恨、羞愧等情绪，表现出自己的哀伤，渴望与逝者重建关系。辅导人员需要理解逝者在丧亲者心中那独一无二的、无可替代的重要性，鼓励哀伤者表达自己内心深处真实的情感和想法，应避免评价、批判或分析等语言。需要让丧亲者适度的宣泄，一起聊天、表达、痛哭、沉默、回忆。

6. 向死者仪式性的告别　鼓励丧亲者去寻找纪念亲人的标志，仪式性的告别，共同探讨遗物的问题，只要不影响正常的生活就可以保留。可采用的方式有向死者写信、追悼、鞠躬、写回忆录、网墓等。

7. 完善社会支持系统　社会支持是丧亲者在应激过程中从社会各方面能够得到的精神

和物质的支持，是丧亲者恢复的最重要、最有效的方面。辅导者提供具体的帮助与支持，如料理后事、处理遗物、照顾孩子、提醒饮食。还可根据丧亲者亲友的远近程度建立社会支持网络，分别写出名字并注明可施予的帮助。尽可能地具体化，如提供情感支持、信息支持、金钱支持等。此外，还可以借助社区、社会志愿者等群体给予情感支持。

8. 提供积极的应对方式 主要是帮助丧亲者建立新的生活方式，如充分睡眠、营养支持、作息规律、他人共处、计划未来、适当锻炼、自我安慰、记日记和听音乐；积极处理问题，考虑目前需要做的事情，根据轻重缓急安排时间，权衡利弊，分析影响，预见困难；放松技术，如呼吸放松技术、想象放松技术、肌肉放松技术；回忆既往积极的应对方式，把自我的主观能动性发挥起来，给予肯定强化，建立适应性行为。

9. 重建有益的思维方式 正常生活思维的重建是帮助丧亲者正视改变，适应生活的开始。辅导人员可帮助丧亲者分析对自己的要求是否恰当，是否现实，纠正过度自责；正视改变，适应生活。自己不是孤独的，不是一无所有的，不是毫无希望的，重新开始新生活；展望未来，注入希望。痛苦终将减轻，未来更有意义，生活仍然有积极和幸福的一面，树立目标，制订计划，尝试实施并进行总结，通过肯定、鼓励给予正向激励。

（三）哀伤辅导常用的技术

1. 正念减压 是一种以冥想训练方法为基础，结合正念练习，通过加强丧亲者情绪管理能力，帮助其有效释放压力，促进康复的压力管理方法。其目的在于教导丧亲者运用自己内在的身心力量，为自己的身心健康积极地做一些他人无法替代的事。有学者认为，正念减压对经历创伤性哀伤或复杂性哀伤的丧亲者是有益的。正念训练能够帮助丧亲者建立正面思想，改善生活态度和调节身心健康，主动接纳自身情绪，积极应对自身心理状态，缓解焦虑、抑郁等负面情绪。

2. 认知疗法 是采用认知重建、心理应付、问题解决等技术进行心理辅导和治疗。当丧亲者对哀伤相关的看法非理性时，可以通过改变认知过程和由这一过程中所产生的观念来纠正丧亲者的不良情绪或行为，分析他们的思维活动和应对现实的策略，找出错误的认知加以纠正，以建立对待哀伤与生活的理性看法。

3. 音乐疗法 是以心理治疗的理论和方法为基础，综合了音乐、心理、生理、医学等学科的治疗方法。音乐可以转移丧亲者的注意力，减轻压力反应，达到宣泄情绪和放松的疗效。音乐声波的频率和声压会引起生理上的反应，以音乐的旋律、节奏、和声、曲调、拍子，以及音的强弱及其组合，影响丧亲者的情绪和行为，以情导理，调色情志，恢复心理平衡。

4. 芳香疗法 研究发现芳香疗法能够有效缓解丧亲者的哀伤情绪。因此，可通过纯天然植物精油的芳香气味和植物本身的作用，以按摩、吸入、沐浴、热敷等不同作用方法，改善丧亲者焦虑和抑郁症状，缓解压力，提高睡眠质量，让他们身心得到舒缓、安适。

5. 意义疗法 学者指出意义疗法特别适合于因各种原因出现抑郁、空虚、迷惘、绝望者。辅导者在哀伤辅导的过程中，可帮助丧亲者从与家人度过的点滴中，寻找、发现生命的意义。正向引导丧亲者，将其注意力由消极方面逐渐转移至积极方面。帮助丧亲者挖掘、发现自己生命的意义，改变其对生活的态度和方式，保持对生命意义的追求。

知识拓展

优逝内容清单

　　优逝内容清单是一种优势测评工具，旨在从居丧期家属的角度出发，测评患者终末期的状态，也可作为评价家属安宁疗护的满意度指标之一。该量表包括 18 个维度，每个维度包括 3 个条目，共 54 个条目，每个条目从"绝对不同意"到"绝对同意"，采用七级评分，所有条目得分相加即为问卷总分，分数越高表明患者优逝目标实现得越好。该量表具有良好的信效度，已经在多个国家得到验证和应用。

　　资料来源：侯晓婷，陆宇晗，杨红，等. 终末期癌症患者优逝的研究进展［J］.中华护理杂志，2017（9）：1134-1138.

本章小结

思考题

　　刘爷爷，71 岁。退休工人，高中文化，因气促、呼吸困难、胸闷咳嗽，平车入院。入院诊断肺癌晚期骨转移，患者处于强迫体位。食欲缺乏、情绪不稳、烦躁失眠，担心夜间呼吸困难而死亡。当患者疼痛不能控制时，有用物品猛敲自己头部的行为。请回答以下问题。

　　（1）患者目前的心理特点有哪些？

　　（2）如何正确识别终末期老年人的心理问题？

　　（3）护士应给予其哪些心理支持？

更多练习

（韩永红）

第十一章 老年人的权益保障和照顾者负担与支持

教学课件

学习目标

1. 素质目标

（1）弘扬敬老爱老的专业素养，运用同理心理解老年人遇到的法律问题。

（2）树立养老服务中为老年人维护合法权益的意识。

（3）认可老年人照顾者的照顾负担，树立慎独的专业素养。

2. 知识目标

（1）掌握：虐待老年人的概念和形式，老年人照顾者负担的概念和类型，我国老年人权益保障法的主要内容和特点。

（2）熟悉：老年人常见法律问题的表现和法律保障措施。

（3）了解：老年人照顾者负担的评估、老年人照顾者支持的主要内容。

3. 能力目标

（1）运用我国现有法律保障制度为老年人提供帮助。

（2）能根据老年人照顾者的基本情况进行评估，指出存在的照顾负担，制定支持措施。

案例

【案例导入】

　　林奶奶，86岁。近几年一直跟儿子、儿媳一起生活。2个月前，林奶奶的儿子因病去世，儿媳67岁，体弱多病，自己的生活也无法完全自理，无能力赡养林奶奶。因此，林奶奶要求已成家且经济状况较好的孙子赡养自己，但孙子认为自己只有赡养父母的责任，没有赡养祖父母的义务，拒绝林奶奶的要求。

【请思考】

　　1. 承担赡养义务的责任人有哪些？

　　2. 林奶奶的孙子是否有赡养义务？

　　3. 作为护理人员，如何帮助林奶奶解决问题？

【案例分析】

第一节 老年人权益保障

"常回家看看"是年迈父母对子女的普遍希望，但现实中，年轻人追求学业、事业，无暇关注父母，老年人作为社会的弱势群体，应当受到法律的保护。那么老年人该如何保障自己的权益呢？保障老年人的合法权益是全社会的责任。

一、我国老年人权益保障法

老年人权益保障的内容涉及社会生活的方方面面。在我国，老年人指 60 周岁以上的公民，他们享有法律赋予的一系列权利，包括健康权、职业权、被赡养权、社会活动参与权等。《中华人民共和国老年人权益保障法》《中华人民共和国宪法》《中华人民共和国民法典》《中华人民共和国刑法》及相关司法解释中都有关于保障老年人合法权益的规定。

（一）《中华人民共和国老年人权益保障法》的主要内容

《中华人民共和国老年人权益保障法》是为了保障老年人合法权益，发展老龄事业，弘扬中华民族敬老、养老、助老的美德，以《中华人民共和国宪法》为依据制定的第一部保护老年人合法权益和发展老龄事业相结合的专门性法律。于 1996 年 8 月 29 日第八届全国人民代表大会常务委员会第二十一次会议通过，自当年 10 月 1 日开始实施，目前实施的是经2018 年 12 月 29 日第十三届全国人民代表大会常务委员会第七次会议进行第三次修正的版本，共 9 章 85 条。全文从家庭赡养与扶养、社会保障、社会服务、社会优待、宜居环境、参与社会发展、法律责任等方面对老年人权益保障进行了说明与规定，涵盖了老年人在家庭中的权益和保障、老年人在社会生活中的权益和保障及关于法律责任和处理程序等内容。

《中华人民共和国老年人权益保障法》的立法宗旨包括三个方面：弘扬中华民族敬老、养老的传统美德；发展老年事业；保障老年人的合法权益。而老年人享有的合法权益主要体现在以下六个方面：①从国家和社会获得物质帮助的权利。②享受社会服务和社会优待的权利。③参与社会发展和共享发展成果的权利。④婚姻自由的权利。⑤继承遗产和接受赠与的权利。⑥老年人对个人的财产，依法享有占有、使用、收益和处分的权利。

（二）《中华人民共和国老年人权益保障法》的主要特点

1. "积极老龄化"理念贯穿始终 积极应对老龄化是国家一项长期战略任务。实施积极应对人口老龄化国家战略，是党中央基于我国社会经济发展形势而做出的重大战略安排，既是贯彻以人民为中心的发展思想、保障全国亿万老年人安度晚年的内在要求，也是推动高质量发展、构建新发展格局的必然选择，更是维护国家人口安全、实现中华民族持续发展的重要举措。据《2023 年度国家老龄事业发展公报》数据显示，截至 2023 年末，全国 60 周岁及以上老年人口 29 697 万人，占总人口的 21.1%；全国 65 周岁及以上老年人口 21 676 万人，占总人口的15.4%。按照国际惯例，当一个社会中 65 岁及以上人口占比达到总人口的 14%~21%，就会被称为中度老龄化社会。因此，我国已正式进入中度老龄化社会。人口老龄化带来的各种挑战和压力陡增，此时实施积极应对人口老龄化国家战略，全面提升应对人口老龄化的社会动员和政策引导十分必要，对建成社会主义现代化强国和实现中华民族伟大复兴都将产生深远的影响。国家和社会应当采取措施健全保障老年人权益的各项制度，逐步改善保障老年人生活、健康、安全以及参与社会发展的条件，实现老有所养、老有所医、老有所为、老有所学、老有所乐。

2. 重新定位家庭养老的基础地位　"老年人养老以居家为基础"明确了老年人在家庭中的权益与保障。我国绝大多数老年人是生活在家庭中，经济来源和生活照料主要靠赡养人。而《中华人民共和国老年人权益保障法》规定完整的赡养义务包括经济供养、生活照料和精神慰藉三个方面。经济供养不仅应当确保老年人维持基本生存，而且应当提升老年人的生活质量；生活照料不仅包括日常生活照料，还应包括患病及失能老年人医疗护理、康复等方面的特殊照料；精神慰藉是指满足老年人精神、情感、心理方面的需求。家庭成员的看望和问候是给予老年人精神慰藉的重要形式，将"常回家看看"写入《中华人民共和国老年人权益保障法》，突出了对老年人的精神慰藉，体现了法律的倡导、指引和教育功能，对于弘扬我国传统孝道文化具有重要作用。

3. 建立中国特色养老服务体系　该法对老年人社会保障体系和社会养老服务体系以及老年优待做出原则性规定，国家建立养老机构准入制度，进一步完善"以居家为基础、社区为依托、机构为支撑"的社会养老服务体系。

（1）《中华人民共和国老年人权益保障法》规定政府在社会养老服务体系建设中的责任，从政策引导、设施建设、人才培养等方面促进养老服务业和老龄产业发展，通过制定养老服务相关标准、建立养老机构设置许可制度等方式，加强对养老服务行业的监督管理。

（2）家庭养老支持政策是对照料老年人的家庭给予扶持和支持的法律法规和政策措施的总和，包括支持家庭养老的免税政策、津贴政策、弹性就业政策等。加大对家庭养老的支持力度，减轻家庭养老的负担，不仅可以有效缓解社会养老服务体系的压力，而且能够更好地发挥家庭养老的传统，提高老年人生活质量。

（3）规定国家逐步开展长期护理保障工作，建立失能老年人护理补贴制度，同时为建立中国特色的长期护理保险制度预留了空间。

4. 设专章规定老年宜居环境建设和老年人监护制度

（1）老年宜居环境：指适宜老年人居住生活的公共环境、社区环境和家庭环境。老年人由于生理和心理功能的衰退，对生活环境的适应能力不断降低，要求生活环境更加安全、便利和舒适。《中华人民共和国老年人权益保障法》增设了"宜居环境"一章，对老年宜居环境建设目标、任务和工作重点作了明确规定。老年宜居环境建设涉及市政建设、公共交通、社区服务等诸多领域，需要政府统一规划、齐抓共管。一是科学规划，统筹各类养老服务设施建设。二是完善标准体系并加强相关标准的实施与监督。三是各级人民政府和有关部门应当按照国家无障碍设施工程建设标准，优先推进与老年人日常生活密切相关的公共服务设施的改造。监督无障碍设施的所有人和管理人，保障无障碍设施正常使用。四是推动老年宜居社区建设，引导、支持老年宜居住宅的开发，推动和扶持老年人家庭无障碍设施的改造，为老年人创造无障碍居住环境。

（2）老年人监护制度：指本人在具有完全判断能力时，按照自己的意愿选定监护人并签订《委托监护协议》，授权意定监护人在其年老、精神障碍或其他丧失判断能力的事由发生后，由意定监护人帮助当事人处理生活事务、财产事务或身体照管等行为，并通过专门监护监督人或公权力对监护人行为进行监督。老年人未事先确定监护人的，其丧失或部分丧失民事行为能力时，依照有关法律规定确定监护人。这一规定对于老年人及其赡养人、继承人的合法权益来说，是一项重要的保护性制度。

知识拓展

意定监护人

根据《中华人民共和国民法典》第三十三条规定：具有完全民事行为能力的成年人，可以与其近亲属、其他愿意担任监护人的个人或者组织事先协商，以书面形式确定自己的监护人，在自己丧失或者部分丧失民事行为能力时，由该监护人履行监护职责。意定监护人是成年人在具备完全判断能力的情形下，提前通过协商方式确定某人作为自己在失去判断能力时的监护人，该制度具有保护完全丧失或部分丧失民事行为能力的成年人的重要意义。意定监护人既可以是自然人，也可以是具有监护能力的法人或其他组织，这些人或组织担任监护人，不是法律对其要求的义务，而是基于自愿。《中华人民共和国老年人权益保障法》第二十六条也规定：具备完全民事行为能力的老年人，可以在近亲属或者其他与自己关系密切、愿意承担监护责任的个人、组织中协商确定自己的监护人。监护人在老年人丧失或者部分丧失民事行为能力时，依法承担监护责任。

二、老年人常见的法律问题和法律保障

"有位老伴，有点老本、有个老窝"是老年生活的三件宝。许多老年人辛苦忙碌一生，本应安享晚年，却被婚姻、房产、存款等引发的问题困扰不堪。护理人员应了解老年人可能会面对的各种各样的法律问题，帮助老年人维护权益。

（一）赡养纠纷与法律保障

2022 年全国 65 岁及以上老年人口抚养比为 21.8%，赡养问题尤其是农村老年人赡养问题日益成为全社会普遍关心的热点问题。"百善孝为先""你养我长大，我陪你变老"，赡养父母是义务。《中华人民共和国老年人权益保障法》规定：赡养人应当履行对老年人经济上供养、生活上照料和精神上慰藉的义务，照顾老年人的特殊需要。与老年人分开居住的家庭成员，应当经常看望或者问候老年人。赡养人是指老年人的子女以及其他依法负有赡养义务的人。根据我国法律规定，承担赡养义务的责任人一般包括：成年子女（婚生子女、非婚生子女）；养子女；受继父母抚养教育的继子女；有负担能力的孙子女、外生子女，对于子女已经死亡或者无力赡养的祖父母，有赡养的义务。另外，赡养人的配偶应当协助赡养人履行赡养义务；赡养人不得以放弃继承权或其他理由，拒绝履行赡养义务。

1. 赡养纠纷产生的原因　现实生活中，老年人的养老状态不容乐观。产生赡养纠纷的原因如下。

（1）老年人分配财产不均导致家庭矛盾，子女拒绝承担赡养义务。部分子女认为，谁在财产分割中获益大谁就该承担赡养义务，甚至提出承担赡养的前提条件是家庭财产分割。

（2）因子女不孝顺、法律观念淡薄导致不赡养。

（3）多子女之间的推诿、攀比。多子女的家庭可能存在思想道德素质、经济状况之间的差异，当一个人不尽赡养义务时就会造成"你不养我也不养"，最后谁也不管的情形。

（4）客观条件变化导致纠纷，如兄弟姐妹间原本达成了赡养协议，但随着经济压力变大导

致赡养人无能力赡养或不愿意赡养。相比过去，赡养纠纷出现了一些新的特点：纠纷的数量在减少，但矛盾冲突更为激烈，焦点更多地集中在医疗费用等问题上。在一些纠纷中，由于涉案老年人的子女经济收入有限，当遇到需要承担数额较高的医疗费用时，无力支付就会出现矛盾。

赡养义务不仅与抚养义务不完全对等，与财产继承也没有关联。有些子女拒绝对父母履行赡养义务是由于父母在幼时未对其履行抚养义务。《中华人民共和国老年人权益保障法》第十九条规定：赡养人不得以放弃继承权或者其他理由，拒绝履行赡养义务。这是由于婚姻家庭关系所具有的道德伦理性质，子女对父母的赡养并不以父母履行了对子女的抚养义务为代价。子女的赡养义务也不受父母婚姻关系变化的影响。

2. 赡养纠纷的法律保障　一切有经济能力的子女，对丧失劳动能力、无法维持生活的父母都应予以赡养。对不在一起生活的父母，应根据父母的实际生活需要和子女的负担能力，给付一定的赡养费用。缺乏劳动能力或生活困难的父母，有要求成年子女给付赡养费的权利。当老年人与家庭成员因赡养、抚养问题发生纠纷，老年人往往求助无门，根据我国法律规定，解决纠纷的原则如下。

（1）坚持家庭内部共同协商解决。

（2）请求有关组织、单位调解处理。如果家庭内部协商达不成协议，老年人依法请求家庭成员所在工作单位组织或者村委会、居委会、乡政府进行非诉讼调解处理。

（3）向人民法院提起诉讼，要求子女支付赡养费，该请求权不适用诉讼时效规定。

（4）老年人在民事诉讼过程中，因追索赡养费、抚养费生活困难的，依法有权申请先予执行。对不履行赡养老年人义务的子女，根据《中华人民共和国刑法》第二百六十一条规定：对于年老、年幼、患病或者其他没有独立生活能力的人，负有扶养义务而拒绝扶养，情节恶劣的，处五年以下有期徒刑、拘役或者管制。

除此之外，政府相关部门应进一步加大财政投入力度，积极探索和构建覆盖面更广泛，救助更及时，保障更充分的社会保障体系，健全农村社会保障机制；加大法制宣传教育力度，积极弘扬关爱老年人的传统，倡导敬老爱老，提高子女赡养老年人的法律意识，从源头减少赡养纠纷。还需注意的是，赡养纠纷具有时间上的紧迫性，老年人常因疾病缠身或生存受到威胁，迫不得已才求助甚至是起诉至法院。

（二）婚姻纠纷与法律保障

1. 婚姻纠纷产生的原因　婚姻关系是家庭关系的基础，不仅关系到老年人的幸福生活，还会影响到财产分配和与子女的关系。老年人的婚姻纠纷问题主要包括再婚和再婚后离婚引发的问题，如子女反对老年人再婚，干涉老年人婚姻自由；子女在老年人再婚后不履行赡养义务；老年人再婚后由于财产分配问题导致再婚后离婚。

2. 婚姻纠纷的法律保障　老年人的婚姻自由受法律保护，子女应当尊重父母的婚姻权利。子女不同意父母再婚的矛盾多与赡养压力、财产问题及情感因素有关，老年人再婚以前可以对财产处置做出书面约定，避免婚后引起纠纷；有时子女可能担心老年人受骗，此时建议与子女敞开心扉多进行沟通。在社会上需要加强法律宣传，明确老年人的婚姻自由受《中华人民共和国民法典》和《中华人民共和国老年人权益保障法》的保护。根据《中华人民共和国民法典》第一千零六十九条规定：子女应当尊重父母的婚姻权利，不得干涉父母离婚、再婚以及婚后的生活。《中华人民共和国老年人权益保障法》第二十一条也规定：老年人的婚姻自由受法律保护。子女或者其他亲属不得干涉老年人离婚、再婚及婚后的生活。赡养人的赡养义务不因老年人的婚姻关系变化而消除。

（三）财产自主纠纷与法律保障

1. 财产自主纠纷的表现　财产纠纷常见于：①老年人分配不动产相关利益不均。②子女私分老年人不动产、房屋买卖等。③未设立明确遗嘱导致财产纠纷。许多老年人习惯在活着的时候就把个人的不动产、存折转移到子女名下。某些经济上已经独立、自立门户的成年子女会用各种方式索要父母钱财，如长期到父母家就餐，不交或少交生活费；将父母家值钱的物品搬回自己家中享用；平时"小打小敲"向父母索要零花钱；对于自己各方面奢侈的开销，利用各种理由让父母出"赞助费"等。

2. 财产自主问题的法律保障　子女以"为父母好"为由掌控其父母的财产，导致老年人经济上的不自由，影响了老年人生活的便利程度和幸福感。老年人的合法财产受到法律保护，老年人有权自由处分个人财产或者以遗嘱的形式处分个人财产，子女、亲属或其他组织不得干涉老年人对于财产的处分权，不得夺取老年人的财产。老年人以分家或遗嘱的形式处分个人财产以后，赡养人不得拒绝赡养。家庭成员盗窃、诈骗、强夺、侵占、勒索、故意损毁老年人财物，构成违反治安管理行为的依法给予治安管理处罚；构成犯罪的，依法追究刑事责任。

（四）被诈骗问题与法律保障

1. 被诈骗问题的表现　不法分子利用老年人信息闭塞、渴求健康、孤独寂寞等特点骗取老年人的钱财，针对老年人实施的诈骗层出不穷，严重危害老年人的人身财产安全和社会稳定。常见的针对老年人的诈骗形式包括以下 3 类。

（1）"保健品"诈骗：老年群体常受疾病困扰，对于卫生健康、养生延寿等方面的需求不断增长，容易被诈骗分子利用，借免费礼品、免费或低价旅游等方式，将老年人集中到一些"保健品"企业、工厂进行参观讲解，向老年人推销质次价高甚至是毫无用处的"保健品"。

（2）养老理财诈骗：诈骗分子以投资理财、缴纳养老金的名义，哄骗老年人用积蓄购买"养老理财产品"、抵押房产贷款去购买投资理财项目，最终血本无归。

（3）电信网络诈骗：诈骗分子利用老年人不熟悉网络信息技术的特点，通过诈骗电话、仿冒网站、虚假中奖、点击网页发放奖励费用等方式，要求受害人联系兑奖、投资，声称缴纳个人所得税、公证费、加盟费、入门费等来实施诈骗；甚至利用虚拟现实技术假冒亲友或公职人员诱使老年人打款。

2. 被诈骗问题的法律保障　面对这种特定群体的多发性犯罪，不仅需要依法打击、整治规范，更要注重宣传教育，让广大老年人远离诈骗，幸福生活、安享晚年。从教育预防的角度来说，整个社会应注重老年人防诈骗宣传教育，通过社区培训课程、公共宣传等途径引导老年人积极学习诈骗防范技巧，通过树立、宣传防诈骗典型案例，让老年人了解常见的诈骗手法和防范措施，保护好个人信息，警惕诈骗话术，警惕高息风险，远离非法集资，面对大额资金的支付要求，必须咨询银行、核验账户，在银行工作人员或家人的陪伴下办理。一旦发现上当受骗，及时向公安机关报案。国家一直严厉打击养老领域非法集资、诈骗、制售假劣食品药品等犯罪行为。全国打击整治养老诈骗专项行动办公室指导，中华人民共和国公安部、全国老龄工作委员会办公室、中国老龄协会联合编写出版《老年人预防养老诈骗手册》《老年人预防电信网络诈骗手册》，加强宣传预防。最高人民法院 2022 年印发《关于为实施积极应对人口老龄化国家战略提供司法服务和保障的意见》，旨在充分发挥审判职能作用，提供司法服务和保障，建立健全"便老惠老"司法服务机制，切实加强老年人权益保障。

（五）被虐待问题与法律保障

随着各个国家人口老龄化和高龄化进程的加速，在资源有限的情况下，老年人的需求可能无法得到完全满足，容易受到来自周围人或照顾者在身体上或精神上的忽视或虐待。虐待老年人是一个全球性的社会问题，影响着世界各地数以百万计的老年人的健康与人权，亟须国际社会的关注。2002 年 WHO 将其列为不容忽视的全球性公共卫生及社会问题，2015 年联合国正式将每年的 6 月 15 日定为"认识老年虐待世界日"，2016 年 WHO 提出老年虐待全球战略与行动计划。2022 年 WHO 报道，全球每 6 个老年人中就有 1 个遭受虐待。由于虐待的隐蔽性，老年人受虐待被报道的概率远小于实际发生率。预计到 2050 年时，全球 60 岁及以上人口的数量增长到约 20 亿人，其中绝大多数老年人生活在低收入和中等收入国家，按现有比例计算，受害人数将增至 3.2 亿人。一般而言，老年人受虐待事件有普遍性、隐蔽性、长期性和虐待方式多样性等特点。被虐待的老年人常会发生骨折、抑郁、营养不良、身心损害、认知能力下降等不良后果，增加住院率、患病率及死亡率。受虐待也给家庭及社会带来巨大的负面影响，导致照顾负担加重，对卫生资源需求大幅度提高。目前许多国家从公共卫生、社会服务、健康管理、政策法律等多个方面为预防和处理虐待老年人问题做了诸多努力，但虐待老年人问题的研究进展远落后于其影响和范围。

1. 虐待的概念　虐待老年人（elder abuse）问题受社会文化背景的影响，因此不同的国家和地区对其有不同理解。联合国将虐待老年人定义为：在本应充满安全和信任的任何关系中，由于单次或重复行为或缺乏适当行动致使老年人受到伤害或遭受痛苦的情况。包括身体、性、心理、情感虐待、财务和物质虐待、遗弃、忽视以及严重丧失尊严和尊重。联合国将老年虐待分为身体虐待、精神虐待、经济剥夺和疏忽照顾 4 类，而美国、英国和澳大利亚等国家在此基础上增加了性虐待、遗弃和自我忽视。目前我国提及虐待老年人一般指用残暴的行为造成老年人身体上的伤害。

 知识拓展

自我忽视（self-neglect）

美国国家老年虐待中心将老年自我忽视定义为"老年人威胁自身健康和安全的行为，主要体现在老年人自己拒绝或不能提供给自己充足的食物、水、衣物、庇护场所、个人卫生、药物以及安全防护"，认为是虐待老年人的一种表现形式。有研究者将其归类为一种老年综合征，也有研究者将其视为老年人的一种社会功能与情感障碍。发生自我忽视风险因素包括低收入、低教育程度、高龄、认知障碍、焦虑抑郁情绪、身体残疾或慢性疾病、社交受限等。老年人自我忽视可影响老年人身心健康，导致其生活质量下降，包括生活状态异常、社会交往能力下降、再入院及死亡风险增加，且早期不易被老年人自己和外界察觉。

资料来源：田雅静，赵莹莹，史素玲，等 . 老年人自我忽视等研究进展［J］. 全科医学，2023，21（4）：506-501.

2. 虐待老年人的高风险因素　导致虐待老年人可能性增高的风险因素包括个人因素、亲属关系、社区和社会文化三个方面。

（1）个人因素：受虐待老年人的特征包括女性、高龄、健康状况差、认知障碍、功能依赖或残疾、低收入等。女性由于生理上的弱势，更易被忽视或财产被侵占。约有2/3的认知症老年人曾受到虐待。在美国，认知功能正常的老年人受虐待的发生率约为10%，而存在认知障碍的老年人受虐待的发生率则上升到47.3%。受教育水平较低的老年人，自我保护意识和能力较弱，更易受到家庭内虐待。施虐者的个人特征包括长期承受巨大的照顾负担、经济困难或有不良情绪、精神疾病、酒精及物质滥用等情况，既往经历过家庭暴力的照顾者更易虐待老年人。

（2）亲属关系：生活在一起是虐待老年人的风险因素之一。家庭成员因为亲属关系必须承担照顾老年人的责任，当老年人越来越依赖他人照顾时，长期以来紧张的家庭关系会使照顾压力增加，照顾者将不断累积的负面情绪归结为老年人的错从而增加虐待风险。高压冷漠的亲子关系、名存实亡的婚姻关系、破裂的婆媳关系都可能在老年人成为弱势一方后发生报复性虐待行为。经济上依赖老年人的照顾者会想掌控老年人财产而控制甚至虐待老年人。

（3）社区和社会文化层面：某些社区中照顾者与老年人受到社会隔离，社会支持的缺乏使得照顾者照护压力过大，容易发生照顾者虐待老年人；某些养老机构中，硬件环境不足、照护人员未经过良好培训且工作量大、机构效益至上等情况也会增加老年人被虐待的风险。我国不同地域经济发展水平、社会保障制度及受教育水平的不均衡导致虐待老年人发生率呈现西部高于东部、农村高于城市的特点。社会上常对老年人抱有偏见，将老年人描述为衰弱、麻烦、具有依赖性的群体；人口老龄化和城镇化的人口流动，导致传统的"三代家庭"结构发生改变，家庭各代之间关系淡化，年轻人移居他处，留下老年人独处；以"孝道"为核心的传统价值体系和道德观念日渐式微，而有关虐待问题的事前预防和事后处置相关措施不健全；缺少老年护理费用的资金投入与支持，专业照护人员缺乏、工资过低等，这些社会文化因素也会增加虐待老年人的风险。

3. 虐待老年人的形式　虐待老年人通常表现为身体虐待、心理或精神打击、性虐待、经济剥夺或物质虐待、疏于照护，可能由蓄意或无意的忽视造成。

（1）身体虐待（physical abuse）：指重复性地加害于老年人躯体的外力行为造成老年人疼痛或受伤，如踢、打、捏、推、灌等行为。也包括在老年人身体上施加的不适当的限制或禁闭、剥夺睡眠等。身体虐待常因一些有形标志（如伤疤）和明显的心理改变（如抑郁）而被发现和曝光。

（2）心理式精神虐待（psychological abuse）：指故意或非故意地采用言语、行动或其他方式引起老年人情绪紧张或痛苦。比较常见的情形有：经常叫骂和语言恐吓、使用削弱个性、尊严和自我价值的言语对老年人进行攻击、强迫老年人做违反意愿的事情、迫使老年人和社会隔离，从精神和行为等方面对老年人进行孤立。

（3）性虐待（sexual abuse）：指违背老年人意愿强迫进行某种形式的性接触，包括向其展示自己的性器官、非礼及强迫进行性行为。受虐待老年人常常感受到羞辱、失去尊严，但因尴尬和羞于启齿而默默忍受。2024年WHO的一项简报指出，在60岁以上的妇女中，亲密伴侣的身体暴力或/和性暴力是其最常遭受的虐待形式，随着伴侣年龄增长，可能从身体和/或性暴力转变为心理暴力，如遗弃威胁或其他控制行为。

（4）经济剥夺或物质虐待（financial or material exploitation）：指他人为了控制老年人的资产而采取的经济上的暴力行为，如侵吞老年人的金钱、占据老年人的资产、强迫更改遗嘱、剥夺老年人自由处理财产的权利等。经济虐待会导致老年人产生心理疾患，如抑郁、害怕和孤独等，甚至引发躯体疾病而导致死亡率的增加。

（5）疏于照护（neglect）：施虐人虽然没有主动地对老年人进行身体、心理的迫害，但照顾者未能履行赡养义务，不能满足老年人在生理、心理、社会等方面的需求。如不提供适当的食物、干净的衣服、安全舒适的住所、良好的保健和个人卫生条件；限制与他人交往；不提供必要的辅助用具；未能防止老年人受到身体上的伤害；未能进行必要的监护；过度给药、给药不足或扣留药物等。

4. 老年人被虐待问题的预防与干预

（1）老年人被虐待问题的预防："防患于未然"是解决虐待问题的首要原则，预防老年人被虐待的关键是保障老年人的独立性和自主性，确保作为弱势群体的老年人能获取资源，被妥善照料。我国目前的法律法规中虽然对老年人被虐待的行为及责任进行了较为详细的规定，但几乎没有关于发现和预防老年人被虐待的具体规定。司法只能是保障老年人权益的最后屏障。预防老年人被虐待必须从国家、社会、家庭等多维度共同努力。在国家层面上应进一步完善老年人相关法律制度和养老制度，继续加大对养老制度建设的投入，通过健全的社会保障体系让老年人"老有所养""老有所医"。对养老机构、照顾者和贫困老年人进行技术支持和经济补助是从源头上预防老年人遭受虐待的有效策略。在政策支持的基础上，设立对养老机构、困难家庭/老年人的专项经济援助项目，有助于改善老年人的生活、健康和精神状态，缓解与照顾者之间的矛盾，从而减少虐待发生的概率。在社会层面上要推动完善各部门共同参与的反家暴宏观体系，加强法制与道德双重宣传教育，改变人们的观念和行为，建设社区防范体系，增强老年人的自我保护意识；社区要建立起老年人虐待的识别与筛查机制，加强对受虐老年人监测，重视对虐待老年人案件处理过程中的调解作用；发挥医务人员、社会工作者、律师、执法人员的专业作用，提高他们对受虐者和施虐者的识别和筛查能力，推行强制报告制度。在家庭中应鼓励照顾者和老年人一起讨论老年人的照顾需求，共同做出照护决策，鼓励老年人积极参加社会活动，主动寻求帮助，支持家庭照顾者的身心需求，减轻照顾者负担。

（2）老年人被虐待问题的干预：一旦发生老年人虐待问题需要详细评估、仔细记录并遵循报告程序协助老年人获取相应的帮助。①评估应针对虐待给老年人造成的影响来进行，包括身体健康评估、日常生活状况评估、社会心理功能评估、环境评估、生命威胁评估等。对老年人虐待进行评估的基本方法是家庭访谈，能否进入家庭获得真实情况至关重要。②评估人员要善于发现与老年人病史不一致的症状或体征，详细客观地记录老年人的主诉、损伤的表现等，必要时使用拍照方式记录，加强对家庭暴力受害老年人举证的指导。当老年人出现身体的淤青、擦伤、骨折痕迹，有突发的精神状态变化，或者卫生状况差、脱水、严重营养不良等表现时应警惕虐待是否发生。身体虐待、心理虐待、性虐待需要专业的临床询问评估，通过专业医师检查身体、心理，以及性器官和肛门等，并可依据现有的医疗记录分析结果综合进行评估。经济虐待、忽视虐待应通过仔细观察、倾听并询问一些问题，同时还包括经济虐待和忽视虐待迹象的检查。在评估过程中可使用一些评估工具，如虐待筛查指标（indicators of abuse screen，IOA）、老年人评估量表（elder assessment instrument，EAI）、照顾者虐待老年人评估量表（caregiver abuse screen，CASE）、Hwalek-Senstock 老年人虐待筛查测试（Hwalek-Senstock elder abuse screening test，H-S/EAST）等。③老年护理工作者一旦发现老年人遭受虐待，就要和老年人一起遵循报告程序进行上报和干预，积极上报虐待事件至社区居委会、街道、公安机关、施虐者所在单位等，并提供证明。实际上，虽然我国法律对老年人虐待问题有明确描述，如《中华人民共和国刑法》第二百六十条规定：虐待家庭成员，情节恶劣的，处二年以下有期徒刑、拘役或者管制。《中华人民共和国老年人权益保障法》第三条规定：禁止歧视、侮辱、虐待或者遗弃老年人，但虐待罪是不告不理原则，犯虐待罪而没有引起被害人重伤、死亡的，只有被害人向法院起诉，法院才受理。而老年人，尤其是失能失智老年人很难实施自我保护，同时由于身体功能退化等原因，举证能力低下，无法提供充足的证据来支持诉讼请求，也可能会大大降低被虐待老年人起诉的积极性。我国还需要针对发生老年人虐待事件的干预过程制定出更具体可行的流程。

 知识拓展

老年人虐待评估工具

1. 虐待筛查指标（IOA）　是雷斯（Reis）等在1988年编制的用于评估老年人身体虐待、精神虐待、经济虐待和疏忽照顾的量表，共29个条目。由经过训练的医师对照顾者和老年人分别进行全面评估后填写，总分≥16分表示有虐待风险。

2. 老年人评估量表（EAI）　是富尔默（Fulmer）等在1984年编制的用于评估老年人身体虐待、精神虐待、经济虐待、疏忽照顾和遗弃的量表，共44个条目，由专业人员（如老年专科护理人员）在观察老年人后根据观察结果进行填写。老年人身体虐待、精神虐待、经济剥夺和疏于照顾的量表，共8个条目，由照顾者以"是/否"回答，总分≥4分表示虐待风险高，适用于医院、社区和养老机构，具有较强的可行性且适用范围广。其他还有老年人虐待风险评估工具（risk on elder abuse and mistreatment-instrument，REAMI）、虐待老年人筛查简表（brief abuse screen for the elderly，BASE）老年人虐待怀疑指标（elder abuse suspicion index，EASI）等工具。

资料来源：

[1] 许文仙，沈禹聪，郑崇皓，等. 老年人虐待评估工具的系统综述［J］. 中国全科医学，2022，25（16）：2044-2050.

[2] 高晓宁，陈珊珊，王云云，等. 虐待老年人评估量表研究进展［J］. 中国老年学杂志，2017，37（23）：5998-6000.

人人都有变老的时候，老年人无疑是最需要帮助的弱势群体，当老年人权益受到侵害时，可以通过法律调解、法律援助和依法起诉三种途径获取解决办法。保障老年人合法权益是全社会的共同责任，国家机关、社会团体、企事业组织、居民委员会、村民委员会依法设立的老年人组织，均应按各自的职责受理老年人的投诉。《中华人民共和国老年人权益保障法》规定：老年人因其合法权益受侵害提起诉讼交纳诉讼费确有困难的，可以缓交、减交或者免交；需要获得律师帮助，但无力支付律师费用的，可以获得法律援助。对于70岁以上老年人、"三无"老年人、失能半失能老年人、空巢老年人和享受低保待遇、特困供养待遇的老年人、有特殊困难的老年人及老年人因家庭暴力、虐待、遗弃主张权利申请法律援助的，免于经济困难审查，直接给予法律援助。

我国法律还规定了对经济困难老年人的救助方式，国家给予基本生活、医疗、居住或者其他救助；老年人无劳动能力、无生活来源、无赡养人和扶养人，或者其赡养人和扶养人确无赡养能力或者扶养能力的，由地方各级人民政府依照有关规定给予供养或者救助；对流浪乞讨、遭受遗弃等生活无着的老年人，由地方各级人民政府依照有关规定给予救助。

第二节　老年人照顾者负担与支持

一、老年人照顾者负担

（一）基本概念

照顾者包括正式照顾者和非正式照顾者。正式照顾者指家庭保健医护人员和其他受过专业训练的护理人员。非正式照顾者指在被照顾者的个人需求、经济、心理、情感上提供无偿照护的家庭成员、亲朋、好友等。家庭照顾者也被称作非正式照顾者，有以下几个特点：①在居家环境下为家人提供照顾服务，多为老年人的配偶、子女、亲戚或朋友。②照顾者每周工作时间不少于 40 小时，且持续照顾时间不少于 3 个月。③照顾行为是无偿的。④被照顾者是 60 岁以上的老年人且有照顾的需要。⑤照顾内容包括生活照顾、情感支持或经济帮助。

照顾者负担（caregiver burden）最早于 1966 年由格拉德（Grad）和塞恩思伯里（Sainsbury）提出，用于描述家庭成员照顾患病成员的过程中所付出的代价及对自身造成的不良影响。苏珊（Susan）等认为，照顾者负担是客观的外部压力和主观感知之间互动的产物，照顾者的自我效能、应对能力等客观压力及感知到的负担之间的调节因素。乔治（George）等认为照顾者负担是指家庭成员在照顾患者的过程中所产生的身体、心理、社会及经济等层面的问题。近年来有研究者将照顾任务和用于每项任务的时间定义为客观负荷即照顾需求；将给照顾者带来的心理、社会和情感方面的影响定义为主观负荷。综上所述，照顾者负荷是一个多维度、复杂的概念，有以下几个特征：①照顾者对照顾对象有照顾的责任且彼此间存在亲属或聘雇的关系。②照顾者的需求与应得的资源或支持之间无法平衡。③可以分为客观的照顾事件本身及主观的感受两部分。④涵盖了身体、心理、社会等各个方面。⑤有个体差异性。

（二）照顾者负担类型

居家养老是我国最主要的养老模式，家庭照顾者是居家养老的主要照顾力量。随着我国家庭规模小型化和"421"结构家庭日益增多，照顾老年人又具有长期性、烦琐性、复杂性等特点，导致照顾者产生生理、心理、经济和能力等诸多方面的压力和负担。

1. 生理负担　生理负担最为普遍，照顾者可能出现身体健康水平下降、物质滥用增加、病死率增高等问题。一方面，照顾者的自身躯体健康状况下降，可表现为体重改变、失眠、头痛、免疫力下降等，会导致照顾者无力照顾照顾对象；另一方面，照顾者可能出现物质滥用增加，表现为吸烟量增加、饮酒过量、摄食超量，甚至滥用药物等。照顾者负担给照顾者造成最严重的影响是死亡率增加。格兰特（Grant）指出，遭受照顾者负担的老年配偶照顾者（年龄 66~96 岁）比同龄人的病死率高 63%。照顾行为给照顾者带来生理负担的原因包括：①老年人照顾者照顾时间长，照顾任务烦琐复杂。②照顾者的年龄偏大。③老年家庭照顾者自身也有慢性疾病。④照顾者缺乏社会支持。

2. 心理负担　照顾者所表现出的心理问题有紧张、抑郁、焦虑、沮丧、愤怒、记忆力障碍、孤独、害怕、否认、被过度要求感、敌对、精力耗竭、犯罪感甚至绝望等。其中，焦虑和抑郁是最常见的情绪问题，而且抑郁或者焦虑症状会在脱离照顾者角色后（如被照顾老年人被送到养老院）持续存在甚至加重。照顾者还容易感觉失去自我、对未来的不确定感，认为自己不能承担照顾责任、不能很好地控制自己的生活，由此产生的压力感和挫折感也非常严重。

3. 经济负担　照顾者由于承担照顾任务不得不减少工作时间，甚至不得不放弃工作和学习的机会，全心全意地投入照顾老年人的服务中，不仅需要支付照顾对象的医疗费用和生活开支，还要面对因自己收入减少带来的拮据生活压力。

4. 能力负担　家庭照顾者能提供的照顾行为主要是生活照料类服务、精神慰藉等，当需要照顾慢性疾病老年人或失能失智老年人时，由于缺乏必要的医疗康复技能和知识信息会增加照顾负担，降低照顾者持续照顾的意愿。

照顾者因承受多方面的压力与负荷，其照顾能力减弱势必会影响到照顾质量和被照顾者的生活质量。照顾者的焦虑及抑郁情绪将会给被照顾者造成严重的后果，如造成护理措施的失误、被照顾者的习惯性依赖、虐待照顾对象等。还有研究表明照顾者的健康状况直接影响认知障碍患者的生活质量和预后，因照顾者可能由于负荷较重无暇顾及患者的康复训练，从而延迟老年人自理能力的康复。

（三）照顾者负担的评估

1. Zarit 照顾者负担量表（Zarit caregiver burden interview，ZBI）　由扎里特（Zarit）在 20 世纪 80 年代设计，用于测量照顾者负担的程度，包括个人负担和责任负担 2 个维度，共 22 个条目。分值均分为 0 ~ 4 分，量表总分范围 0 ~ 88 分，21 ~ 40 分表示无负担或轻度负担，41 ~ 60 分表示由中到重度负担。

2. 照顾者负担问卷（caregiver burden inventory，CBI）　由诺瓦克（Novak）和格斯特（Guest）于 1989 年编制，用于测量照顾者负担，国际上应用广泛，包括时间依赖性负担、发展受限性负担、身体性负担、社交性负担和情感性负担共 5 个维度，共 24 个条目。每个条目按负担的轻重赋值 0 ~ 4 分，总分为 0 ~ 96 分，得分越高说明照顾者负担越重。

3. 照顾者压力量表（caregiver strain index，CSI）　由罗宾逊（Robinson）在 1983 年开发，包含患者特征、照顾者对照顾角色的主观感受和照顾者心理状况 3 个维度，共 13 个条目，每个条目中"是"计 1 分、"否"计 0 分，总分≥7 分表明有照顾压力。该量表可用于任何年龄的照顾者，但条目较少，回答方式单一，只能定性测量有无压力，不能反映压力的程度，国内学者使用较少。

二、老年人照顾者的支持

（一）政策支持

多数照顾者会感到家庭经济压力大，希望得到有效的经济支持，如带薪陪护、照顾者补贴、慢性疾病治疗报销政策等。各国也相继出台针对家庭照顾者的独立立法，明确保障家庭照顾者权益。许多国家直接给予老年人经济补贴或是为老年人家庭照顾者提供财政支持，其中税收免除和抵扣是常用的方式，但各国间的扣除形式各不相同。英国采取降低财产税，美国、澳大利亚等国采取减少纳税额度的形式。目前美国已经出台了照顾者相关支持法律如生命喘息法案、照顾者的税收抵免政策、家庭和医疗休假法案和带薪休假政策等。2000年美国建立了全国家庭照顾者支持项目，向各州提供资金用以支持照顾老年人的家庭和照顾孙子孙女的祖父母，并通过照顾的税收抵免政策为低收入工作者且有家庭照顾需求的提供支持。2002年美国制定了家庭照顾者支持方案（national family caregiver support program，NFCSP），为家庭照顾者提供社区服务的相关资讯，协助照顾者取得支持性服务，提供个人规划辅导及训练方案。

就业被认为是家庭经济支持的最佳方式，许多国家也出台家庭和工作平衡政策以减轻就业市场劳动力因工作和照顾角色间的冲突。带薪休假和弹性工作制度被充分使用。需要照顾的老年人康复或死亡后，家庭照顾者重新回到劳动力市场时，需要必要的技能储备，基于此，也有国家为这种情形的家庭照顾者提供培训支持。

国家政策不仅为照顾者提供根本上的保障，能直接有效地减轻照顾者负担，还从法律上提高了家庭照顾者的社会地位，增大了其获得社会支持的可行性，增加其照顾信心。

（二）信息技术性支持

老年人照顾者的工作庞杂细碎，特别是照顾失能失智老年人和多种慢性疾病共存老年人，不仅要完成日常生活照顾，还需要一定的照顾技能与知识储备。实际上，往往没有专门机构提供这些知识和技能。照顾者需要得到的知识和技能包括但不限于：①生活护理方面，如床上翻身、口腔和皮肤护理、协助沐浴如厕、指导运动锻炼、预防跌倒、膳食营养支持等。②疾病相关护理方面，如管理药物、药物不良反应观察与应对、测量血糖、伤口护理、疼痛管理、活动与康复知识、照顾者遇到紧急情况时的急救知识等。

照顾者信息技术支持可由专业医疗机构培训家庭照顾者获得必要的照顾技能，教授如何在照顾过程中保护自己的体力、精神健康和如何放松等，减轻自身的焦虑和心理压力。此外，提供支持使照顾者能便捷地获取支持性服务信息、相关法律支持和专业决策咨询。

（三）心理社会性支持

居家的医疗服务对于老年慢性疾病患者非常重要，如慢病管理、伤口换药、更换留置胃管、更换导尿管等。由专业人员为老年人提供这些专业服务也是为照顾者提供了医疗服务支持。不少国家通过一些由当地政府或民间组织提供的临时或定期替代性生活照顾服务项目为家庭照顾者提供支持，以便让照顾者暂时放下照顾工作，得到短时间的休息调整机会，如日间照料中心服务、居家暂托服务、家政助理服务、餐饮服务及情感陪伴、证件办理等。

在照顾老年人时，照顾者的时间被大量消耗，使其活动空间大幅缩小，与社会脱节，造成照顾者心理压力增大。表现为希望得到别人的理解与认可，特别是家人、工作单位的理解，并希望获得直接的情感支持，提供情感宣泄的途径。若不能及时排解和干预，很可能会出现焦虑、抑郁等心理问题。针对照顾工作带来的心理压力，可为其提供心理咨询、个案辅导、压力放松训练、死亡教育支持等服务，引导她们说出照顾压力，减少单独面对负面情绪无法排解的困境，提升照顾者情绪调试技巧。

照顾者的社会支持还包括照顾者能在社会中获得支持、受尊重、被理解，并希望获得直接的情感支持，提供情感宣泄的途径。如依托社会网络建立支持性小组，参加照顾者交流会、文化娱乐活动等，针对已经完成照顾工作的家庭照顾者，提供支持，尽快实现再就业，协助完成角色转换。

 知识拓展

"互联网＋护理服务"

2019 年 3 月，武汉市中心医院院外延续护理服务平台"e 护到家"正式上线，在华中地区首推"互联网＋护理服务"，也是全国首家将"互联网＋护理服务"品牌化的公立三甲医院。为高龄、行动不便及有特殊需求的患者提供针对性的上门服务，包括慢病管理、康复护理、母婴护理、专项护理（伤口护理、造口护理、糖尿病足换药、更换留置尿管、更换留置胃管等）、安宁疗护、中医适宜技术等三十余项护理服务，更好地满足患者家庭服务需求，打通护理服务"最后一公里"。2023 年 3 月"e 护到家"志愿服务队获武汉市最佳志愿服务组织，2023 年 12 月武汉市中心医院《基于互联网＋"e 护到家"糖尿病足管理模式的建立与推广应用》获中华护理学会科技奖二等奖。

资料来源：湖北省人民政府 . 手机下单，护士上门 武汉市中心医院院外延续护理平台上线［EB/OL］．（2019-3-29）. https://www.hubei.gov.cn/hbfb/rdgz/201903/t20190329_1674049.shtml.

本章小结

思考题

1. 简述《中华人民共和国老年人权益保障法》的主要内容。

2. 试述《中华人民共和国老年人权益保障法》的主要特点。

3. 王爷爷，78 岁。脑卒中后伴右侧肢体活动障碍，自理受限。独子常年在国外生活，雇用一名保姆照顾父亲生活。儿子过年回家发现保姆虐待王爷爷，立即将父亲送到社区卫生服务中心进行检查和治疗。

（1）老年人被虐待的形式有哪些？若是身体虐待常会有哪些特殊的表现？

（2）社区卫生服务中心医务人员应采取哪些措施对虐待问题进行干预？

更多练习

（程　艳）

参考文献

［1］北京市疼痛治疗质量控制和改进中心，中国药师协会治疗药物监测药师分会．老年人疼痛治疗临床药学服务专家共识［J］．中国疼痛医学杂志，2023，29（6）：401-409.

［2］陈利鸿，陈正涛，高泓，等．老年2型糖尿病慢病管理指南［J］．中西医结合研究，2023，15（4）：239-253.

［3］陈子禾，颜廷旻，戴子婧，等．基于服务设计理念的老年人智能药盒设计研究［J］．包装工程，2023，44（8）：216-224.

［4］城市居家适老化改造指导手册［J］．建筑技术，2023，54（13）：1554.

［5］初晓艺．养老机构运营管理［M］．北京：人民卫生出版社，2023.

［6］第三届中国人口与发展论坛．中国老年健康和家庭幸福影响因素跟踪调查（2021年）［EB/OL］．［2023-02-11］．https://www.nsd.pku.edu.cn/sylm/xw/528197.htm

［7］独书娟，赵蝴蝶，杨启明．老年护理实务［M］．成都：西南交通大学出版社，2020.

［8］冯向荣．欧亚失智养老机构空间设计研究［D］．北京：北京交通大学，2021.

［9］郭桂芳，黄金．老年护理学（双语版）［M］．2版．北京：人民卫生出版社，2022.

［10］郭宏．老年护理学［M］．北京：中国医药科技出版社，2018.

［11］侯莉，陈文琪，邓丹丹，等．叙事医学视角下的安宁缓和医疗实践［J］．叙事医学，2021，4（4）：233-240.

［12］胡秀英，肖慧敏．老年护理学［M］．5版．北京：人民卫生出版社，2022.

［13］化前珍，胡秀英．老年护理学［M］．4版．北京：人民卫生出版社，2017.

［14］李梅，陈军，杨梅，等．老年肺癌护理中国专家共识（2022版）［J］．中国肺癌杂志，2023，26（3）：177-192.

［15］李茹凡，施秉银，郭辉，等．互联网＋慢病管理研究进展［J］．中国数字医学，2023，18（1）：95-101.

［16］李小妹，周凯娜．NANDA-1护理诊断定义与分类2021—2023［M］．12版．西安：世界图书出版公司西安公司，2023.

［17］李颖馨，蒋运兰，易银萍，等．慢性病轨迹框架在国外慢性疾病护理中的应用研究［J］．护理研究，2016，30（25）：3073-3076.

［18］林燕，孙强，宋雨，等．中国老年乳腺癌诊疗专家共识（2023版）［J］．中国研究型医院，2023，10（5）：1-8.

［19］刘丽萍，周宏宇，段婉莹，等．中国脑血管病临床管理指南（第2版）（节选）——第4章 缺血性脑血管病临床管理推荐意见［J］．中国卒中杂志，2023，18（8）：910-933.

［20］刘思琦，孙舒．音乐治疗在临床护理中的应用［J］．循证护理，2023，9（4）：655-658.

［21］刘哲宁，杨芳宇．精神科护理学［M］．5版．北京：人民卫生出版社，2022.

［22］陆林．沈渔邨精神病学［M］．6版．北京：人民卫生出版社，2018.

［23］马丽娜，吉彤，李海龙，等．老年人营养不良多学科决策模式中国专家共识（2023）［J］．中国临床保健杂志，2023，26（4）：433-445.

［24］蒲可心，张红，宋洁，等．智慧护理在老年护理中应用的研究进展［J］．护理研究，2023，37（21）：3899-3902.

［25］任艳萍，喻志英．老年护理［M］．成都：西南交通大学出版社，2019.

［26］山其君，孙蓓，孙国强，等．基于物联网的智慧护理系统的设计与实践［J］．医疗装备，2024，37（1）：7-9.

［27］史瑞芬．护士人文修养［M］．3版．北京：人民卫生出版社，2022.

［28］宋岳涛．CGA老年综合评估［M］．2版．北京：中国协和医科大学出版社，2019.

［29］孙红梅，朱晓菊．老年照护技术［M］．北京：北京理工大学出版社，2021.

［30］孙思邈著，李景荣等校释．千金翼方校释［M］．北京：人民卫生出版社．2014.

［31］王丹丹．老年痴呆患者激越行为护理干预模式的构建［D］．青岛：青岛大学，2018.

［32］王飞．中医老年病学［M］．北京：中国中医药出版社，2017.

［33］王宏伟，张洁尘．老年皮肤瘙痒症诊断与治疗专家共识［J］．中国皮肤性病学杂志，2018，32（11）：1233-1237.

［34］王燕，高静．老年护理学［M］．北京：中国中医药出版社，2021.

［35］王杨淦，梁芳．老年冠心病慢病管理指南［J］．中西医结合研究，2023，15（1）：30-42.

［36］王卓然．基于信息化技术的智慧护理研究进展［J］．中国信息化，2024（1）：94-95.

［37］吴芬，李雯洁，胡秀英．失智症照护相关临床实践指南/共识的质量评价［J］．护理研究，2022，36（21）：3835-3844.

［38］徐桂华，何桂娟．老年护理学［M］．2版．北京：人民卫生出版社，2022.

［39］徐勇，王军，王虹峥，等．2023中国阿尔茨海默病数据与防控策略［J］．阿尔茨海默病及相关病杂志，2023，6（3）：175-192，173.

［40］杨蕾，夏凡林，王永萍．老年照护［M］．北京：北京理工大学出版社，2021.

［41］于恩彦．实用老年心理卫生［M］．杭州：浙江大学出版社，2023.

［42］于恩彦，中华医学会精神病学分会组织编写．中国老年期痴呆防治指南［M］．北京：人民卫生出版社，2021.

［43］余亚东，李春江，杨丽．基于语音识别的智能家居物联网系统［J］．计算机应用，2022，42（S1）：391-394.

［44］曾强，陈垦．老年健康服务与管理［M］．北京：人民卫生出版社，2020.

［45］曾琴．城市社区嵌入式养老服务问题分析及对策［J］．科学发展，2022（5）：96-103.

［46］张国华，王强，赵丽云，等．中国老年结直肠肿瘤患者围手术期管理专家共识（2020版）［J］．中华结直肠疾病电子杂志，2020，9（4）：325-334.

［47］张竞，张艳艳，张杨．老年尿失禁患者康复诊疗技术新进展［J］．实用老年医学，2023，37（1）：22-25.

［48］张俊生，卢霞．老年日常生活料理［M］．重庆：重庆大学出版社，2020.

［49］张玲娟，张雅丽，皮红英．实用老年护理全书［M］．上海：上海科学技术出版社，2019．

［50］张谦，冀瑞俊，赵萌等．中国脑血管病临床管理指南（第2版）（节选）——第5章 脑出血临床管理［J］．中国卒中杂志，2023，18（9）：1014-1023．

［51］张晓辉，孙强，李炎，等．中国女性乳腺癌预防专家共识［J］．中国研究型医院，2022，9（4）：5-13．

［52］张晓丽．老年人生活照料［M］．北京：北京理工大学出版社，2021．

［53］赵敬，张艳，王昱，等．安宁疗护试点病房护士工作体验研究［J］．护理学杂志，2020，35（11）：56-59．

［54］赵文星．老年人综合能力评估［M］．北京：人民卫生出版社，2022．

［55］郑璐芳．《老年衰弱管理实践指南》的构建与转化研究［D］．长春：吉林大学，2023．

［56］周郁秋，张会君．老年健康照护与促进［M］．北京：人民卫生出版社，2018．

［57］中国痴呆与认知障碍诊治指南写作组，中国医师协会神经内科医师分会认知障碍疾病专业委员会．中国阿尔茨海默病一级预防指南［J］．中华医学杂志，2020，100（35）：2721-2735．

［58］中国康复医学会心血管病预防与康复专业委员会，中国心脏联盟心血管疾病预防与康复专业委员会康复师护理联盟．稳定性冠心病康复治疗与护理实践中国专家共识．中华内科杂志，2023，62（12）：1406-1417．

［59］中国老龄会．认知症老年人照护服务指南（基础版）［M］．北京：华龄出版社，2020．

［60］中国老年学和老年医学学会．老年慢性阻塞性肺疾病管理指南［J］．中西医结合研究，2023，15（3）：154-164．

［61］中国老年医学会高血压分会，北京高血压防治协会，国家老年疾病临床医学研究中心，等．中国老年高血压管理指南2023［J］．中华高血压杂志，2023，31（6）：508-538．

［62］中华医学会老年医学分会，《中华老年医学杂志》编辑委员会．老年人衰弱预防中国专家共识（2022）［J］．中华老年医学杂志，2022，41（5）：505-511．

［63］中华医学会内分泌学分会，国家高性能医疗器械创新中心．动态葡萄糖图谱报告临床应用专家共识（2023版）［J］．中华糖尿病杂志，2024，16（2）：190-201．

［64］中华医学会肿瘤学分会早诊早治学组．中国结直肠癌早诊早治专家共识（2023版）．中华医学杂志，2023，103（48）：3896-3908．

［65］DOTAN E, WALTER LC, BROWNER IS, et al. NCCN Guidelines® Insights：Older Adult Oncology，Version 1. 2021. J Natl Compr Canc Netw，2021，19（9）：1006-1019.

［66］SUN H, SAEEDI P, KARURANGA S, et al. IDF Diabetes atlas：global, regional and country-level diabetes prevalence estimates for 2021 and projections for 2045［J］．Diabetes Res Clin Pract，2022，183：109-119.

［67］WHO. Abuse of older people［EB/OL］．［2022-06-23］．https://www.who.int/news-room/fact-sheets/detail/abuse-of-older-people.